Brigitte Bäcker
**Kinesiologie in der
naturheilkundlichen Praxis**

Brigitte Bäcker

Kinesiologie in der naturheilkundlichen Praxis

Anwendung in Diagnose und Therapie

342 Abbildungen,
viele Tabellen

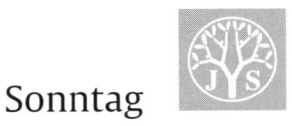

Sonntag

Die Deutsche Bibliothek – CIP-Einheitsaufnahme

Ein Titelsatz für diese Publikation ist bei
Der Deutschen Bibliothek erhältlich

Anschrift der Verfasserin:
Frau
Brigitte Bäcker
Institut für angewandte
Kinesiologie und NHK
Allmendweg 3
88709 Meersburg

Wichtiger Hinweis
Medizin und Wissenschaft ist ständig im Fluß. Forschung und klinische Erfahrung erweitern unsere Erkenntnisse, insbesondere was Behandlung und medikamentöse Therapie anbelangt. Soweit in diesem Werk eine Dosierung oder eine Applikation erwähnt wird, darf der Leser zwar darauf vertrauen, daß Autoren, Herausgeber und Verlag große Sorgfalt darauf verwandt haben, daß diese Angabe genau dem **Wissensstand bei Fertigstellung** des Werkes entspricht. Dennoch ist jeder Benutzer aufgefordert, die Beipackzettel der verwendeten Präparate zu prüfen, um in eigener Verantwortung festzustellen, ob die dort gegebene Empfehlung für Dosierungen oder die Beachtung von Kontraindikationen gegenüber der Angabe in diesem Buch abweicht. Das gilt nicht nur bei selten verwendeten oder neu auf den Markt gebrachten Präparaten, sondern auch bei denjenigen, die vom Bundesgesundheitsamt (BGA) oder Paul-Ehrlich-Institut (PEI) in ihre Anwendbarkeit eingeschränkt worden sind.
Geschützte Warennamen (Warenzeichen) werden nicht besonders kenntlich gemacht. Aus dem Fehlen eines solchen Hinweises kann also nicht geschlossen werden, daß es sich um einen freien Warennamen handele.

ISBN 3-87758-174-9

© Johannes Sonntag Verlagsbuchhandlung GmbH, Stuttgart 2000
Jeder Nachdruck, jede Wiedergabe, Vervielfältigung und Verbreitung, auch von Teilen des Werkes oder von Abbildungen, jede Abschrift, auch auf fotomechanischem Wege oder im Magnettonverfahren, in Vortrag, Funk, Fernsehsendungen, Telefonübertragung sowie Speicherung in Datenverarbeitungsanlagen, bedarf der ausdrücklichen Genehmigung des Verlages.
Printed in Germany 2000
Satz und Druck: Friedrich Pustet, Regensburg
Grundschrift: 8.5/11 Gulliver

Inhaltsverzeichnis

Vorwort 10

| I. | **Grundlagen und Basiswissen** |

| 1. | **Konzeption und Wesen der Angewandten Kinesiologie** . . . . | 13 |

1.1 Entstehung und Entwicklung 13
1.2 Was ist »Angewandte Kinesiologie«? 13
1.3 Die Position der AK innerhalb der Naturheilkunde 13
1.4 Das ganzheitliche Konzept der AK 14
1. 5 Das Streß-Konzept 14
1.5.1 Die Alarmreaktion 15
1.5.2 Die Anpassungs- oder Resistenz-Phase 15
1.5.3 Die Erschöpfungsphase 16

| 2. | **Basiswissen zum Muskeltest** . . . . | 17 |

2.1 Muskelreaktionen 17
2.1.1 Normotonus 17
2.1.2 Hypertonus 17
2.1.3 Hypotonus 17
2.2 Technik des Muskeltestens 17
2.2.1 Sedierung eines Muskels 18
2.3 Wichtige Testarten 19
2.3.1 Der Indikatormuskel (IM) 19
2.3.2 Muskeln zum Test individueller Störungen 19
2.3.3 Der einfache Test 20
2.3.4 Der Surrogat-Test 20
2.3.4.1 Surrogat-Test mit individuellen Muskeln 21
2.4 Die Testvorbereitung 21
2.4.1 Test auf Hypertonus 21
2.4.1.1 Korrektur bei Hypertonus 21
2.4.2 Test auf Switching 21
2.4.3 Test des Energieflusses im Zentralmeridian 22
2.4.4 Test der mentalen Bereitschaft 23
2.4.4.1 Psychologische Umkehr 24
2.4.5 Die Zielsetzung 24

| II. | **Diagnose mit Kinesiologie** |

| 1. | **Die Diagnose in der Angewandten Kinesiologie** . . . . | 29 |

1.1 Der Muskeltest als diagnostisches Instrument 29
1.2 Die drei Säulen der Diagnose 30
1.3 Die Basis-Muskeln 30
1.4 Die 42 AK-Muskeltests 32–69

2.	**Challenge**	70
2.1	Einsatzmöglichkeiten	70
2.2	Feststellen von Störfaktoren	71
2.3	Challenge als Diagnose und zum Finden der Therapie	71
2.4	Test mit Nosoden	72
3.	**Therapie-Lokalisation**	74
3.1	Weitere Einsatzmöglichkeiten	75
3.2	Doppel-TL	75
3.3	Therapielokalisation und Challenge über Surrogat	75
4.	**Alarmpunkte**	76
5.	**Auswertung der Testergebnisse**	77
5.1	Hinweise und Zusammenhänge	77
5.1.1	Der generelle Hyper- oder Hypotonus	77
5.1.2	Kraniosakrale Blockade	77
5.1.3	Massage der Lymphreflexzonen	78
5.2	Bilaterale Schwäche und Wirbelprobleme	79
5.3	Strukturelle Zusammenhänge	80
5.4	Hinweise auf Biochemie und Stoffwechsel	81
5.5	Schmerzen und Symptome als Hinweis auf weitere Schritte	82
5.6	Switching während der Behandlung	82
6.	**Muskel-Organ-Meridian-Beziehungen**	83–84

III.	**Die Therapie mit Kinesiologie**	
1.	**Korrekturtechniken**	89
2.	**Grund-Techniken nach Touch for Health**	90
2.1.	Neurolymphatische Reflexpunkte	91
2.2	Neurovaskuläre Reflexpunkte	91
2.3	Akupressurpunkte	93
2.4	Emotionaler Streßabbau	94
3.	**Weitere Korrekturen**	95
3.1	Strukturelle Techniken	95
3.2	Muskel-Techniken	96
3.2.1	Massage von Ansatz und Ursprung	96
3.2.2	Die Spindelzell-Technik	96
3.2.3	Die Golgisehnen-Technik	96
3.2.4	Faszien-Behandlung (Muskelstreck-Reaktion)	97
3.2.5	Strain counter strain	97
3.2.6	Hyperton-X	97
3.2.7	Reaktive Muskeln	100
3.3	Haltungsanalyse und Korrektur	102
3.3.1	Hals- und Schulterprobleme	104

4.	**Rückenprobleme**	106
4.1	Die Wirbelsäule	106
4.1.1	Wirbelsubluxationen	106
4.1.2	Wirbelsäulen-Fixationen	108
4.1.3	Wirbel und assoziierte Organe	110
5.	**Das Becken**	111
5.1	Die Beckentorsion (Category I)	111
5.2	Die Becken-Subluxation (Category II)	113
5.3	Beckenentspannung	114
6.	**Knie**	115
7.	**Kiefergelenk**	116
8.	**Zungenbein**	118
9.	**Kraniosakrale Therapie**	119
9.1	Theorie des kraniosakralen Systems	119
9.2	Läsionen der Sphenobasilären Synchondrose (SBS)	122
9.3	Sphenobasiläre Flexions-Läsion	123
9.4	Sphenobasiläre Extensions-Läsion	124
9.5	Sphenobasiläre Lateral-Läsion (lateral strain)	125
9.6	Sphenobasiläre vertikale Läsion (vertical strain)	126
9.7	Sphenobasiläre Seitneigungs-Läsion (Side-Bending)	127
9.8	Die sphenobasiläre Rotations-Läsion	128
9.9	Sphenobasiläre Kompression	129
9.10	Kompression des Os parietale (Parietal lift)	129
9.11	Innenrotation des Os temporale	129
9.12	Suturen-Fehler	130
10.	**Sacrum-Fehler**	131
10.1	Extensions-Sacrum-Fehler	131
10.2	Flexions-Sacrum-Fehler	131
10.3	Lateral-Sacrum-Fehler	132
11.	**Trauma-Release**	133
12.	**Störfelder, Herde, Narben**	135
12.1	Herd-Diagnostik mit AK	135
12.1.1	Herde im Kopfbereich	136
12.2	Zähne	137
12.3	Herde und Lymphe	140
12.4	Narbenentstörung	140
12.5	Geopathische Belastung	141
13.	**Biochemische und Stoffwechsel**	143
13.1	Allergien, Unverträglichkeiten und Mykosen	144
13.1.1	Ursachen	145
13.1.2	Symptome bei Allergien	146

13.1.3	Vorgehen bei Verdacht auf Allergie	146
13.1.4	Test auf Verträglichkeit von Nahrungsmitteln und anderen Substanzen	147
13.1.5	Test von Nahrungsmittelunverträglichkeit bei Säuglingen	147
13.1.6	Die Ileozökal-Klappe (ICK)	148
13.1.7	Energetischer Allergieausgleich nach Scott	149
13.2.	Candida und andere Mykosen	150
13.3	Parasiten, Bakterien, Viren	151
13.4	Test auf chemisch-toxische Belastung	152
13.5	Stoffwechselstörungen	153
13.5.1	Fettstoffwechsel	153
13.5.2	Azidose	153
13.5.3	Hypoglykämie	153
13.6	Hormonelle Störungen	155
13.7	Orthomolekularer Bereich	156
14.	**Die energetische Behandlung**	**158**
14.1	Akupressur	161
14.2	Die Meridian-Uhr	164
14.3	Die Touch for Health-Energie-Balance	164
14.4	Tapping-Punkte	166
14.5	Farb-Punktur	167

IV. Emotionen und Kinesiologie

1.	**Emotionen**	**171**
1.1	Emotionaler Challenge	172
1.2	Emotionaler Streßabbau mit ESR (Emotional Stress Release)	173
1.3	Die Emotionen der 5-Elemente und der Meridiane	175
1.4	Altersrückführung	176
1.5	Schläfenklopfen (Temporal Tap)	181
1.6	Psycho-Kinesiologie nach Dr. Klinghardt	181
1.7	Bach-Blüten und andere Blütenessenzen	181
1.8	Farb-Therapie	182
2.	**Ängste, Phobien, Depressionen**	**183**
2.1	Emotionale Ursachen	183
2.2	Biochemische Ursachen	183
2.2.1	Energetische Phobie-Behandlung nach Dr. Callahan	185

V. Funktionelle Neurologie und Edu-Kinesiologie

1.	**Kinesiologische Methoden bei Lern- und Entwicklungsstörungen**	**189**
2.	**Hirn und Hirnfunktionen**	**190**
2.1	Ursachen von MCD und anderen Teilleistungsstörungen.	192
3.	**Tests und Korrektur neurologischer Dysfunktionen**	**193**
3.1	Test der rechts/links-Hirn-Aktivität	193
3.2	Test der rechts/links-Integration nach Paul Dennison	193

3.3	Test und Korrektur visueller Verarbeitungsstörungen	195
3.3.1	Korrektur bei visuellen Blockaden	195
3.3.1.1	Korrektur bei Blockaden der Augenfolgebewegungen	195
3.3.1.2	Korrekturen bei Konvergenz- und Akkomodationsschwäche	196
3.4	Auditive Informationsstörungen	196
3.5	Körper-Koordination und Gleichgewicht	198
3.6	Becken- und Schädelreflexe (Cloacale Synchronisation)	200
3.7	Die Fußsensoren	201
3.8	Pich-roll-and-Yaw-Technik	202
4.	**Emotionale Ursachen von Lernstörungen**	**205**
5.	**Vorgehen bei Lernproblemen, Teilleistungsstörungen**	**207**
6.	**Sonstige häufig vorkommende Probleme bei Kindern**	**210**
6.1	Hyper- und Hypoaktivität	210
6.2	Bettnässen und Schlafstörungen	210
6.3	Verhaltensstörungen	211
7.	**Arbeit mit hirngeschädigten Kindern**	**212**

VI. Therapeutische Praxis anhand von Fallbeispielen

1.	**Vorgehensweise bei einer kinesiologischen Behandlung**	**215**
1.1	Ganzheitlich testen und therapieren mit Angewandter Kinesiologie	216
2.	**Ausgewählte Fallbeispiele**	**217**
2.1	Psychische und körperliche Beschwerden	217
2.2	Mutismus	218
2.3	Nebennierenschwäche, toxische und Schwermetallbelastung	219
2.4	Ängste und Phobien	220
2.5	Gewichtsprobleme	221
2.6	Rückenschmerzen und Arthrose in der Schulter	222

VII. Anhang

1.	Stichwortverzeichnis	225
2.	Literaturverzeichnis	229
3.	Nützliche Adressen	230
4.	Über die Autorin	231

Vorwort

In der naturheilkundlichen Praxis sollten sowohl die Diagnose als auch die Therapie ganzheitlich erfolgen, also alle körperlichen und psychischen Ursachen und Behandlungsmöglichkeiten berücksichtigen.
Die **Angewandte Kinesiologie** ist meiner Meinung nach die Methode, die dem *ganzheitlichen Aspekt* am nächsten kommt.
Mit diesem Buch möchte ich die Methoden, Techniken und Verfahren der *Applied Kinesiology* sowie aus *Touch for Health* und anderen »kinesiologischen« Richtungen vorstellen, die sich besonders bewährt haben und die gut in eine naturheilkundlich orientierte Praxis integriert werden können.
Nach der Devise »Offen sein für alles, eine gesunde Portion Skepsis, und sich das Positive heraussuchen« muß jeder aus den vielen Möglichkeiten, die die Kinesiologie bietet, die für ihn am besten geeignete Methode herausfinden.

Der Muskeltest ist ein wundervolles Instrument, mit dem man Stressoren, Störfaktoren und Dysfunktionen feststellen kann, das man aber auch, und das möchte ich besonders betonen, für viele Zwecke mißbrauchen kann.
Ich möchte keine der verschiedenen Richtungen bewerten, bevorzugen oder kritisieren. Meine ersten Erfahrungen mit Kinesiologie begannen mit »Touch for Health«, und ich war, wie viele andere, begeistert. In der praktischen Arbeit stellte ich allerdings sehr oft fest, daß sämtliche Muskeln stark waren, obwohl dies aufgrund der angegebenen Symptome nicht möglich sein konnte. Diese Klienten waren einfach »nicht testbar«. Ich stieß auf die *Applied Kinesiology* und fand hier die Erklärung für dieses Phänomen.
Der Schwerpunkt meiner Arbeit verlagerte sich auf die Methoden der Applied Kinesiology (AK). Hier ist das Muskeltest-Verfahren genauer als bei Touch for Health.
Im emotionalen Bereich bieten – nach meiner persönlichen Erfahrung – jedoch die Methoden der *Psychokinesiologie* und *des »Three in one-Concepts«* bessere Zugangsmöglichkeiten zu den psychischen Problemen der Patienten.
Der Einfachheit halber verwende ich im vorliegenden Buch die Bezeichnung »Angewandte Kinesiologie« (abgekürzt »AK«), ohne damit speziell die eine oder andere Richtung anzusprechen.
Ich meine, daß Heilpraktiker, Ärzte und Physiotherapeuten, die schon »Kinesiologie«-Seminare besucht haben, ihre Erfahrungen durch die Methoden des ICAK erweitern, daß aber auch Therapeuten mit Ausbildung beim ICAK mit diesem Buch ein praktisches Werkzeug erhalten.
Grundsätzlich ist zu sagen, daß keine praktische Methode aus einem Buch erlernt werden kann. Die persönlichen Erfahrungen, das Üben, kann auch durch die besten theoretischen Anleitungen nicht ersetzt werden.

Meersburg, Frühjahr 2000   Brigitte Bäcker

I Grundlagen und Basiswissen

1. Konzeption und Wesen der Angewandten Kinesiologie

1.1 Entstehung und Entwicklung

Kinesiologie ist die Lehre von den *Bewegungen der Muskeln*. Der Name weist damit direkt auf den Ursprung dieser Methode hin. Vor ca. 30 Jahren fand GEORGE GOODHEART, ein amerikanischer Chiropraktiker, heraus, daß es direkte Zusammenhänge zwischen Muskeln, Organen und Akupunktur-Meridianen gibt. Die Stärke eines Muskels kann sich durch die Behandlung oder Berührung bestimmter Akupunkturpunkte und anderer Reflexpunkte verändern.
Die Schüler Goodheart's spalteten sich in zwei Gruppen. Für medizinische Berufe wurde von einer Studiengruppe Goodheart's das *International College of Applied Kinesiology* (ICAK) und die *Internationale Ärztegesellschaft für angewandte Kinesiologie* (IÄAK) gegründet. Zur IÄAK gehören Ärzte Zahnärzte, Physiotherapeuten und Angehörige anderer medizinischer Fachgruppen.
JOHN THIE, ein anderer Schüler Goodheart's entwickelte »Touch for Health«, eine für Laien gedachte Methode, um über Muskeltests energetische Dysbalancen zu erkennen und zu lösen. Aus Touch for Health entwickelte sich eine Vielzahl von Methoden, die den Muskeltest als Instrument zum Feststellen energetischer, emotionaler oder geistiger Blockaden verwenden, wie z. B. Psychokinesiologie, Health-Kinesiologie, Neuralkinesiologie, Edu-Kinesiologie.
Die Applied Kinesiology unterscheidet sich zum einen in der Technik des Muskeltestens. Durch die Prüfung auf Hypertonus, die bei Touch for Health und anderen kinesiologischen Methoden nicht durchgeführt wird, sind die Testergebnisse wesentlich genauer. Zum anderen liegt ein Schwerpunkt der »AK« in der manuellen Therapie, bei den anderen Richtungen stehen energetische und emotionale Themen im Vordergrund.

1.2 Was ist »Angewandte Kinesiologie«?

Angewandte Kinesiologie ist hauptsächlich ein **diagnostisches Instrument**. GOODHEART fand heraus, daß sich der Muskeltonus sofort in Richtung Schwäche oder Hypertonus verändert, wenn der Organismus einem Stressor ausgesetzt wird. Diese Stressoren können sowohl Veränderungen im Bewegungsapparat wie Fehlfunktionen von Muskeln und Gelenken als auch jede andere negative Belastung wie Ernährungsfehler, Allergene oder emotionale Faktoren sein. Andererseits zeigt die Reaktion der Muskulatur auch die erforderliche Therapie, indem durch die Berührung einer Behandlungszone der Muskel wieder mit seinem normalen Tonus reagiert. Eine kinesiologische Therapie im eigentlichen Sinne gibt es nicht. Die innerhalb der AK **angewendeten Therapien** setzen sich aus verschiedenen Behandlungsformen zusammen, wie z. B. die *Akupressur,* die Massage der *Chapman-Reflexzonen* oder *Muskelmanipulationen.* Aber auch die *klassische Homöopathie,* der Einsatz von *Bach-* oder anderen *Blütenessenzen* oder von *orthomolekularen Substanzen* kann zu einer kinesiologischen Behandlung gehören.

1.3 Die Position der AK innerhalb der Naturheilkunde

Als Diagnose-Instrument ist der **Muskeltest** der AK eine wichtige Ergänzung zur klinischen Untersuchung, zur Labor-Diagnostik und anderen klassischen schulmedizinischen Diagnoseverfahren wie EKG oder EEG. Er ist, ebenso wie beispielsweise die Irisdiagnose oder die Dunkelfeldmikroskopie eine wichtige und aussagekräftige Ergänzung, sollte aber nicht als alleiniges Instrument zur Diagnosestellung verwendet werden.

Am ehesten könnte man den Muskeltest in die Reihe der energetischen Verfahren einordnen, mit deren Hilfe es möglich ist, die Reaktionen des Körpers auf bestimmte Substanzen festzustellen, wie beispielsweise die Elektroakupunktur nach Voll, ACR- Test, die Bioresonanz-Therapie oder der Vega-Test. Für die genannten Verfahren sind jedoch teure Geräte erforderlich. Viele Patienten suchen jedoch Alternativen zu den vielen, oft angsteinflössenden Apparaten der Schulmedizin. Ein anderes Testverfahren auf der energetischen Ebene ist das Pendeln oder der Biotensor. Die Gefahr der mentalen Beeinflussung ist dabei allerdings groß.

1.4 Das ganzheitliche Konzept der AK

Die Grundlage der kinesiologischen Vorgehensweise ist die Triade der Gesundheit. Das Dreieck besteht aus der strukturellen Seite mit allem, was zum Bewegungsapparat gehört, den Organen und Gewebestrukturen. Zur biochemischen Seite gehören die Stoffwechselvorgänge, der Hormonhaushalt, das Immunsystem und die orthomolekularen Regelkreise und die Ernährung. Die psychische oder mentale Seite beinhaltet emotionale Faktoren der Gegenwart, unverarbeitete Traumata aus der Kindheit und geistig-intellektuelle Komponenten.

Ich möchte noch eine vierte, die energetisch- oder elektromagnetische Seite hinzufügen und dieses Konzept das *Tetragon der Gesundheit* nennen. Ein Schwerpunkt der Angewandten Kinesiologie sind ja Akupunktur-Techniken. GOODHEART ordnet die Akupunktur in die strukturelle Ebene ein.

Durch Berücksichtigung aller vier Seiten des Tetragons wird die Angewandte Kinesiologie zur ganzheitlichen Diagnose und Therapie.

Jede Krankheit, jedes psychische Problem, kann seine Ursachen in einer der vier Seiten des Tetragons haben.

Genauso kann und muß von allen vier Seiten ein Problem angegangen werden. Es ist unmöglich, Rückenschmerzen mit Massagen und chiropraktischen Maßnahmen dauerhaft zu behandeln, wenn massive emotionale Hintergründe zu den Schmerzen geführt haben. Ebenso unzureichend und auch unbefriedigend ist es, emotionale Probleme und pathologische Gemütszustände nur über die Psyche zu behandeln, wenn z. B. toxische, allergische oder andere Belastungen die Ursache sind.

1. 5 Das Streß-Konzept

Gleichgültig, ob es sich um muskuläre Verspannungen, um psychische oder energetische Blockaden oder um das Diagnostizieren von Allergien handelt, der Muskeltest ist das «Werkzeug.«

Streß wirkt direkt auf den Körper und verändert den Muskeltonus. Dieser Streß kann körperlich, psychisch, umwelt- oder ernährungsbedingt sein.

Ziel der Kinesiologie ist es, die Streßfaktoren zu erkennen und aufzulösen.

▶ Muskeltesten ist also Streß testen.

Die verschiedenen Muskelreaktionen werden verständlich, wenn man sich den Streß-Mechanismus des Körpers einmal genauer anschaut. Der Streßforscher SEYLE definiert Streß als die Summe aller Adaptionsvorgänge und Reaktionen körperlicher wie psychischer Art, mit denen ein Lebewesen auf seine Umwelt und die von innen und außen kommenden Anforderungen reagiert. Sein Streß-Konzept macht die Vorgänge, die zu gesundheitlichen Störungen führen, besser verständlich.

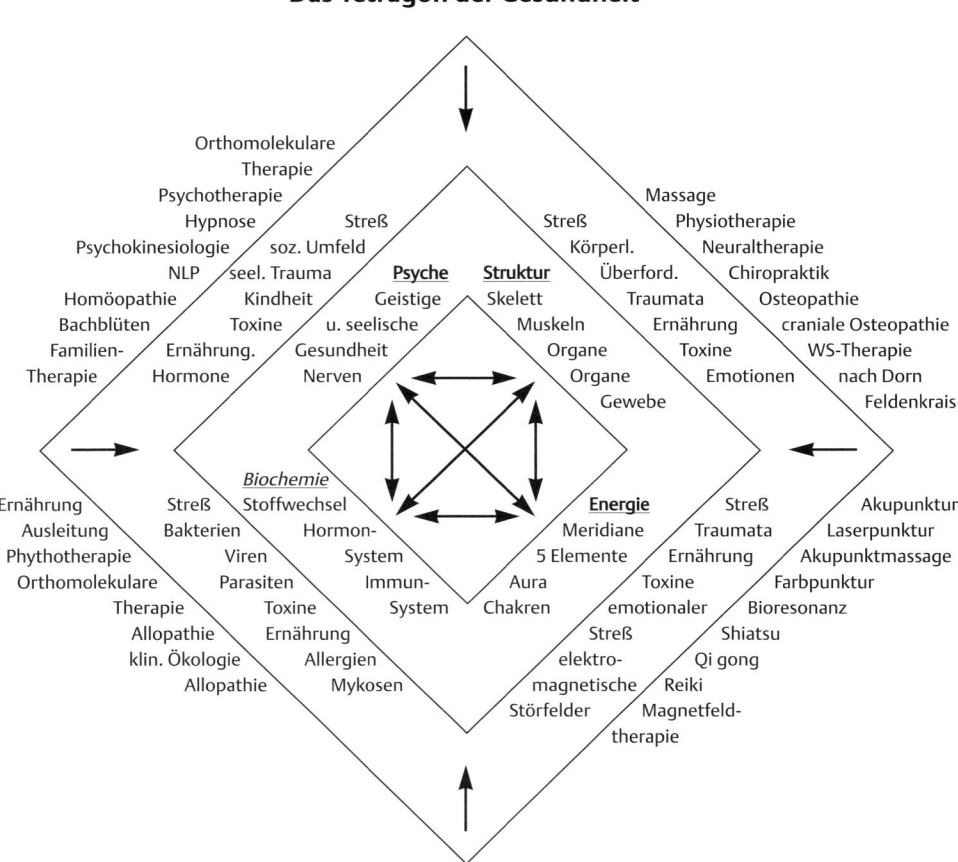

1.5.1 Die Alarmreaktion

Sind wir einem Stressor ausgesetzt, werden in unserem Körper eine ganze Reihe von Verteidigungs-Reaktionen ausgelöst. Endokrine Drüsen schütten Hormone aus, die über den Sympathikus auf das Herz-Kreislauf-System wirken. Der Blutdruck und die Herzfrequenz erhöhen sich. Der Blutzucker steigt, um dem erhöhten Energiebedarf gerecht zu werden. Muskeln spannen sich an. Der Körper ist bereit zu Kampf und Flucht.

1.5.2 Die Anpassungs-oder Resistenz-Phase

Wenn die Streß-Situation vorüber ist, reguliert sich das System wieder. Bei länger andauerndem Streß bleibt dem Organismus nichts anderes übrig, als sich anzupassen. Die Anpassungsphase, in der schon Symptome und Beschwerden auftreten, kann Monate bis Jahre dauern.

Streß → Das Drei-Phasen-Prinzip

Streß = Reaktion von Körper, Geist, Seele auf Anforderungen
(Spannung, Druck, Hitze, Kälte, Chemie, Emotionen usw.)

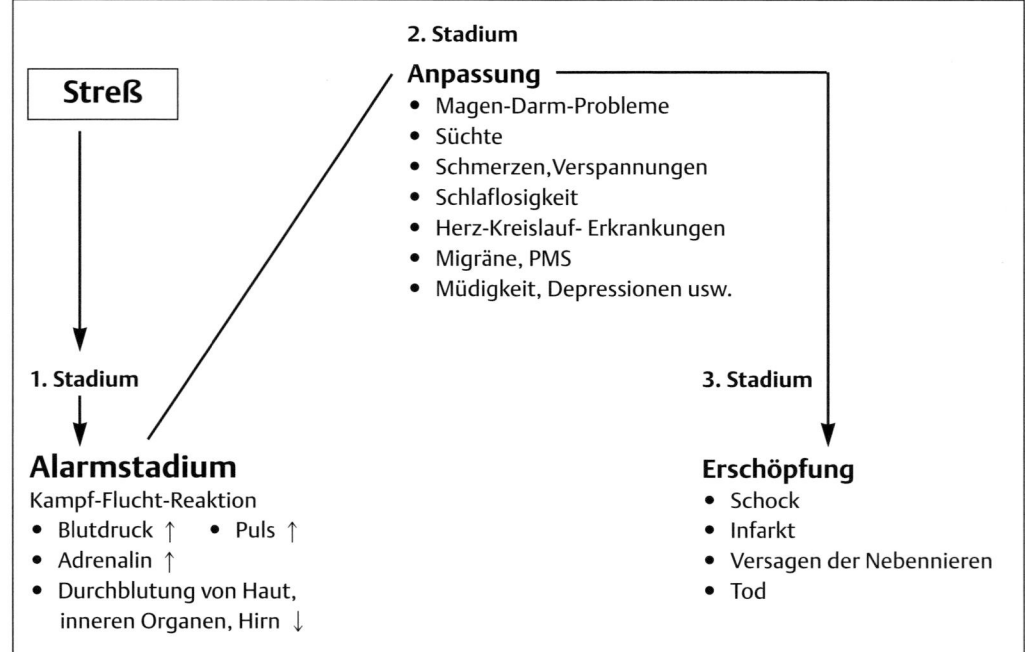

1.5.3 Die Erschöpfungsphase

Wenn der Stressor zu lange einwirkt, oder wenn andere Stressoren hinzukommen, ist der Organismus nicht mehr in der Lage, dem Streß standzuhalten. Ernste Krankheiten und Symptome, Erschöpfungszustände, Infarkte u.ä. treten auf.

2. Basiswissen zum Muskeltest

2.1 Muskelreaktionen

Mit dem Streßkonzept lassen sich die verschiedenen Arten der Muskelreaktionen sehr gut erklären. Auch beim Muskeltest gibt es drei verschiedene Reaktionen:

2.1.1 Normotonus

Der Muskel reagiert stark, mit Anspannung *(Alarmphase)* auf den erhöhten Druck des Testers, ist aber fähig, sich zu entspannen. In der AK wird diese Reaktion als **normoton** bezeichnet. Der Muskel ist in der Lage, dem Streß standzuhalten.

2.1.2 Hypertonus

Er reagiert zwar stark, kann sich aber nicht mehr entspannen. Die Anspannung bleibt. Der Muskel ist **hyperton**. Diese Reaktion ist vergleichbar mit der *Resistenz-Phase.*

2.1.3 Hypotonus

Er ist nicht mehr in der Lage, dem Testdruck standzuhalten, d. h. er ist schwach oder **hypoton**. Er ist nicht mehr in der Lage, auf Streß zu reagieren. Diese Reaktion ist vergleichbar mit dem *Erschöpfungsstadium.*

Streß ist sehr individuell. Ein Nahrungsmittel kann für einen Menschen unverträglich, ja sogar schädlich sein, während es einem andern gut tut. Toxische Belastungen wie z. B. Quecksilber sind, für sich gesehen, schädlich. Ein gesunder Mensch mit einem intakten Immunsystem muß aber nicht mit einem schwachen Muskel auf Quecksilber reagieren. Er kann diesen »Streß« kompensieren.

2.2 Technik des Muskeltestens

Gleichgültig, ob wir einen Muskel als Indikator zum Feststellen von Störfaktoren im Körper verwenden oder ob spezielle Muskeln getestet werden, der Testvorgang ist immer derselbe.
▶ Der Muskeltest ist das diagnostische Werkzeug der Angewandten Kinesiologie. Deshalb ist ein exakter und reproduzierbarer Test von größter Wichtigkeit.
Bei den Methoden *Touch for Health, Health-Kinesiologie, PKP u. a.* wird nicht die Kraft, sondern **Energie** getestet. Der Druck geht vom Tester aus und ist relativ sanft. Der Klient reagiert auf diesen Druck. Da es aber kaum möglich ist, ständig den exakt gleichen Druck auszuüben, können die Testergebnisse je nach Tester sehr verschieden ausfallen. Die Ergebnisse sind oft nicht reproduzierbar.
Bei Applied Kinesiology testen wir den **Körper**. Wir testen seine Adaptionsfähigkeit auf Streß. Bei exakt ausgeführtem Test erzielen die meisten Tester unabhängig voneinander die gleichen Ergebnisse.
Grundsätzlich kann jeder Muskel getestet werden. Doch werden je nach vorliegender Problematik verschiedene Muskeln verwendet.

Ich beschreibe den Testvorgang am Deltoideus, da er ein häufig gebrauchter Testmuskel ist.

❶ Der Arm wird in eine Position von 90° Abduktion und 90° Beugung im Ellbogen gebracht. Der Tester legt seine Hand breitflächig auf den Ellbogen des Patienten.
❷ Der Patient drückt nun, so fest er kann, in Richtung Abduktion. Der Tester paßt sich der Kraft der Testperson an und drückt mit gleicher Kraft dagegen.
❸ Wenn der Patient die Maximalkraft erreicht hat, erhöht der Tester seinen Gegendruck geringfügig für 1-2 Sekunden.
▶ Wenn der Patient diesem Extradruck standhalten kann, gilt der Muskel als stark. Wenn er nachgibt, wird der Muskel als schwach bezeichnet.

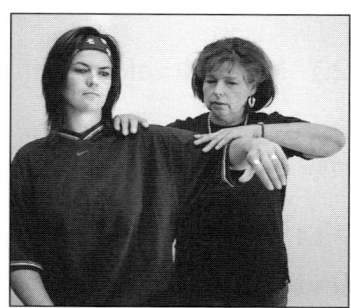

Abb. 1

2.2.1 Sedierung eines Muskels

Um genaue Ergebnisse zu erhalten, wird der starke Muskel auf seine Entspannungsfähigkeit hin überprüft. Durch die Spindelzell-Technik (Zwicken des Muskelbauches in Faserrichtung) wird der Muskel sediert. Damit wird festgestellt, ob der Muskel in der Lage ist, sich zu entspannen, d. h. er reagiert mit einer vorübergehenden Schwäche.
Erst wenn dies der Fall ist, spricht man in der Angewandten Kinesiologie von einem starken oder normotonen Muskel.

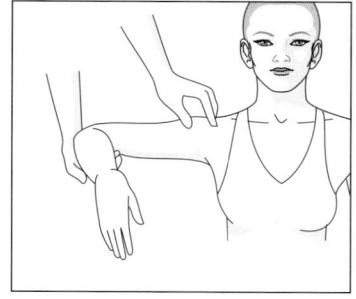

Abb. 2

Variante 1

Manche Muskeln sind für die Spindelzell-Technik nicht direkt zugänglich. Hier kann die Sedierung durch Klopfen des Sedierungspunktes des zugeordneten Meridians erreicht werden.

Variante 2

Eine weitere Möglichkeit des Sedierens besteht im Auflegen eines starken Magneten auf den Muskelbauch. Auch dies führt zu einer vorübergehenden Schwächung.

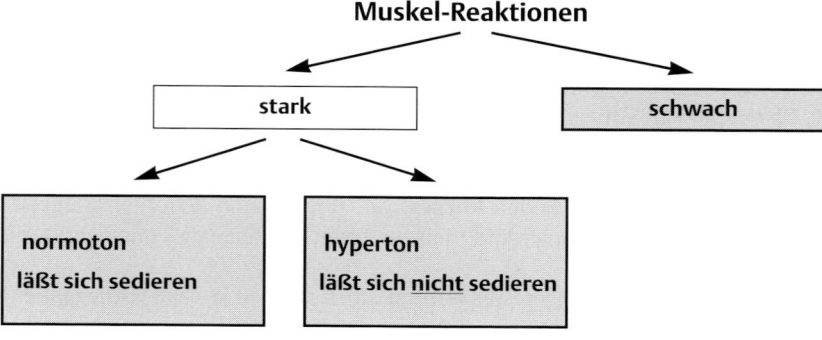

Auf die gleiche Weise wird beim Testen jedes Muskels verfahren. Ein zunächst starker Muskel wird sediert, um festzustellen, ob es sich wirklich um eine normotone Reaktion oder um einen Hypertonus handelt.

Regeln für exaktes Testen:

- **Die Aktion geht vom Patienten aus.** Erst wenn der Tester den Maximal-Druck des Patienten spürt, reagiert er mit seinem Gegendruck. Dadurch ist dieser Test, wenn er exakt ausgeführt wird, nicht beeinflußbar!
- **Dauer des Drucks.** Der wichtigste Faktor ist die Dauer des Drucks. Vor allem Anfänger neigen aus Unsicherheit dazu, den Druck zu lange auszuüben. Der Muskel ermüdet und gibt schließlich nach. Das Ergebnis wird dann fälschlicherweise als schwach gewertet. Zählen Sie bis 2, wenn Sie Ihren Druck erhöht haben, in diesen 2 Sekunden muß der Muskel halten – oder nicht. Besonders beim einfachen Test besteht die Gefahr, den Druck zu lange auszuüben.
- **Die Geschwindigkeit.** Der Druck muß langsam ansteigen, damit sich der Muskel dem Druck anpassen kann. Bei zu schnellem, ruckartigem Testen, gibt der Muskel nach, weil er noch nicht »bereit« war. Das Ergebnis wird dann ebenfalls fälschlich als schwach gewertet.
- Achten Sie darauf, daß die Testperson atmet. Atem anhalten kann den Muskel blockieren.
- Der Testdruck soll mit der flachen Hand und nicht mit den Fingerspitzen erfolgen.
- Der Druck soll nicht direkt auf ein Gelenk erfolgen, sondern ober- oder unterhalb des Gelenks.
- **Haltung.** Achten Sie auf die exakte Testhaltung. Oft versuchen Testpersonen, durch Veränderung der Haltung Schwäche zu kompensieren und setzen unbewußt andere Muskeln zusätzlich ein (beim Test des Deltoideus z. B. neigen Sie den Oberkörper zur Seite).

2.3 Wichtige Testarten

2.3.1 Der Indikatormuskel (IM)

Als Indikator zum Feststellen von Reaktionen auf bestimmte Reize (Challenge = Herausforderung) wird nur ein Muskel, meistens der **Deltoideus**, getestet. Grundsätzlich ist es aber möglich, jeden größeren Muskel als Indikatormuskel zu verwenden. Bei verschiedenen Techniken ist es jedoch nötig, einen anderen Muskel als Indikator zu nutzen. Bei Tests in Bauchlage werden beispielsweise die Unterschenkelflexoren verwendet, beim Test in Rückenlage der **Quadrizeps femoris**.

2.3.2 Muskeln zum Test individueller Störungen

Bei Störungen im Bewegungsapparat werden gezielt die dem jeweiligen System zugeordneten Muskeln getestet (z. B. Hals, Nacken- Schultermuskeln beim HWS-Syndrom). Bei Stoffwechselproblemen oder Allergien werden Muskeln getestet, die den Meridianen zugeordnet sind, die mit Verdauung zu tun haben, z. B. Magen-, Leber-, Dünndarm-Meridian usw.

2.3.3 Der einfache Test

Beim Testen emotionaler Blockaden (Seite 173) geht es um subtile Veränderungen, die emotionaler Streß bewirkt, im Gegensatz zu strukturellen Veränderungen und Problemen, bei denen man wirklich die Reaktion der Muskelrezeptoren testet.

Bei der emotionalen Arbeit würde der kräftige Test ablenken, der Patient wäre zu sehr auf den Muskel konzentriert.

Um die feinen, durch emotionalen Streß hervorgerufenen Veränderungen festzustellen, testen wir mit sanfterem Druck ohne Prüfung auf Hypertonus. Nur bei Beginn wird der vordere Teil des Deltoideus durch Zwicken auf seine Entspannbarkeit geprüft.

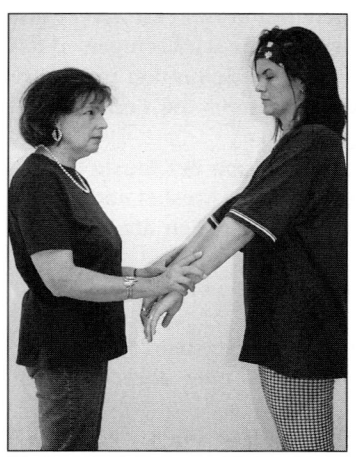

Abb. 3

Wir nehmen für diesen Test den vorderen Deltamuskel beider Arme. Die Testperson hebt die gestreckten Arme ca. 45° an. Bei diesem Test beginnt der Tester mit dem Druck, im Gegensatz zum oben beschriebenen Test, den wir bei den spezifischen Muskeltests anwenden. Der Druck wird oberhalb der Handgelenke ausgeübt, der Patient versucht nur, diesem Druck standzuhalten, er übt keinen Gegendruck aus.

Wichtig bei diesem Test ist, daß der Testdruck nur mit den Händen, aus dem Ellbogen heraus und nicht, wie dies oft beobachtet wird, mit dem ganzen Körper ausgeübt wird.

Anfangs, vor allem bei der ersten Sitzung, ist es ratsam, den Patienten jedes Mal zum Halten aufzufordern.

Wenn der Patient liegt, wird nur ein Arm getestet, während die andere Hand auf der gleichseitigen Schulter des Patienten liegt.

▶ Die Dauer des Drucks ist beim einfachen Test besonders wichtig, da bei zu langem Druck der Muskel unweigerlich nachgibt.

Hier ist die Testvorbereitung (siehe unten) besonders zu beachten.

Bitte beachten!
Beim einfachen Test ist sehr leicht eine Beeinflussung des Testergebnisses durch den Tester möglich.
Machen Sie sich frei von vorgefaßten Meinungen und vertrauen Sie auf das, was Ihnen die Testperson über die Muskelreaktion mitteilt.

2.3.4 Der Surrogat-Test

Bei Säuglingen, Kleinkindern, Behinderten oder Verletzten ist Muskeltesten nur durch das Dazwischenschalten einer dritten Person möglich. Voraussetzung beim Surrogat-Test ist der normotone Muskel der Surrogat-Person. Das heißt,

▷ wenn ein Indikatormuskel zum Austesten von Allergien oder zur Therapielokalisation verwendet werden soll, muß der Indikatormuskel des Surrogats normoton sein. Wenn mehrere Muskeln getestet werden sollen, muß jeder Muskel, der beim Patienten getestet werden soll, bei der Surrogat-Person normoton sein.

2.3.4.1 Surrogat-Test individueller Muskeln

❶ Die zu testenden Muskeln werden zunächst bei der Surrogat-Person getestet und ggf. korrigiert.
❷ Jetzt werden dieselben Muskeln nochmals getestet, während die Surrogat-Person den Patienten berührt. Die auftretenden Veränderungen beziehen sich auf den Patienten. Die schwachen oder hypertonen Muskeln sind jetzt die Grundlage, um die geeigneten Therapien wie Akupressur oder Homöopathie auszutesten. Die Methode, die die Muskeln wieder in den Normotonus bringt, ist die Therapie der Wahl.

2.4 Die Testvorbereitung

Die Testvorbereitung dient zum Sicherstellen der mentalen Einstellung des Patienten, zum Feststellen seiner Bereitschaft, aktiv an seiner Genesung mitzuwirken. Außerdem wird mit diesen Tests der energetische Zustand und die neurologische Organisation geprüft.
Es kann vorkommen, daß ein Muskel blockiert ist oder daß innere Widerstände der getesteten Person vorliegen, die den Test verfälschen können.
▶ Für die Testvorbereitung verwenden wir den einfachen Test ohne Prüfung auf Hypertonus. Der **Hypertonus-Test** wird nur als Testvorbereitung durchgeführt, um die Testbarkeit des Patienten festzustellen.

2.4.1 Test auf Hypertonus

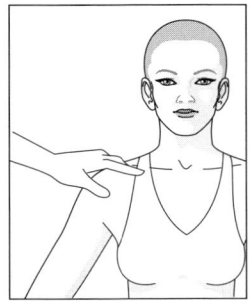

Abb. 4

Wie oben beschrieben wird durch Zwicken in den Muskelbauch festgestellt, ob der Muskel entspannbar ist, das heißt, ob er beim erneuten Testen mit Schwäche reagiert.

2.4.1.1 Korrektur bei Hypertonus

Wenn der Muskel nach dem Sedieren nicht nachgibt, atmet der Patient ruhig in den Bauch. Gleichzeitig klopft der Tester sanft den Thymusbereich.
Wenn auch nach dem Thymusklopfen der Indikator nicht entspannbar ist, versucht man, durch die Massage der neurolymphatischen Punkte für den Gallenblasen-Meridian oder mit Hilfe der Spindelzell-Technik (Seite 96) die Blockade zu lösen. Auch mit der **ESR-Technik** (Seite 173) kann diese Blockade gelöst werden. Der Patient berührt ca. $1/2$ Minute seine Stirnbeinhöcker und atmet ruhig.

2.4.2 Test auf Switching

Mit diesem Test wird die *neurologische Organisation* des Organismus geprüft. Switching bedeutet eine unvorhersehbare neurologische Dysorganisation. Durch starken, vor allem emotionalen Streß kann es zu einem regelrechten »Abschalten« oder »Kurzschluß« in der elektromagnetischen Informationsübertragung zwischen rechter und linker Gehirn-Hemisphäre oder zwischen Gehirn und Körper kommen. Switching zeigt sich im Alltag durch Verwechseln von rechts und links, häufigem Stolpern und vermeintlicher Ungeschicklichkeit.
Der Switching-Test gehört zur Testvorbereitung. Allerdings kann Switching auch während einer Behandlung auftreten (Siehe Seite 82)

Variante 1

❶ Grund-Test

Die beiden vorderen Delta-Muskeln werden zunächst mit der einen, dann mit der anderen Hand getestet, um die Reaktion auf wechselnde Handpolaritäten zu prüfen.
Danach werden beide Arme gleichzeitig, dann mit überkreuzten Händen getestet. Ergibt sich bei Tests ein Indikatormuskelwechsel, muß genauer differenziert werden.

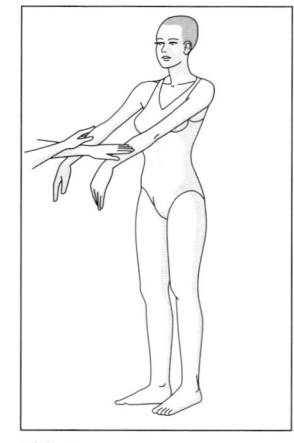

Abb. 5

❷ Rechts-Links-Switching

Um festzustellen, ob Switching von einer Körperseite zur anderen besteht, werden während des Testens die Akupunkturpunkte **N 27** berührt.
Wenn diese Berührung zur Schwäche führt, werden die Punkte massiert, während gleichzeitig der Solar-Plexus-Bereich mit der Handfläche berührt wird.

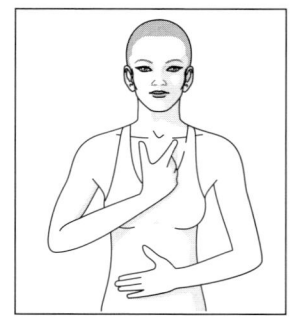

Abb. 6

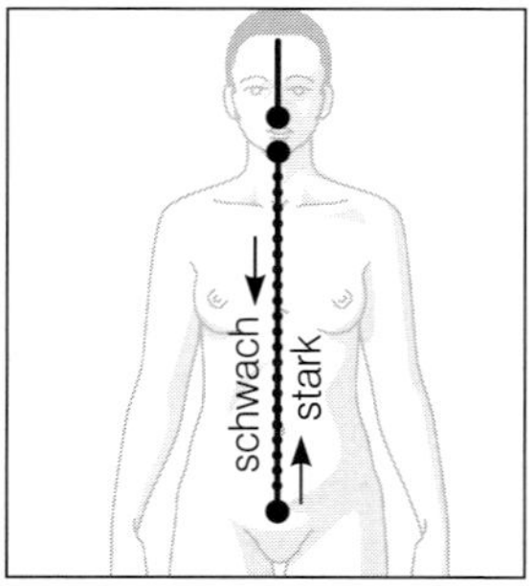

❸ Oben-Unten-Switching

Um festzustellen, ob Abschaltungen zwischen Kopf und Körper bestehen, wird der Endpunkt vom **KG** (unterhalb der Unterlippe) mit Zeige- und Mittelfinger berührt und dabei getestet. Der Test wird wiederholt, und dabei wird der Endpunkt des **GG** (oberhalb der Oberlippe) berührt.
Bei Indikatorwechsel wird der Punkt, der zur IM-Veränderung geführt hat, zusammen mit dem Bauchnabel gehalten.

Abb. 7

❹ Hinten-Vorne-Switching

Um festzustellen, ob Switching von der Vorder- zur Rückseite besteht, wird der Nabel mit Zeige- und Mittelfinger berührt und dabei getestet. Der Test wird wiederholt, während das Steißbein berührt wird.
Zur Korrektur wird der Nabel zusammen mit dem Anfangspunkt des **GG** am Steißbein gehalten.

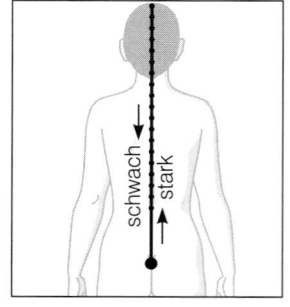

Abb. 8

Variante 2

Diese Variante wird von der IÄAK empfohlen. Sie ist besser geeignet, wenn wir am liegenden Patienten arbeiten. Als Indikator wird hier der **Quadrizeps** verwendet.

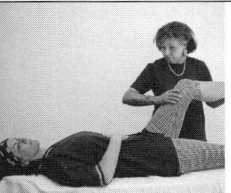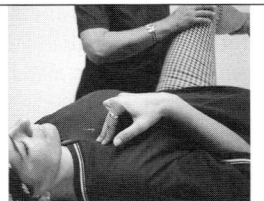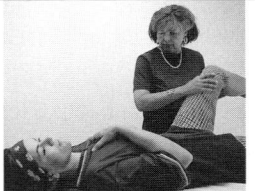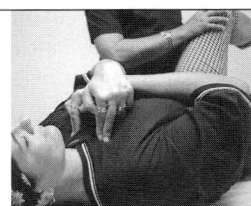

Abb. 9

❶ Der Patient berührt zunächst den Nabel, während der Indikatormuskel getestet wird.
Eine Indikatorveränderung bei Berührung des Nabels bedeutet, daß der Nabel ein Störfeld ist. Durch Challenge wird festgestellt, welche Methode die Störung beseitigt, z. B. Laser, Magnet oder Elektrolyth-Creme (Seite 142). Erst wenn die Berührung des Nabels keine Muskelveränderung bringt, kann mit den nächsten Schritten fortgefahren werden.
❷ Der Patient berührt nun die Akupunkturpunkte **Ni 27** beidseitig bei gleichzeitiger Berührung des Nabels.
❸ Die Berührung der **Ni-27-**Punkte erfolgt über Kreuz.
❹ Die Berührung der **Ni-27-**Punkte erfolgt mit einer Hand, jeweils auf einer Seite.
❺ Der Patient berührt nacheinander den Endpunkt des Zentralmeridians, den Anfangs- und den Endpunkt des Gouverneursgefäßes bei gleichzeitigem Halten des Nabels.
▷ Die Korrektur erfolgt wie bei Variante 1 durch gleichzeitige Berührung des Nabels zusammen mit dem Punkt, der zur IM-Veränderung geführt hat.
Wenn Switching während der Behandlung auftritt, (Seite 82) müssen durch Challenge die Ursachen gesucht und behandelt werden.

2.4.3 Test des Energieflusses im Zentralmeridian

Mit diesem Test wird der Energiefluß im **Zentralgefäß** überprüft.
❶ Der Tester streicht rasch mit der Hand ca. 5 cm vor dem Körper des Patienten den Zentral-Meridian in seiner Flußrichtung entlang. Beim sofort nachfolgenden Test sollte der Indikatormuskel stark testen.
❷ Als Gegenprobe wird der Meridian entgegen seiner Flußrichtung gestrichen, was eine Schwächung des Indikators zur Folge haben sollte. Dies entspricht der Sedierung des Muskels auf energetische Weise.

Korrektur bei Energieflußstörung
Falls beim Aufwärtsstreichen der Muskel nachgibt oder umgekehrt beim Abwärtsstreichen stark bleibt, wird der Meridian durch mehrmaliges Auf- und Abstreichen »massiert« und der Test wiederholt.

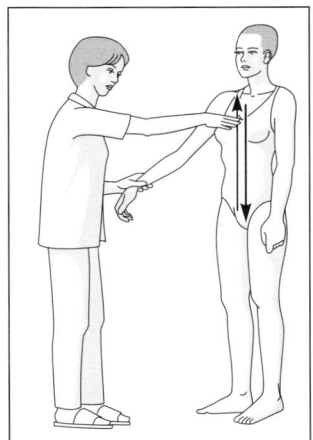

Abb. 10

2.4.4 Test der mentalen Bereitschaft

Dieser Vortest ist einer der wichtigsten. Ohne die innere Bereitschaft des Patienten, ohne seinen Willen zur Genesung und ohne seinen Glauben an die Genesung, ist Heilung nicht möglich. Oft ist es so, daß Patienten schon eine Reihe von erfolglosen Therapien hinter sich haben, ehe sie zum naturheilkundlich arbeitenden Arzt oder Heilpraktiker kommen. Die anderen Therapien waren oft nur deshalb erfolglos, weil der Patient in seinem Unterbewußtsein nicht gesund sein möchte, auch wenn er beteuert, schon so viel versucht zu haben, an ihm könne es also nicht liegen.

Wir testen die innere Bereitschaft, durch folgende Aussagen:
- »Ich möchte gesund sein« → Der Muskel sollte stark bleiben
- »Ich möchte krank sein« → Der Muskel sollte nachgeben.
- »Ich glaube daran, daß ich ganz gesund sein kann.« → Der Muskel sollte stark sein.
- »Ich glaube nicht daran« → Der Muskel sollte nachgeben.
- »Ich bin bereit, positive Veränderungen anzunehmen« → Der Muskel sollte stark sein.
- »Ich bin nicht bereit.« → Der Muskel sollte nachgeben.

2.4.4.1 Psychologische Umkehr

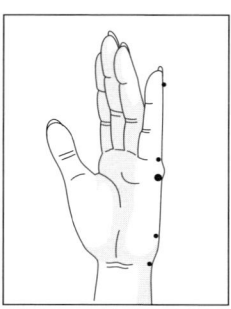

Abb. 11

Wenn eine umgekehrte Reaktion erfolgt, der Muskel also beim positiven Satz schwach und/oder beim negativen Satz stark reagiert, spricht man von psychologischer Umkehr, das heißt
- ▶ vom Intellekt her möchte der Patient etwas ändern, das Unterbewußtsein spricht jedoch dagegen.

Korrektur der psychologischen Umkehr
Eine einfache Akupunktur-Klopftechnik kann diese Umkehr lösen.
Wir klopfen **35 mal** den Akupunkturpunkt **Dünndarm 3,** während der Patient den positiven Satz mental mehrmals wiederholt. Zeigt sich beim nochmaligen Sprechen des Satzes die psychologische Umkehr noch immer, wird das Klopfen mit dem Akupunkturpunkt **3E 3** wiederholt.

Wenn die psychologische Umkehr durch das Klopfen nicht aufgehoben wird, hat der Patient oft konkrete, allerdings auch unbewußte Gründe, für sein »nicht gesund werden wollen.«

Beispiel:
Einer Patientin mit starken Depressionen und unzähligen psychosomatischen Symptomen, ging es schon nach einer Sitzung wesentlich besser. Die Besserung hielt aber nur 2 Wochen an. Dann kam sie wieder, völlig verzweifelt, alles sei wieder beim alten. Was war passiert? Ihre Ehe bestand nur noch, weil ihr Mann auf ihre Krankheit Rücksicht nahm. Nun, da sie »gesund« war, trat die ganze Ehe-Problematik offen zutage. Sofort verfiel sie wieder in ihren alten Zustand, in dem sie wenigstens Rücksichtnahme und Aufmerksamkeit erhielt.
In solchen Fällen muß erst die zugrunde liegende Problematik angegangen werden.

2.4.5 Die Zielsetzung

Wenn möglich, sollte vor Beginn der Behandlung ein Ziel ausgearbeitet werden. Meist ist es so, daß die Patienten lange und ausführlich über ihre Beschwerden, Symptome, ihre Sorgen und Probleme sprechen, auf die Frage aber, was sie in der Therapie erreichen möchten, keine Antwort wissen oder nur sagen können, was sie nicht wollen, keine Schmerzen mehr haben oder keine

Angst mehr haben möchten. Der erste Schritt zur Lösung von Problemen ist ein positives Ziel. Durch das ständige Sichbeschäftigen mit den Problemen der Gegenwart, wird keine Heilungs-Energie freigesetzt.

> Das Ziel muß positiv, klar und einfach formuliert sein.

Beispiel:
Bei Rückenschmerzen könnte das Ziel lauten: »Mein Rücken ist locker und beweglich.« »Ich möchte keine Schmerzen mehr haben«, wäre eine negative Formulierung. Da unser Gehirn die Worte »nicht« oder »kein«, nicht wahrnimmt, stünde ständig das Wort »Schmerzen« im Vordergrund. Im Extremfall könnte der negative Satz zur Verschlimmerung der Beschwerden führen. Das Ziel soll als Tatsache, nicht als Wunsch formuliert sein. Nicht »Ich möchte eine schöne Haut«, sondern »Meine Haut ist schön«:
Bei psychosomatischen Beschwerden, Ängsten, Depressionen könnte das Ziel lauten: »Ich bin voll Freude und Energie.«
Viele Menschen haben Probleme, ein positives Ziel zu erkennen oder zu nennen. Eine Hilfe kann hier die Frage nach dem gegenwärtigen Gefühl sein. »Wie fühlt es sich jetzt an?« »Und wie soll es sein? Was ist das Gegenteil?«
Das Aussprechen des positiven Ziels wird den IM schwächen.
Nach der Behandlung wird der Ziel-Satz erneut getestet. Er wird dann in den meisten Fällen stark testen.

II
Diagnose mit Kinesiologie

1 Die Diagnose in der Angewandten Kinesiologie

Die orthodoxe schulmedizinische Sichtweise versucht, durch Analysieren die Symptome zu kategorisieren, in psychische und physische Krankheiten zu trennen. Auf der physischen Ebene erfolgt die Trennung durch weitere Spezialisierung. Durch diese Trennung geht die Gesamtschau verloren.
Das Bild der Krankheiten hat sich durch den Einsatz von Antibiotika, Impfstoffen und Kortikoiden entscheidend verändert. Chronische Krankheiten mit vielfältigen Erscheinungsformen und den unterschiedlichsten Ursachen haben weitgehend die Infektionskrankheiten und akuten Krankheiten abgelöst.

> Die wichtigste Voraussetzung für eine holistische Therapie ist das Erkennen der Ursachen, bzw. der Stressoren, und zwar auf allen vier Seiten des Tetragons. Denn nicht das Organ, nicht die Struktur ist krank, sondern der ganze Mensch. Die Frage muß lauten: »Was hat das System aus dem Gleichgewicht gebracht? Und was kann der Therapeut **und** der Patient tun, um dieses Gleichgewicht wieder herzustellen und die Selbstheilungskräfte anzuregen?«

Grundlage jeder Diagnose sollte deshalb zunächst die eingehende Anamnese sein. Angefangen bei der Eigenanamnese bis zur Familienanamnese und der psychosozialen Anamnese. Hier sind Erbkrankheiten und die genetische Veranlagung wichtige Hinweise. Impfungen, Medikamente, Gewohnheiten können auf toxische Belastungen hinweisen. Das soziale Umfeld des Patienten kann wichtige Informationen über die Hintergründe von Krankheiten liefern. Zum einen kann der Arbeitsplatz oder das Hobby auf die Ursache in Form von chemisch-toxischen Belastungen oder auf allergische Komponenten hinweisen, andererseits kann das Gespräch emotionale Ursachen wie Unzufriedenheit, Beziehungsprobleme oder Schwierigkeiten am Arbeitsplatz o. ä. aufdecken.
Ebenso sollte die klassische klinische Untersuchung nach dem Schema:
- Inspektion
- Perkussion
- Palpation
- Auskultation
- und Funktionsprüfung zu jeder Erst-Untersuchung gehören.

Die Ergebnisse der anschließenden AK-Untersuchung können dann sinnvoll und zielgerichtet verwertet werden.

1.1 Der Muskeltest als diagnostisches Instrument

Durch ihr ganzheitliches Konzept stellt die Angewandte Kinesiologie die ideale Ergänzung zu den klinischen Untersuchungsmethoden dar.
▶ Durch ihre Zuordnung zu Meridianen, Organen und Funktionskreisen geben die Muskeln Auskunft über die energetische Situation des Patienten, weisen sie auf biochemische, physische und emotionale Ursachen hin und erleichtern die Wahl der Therapie.

1.2 Die drei Säulen der Diagnose

- **Test der 42 Muskeln**
- **Therapielokalisation**
  Durch Therapielokalisation wird, wie der Name sagt, die Lokalisation der Störungen und Blockaden festgestellt. Durch Therapielokalisation erfahren wir, wo sich gestörte Regelkreise (Organstörungen, Wirbel- und Gelenkblockaden usw.) befinden.
- **Challenge**
  Durch Challenge können Stressoren, toxische, allergische, stoffwechselbedingte, aber auch emotionale und energetische Ursachen von Krankheiten und Beschwerden festgestellt werden.

Fingermodes

In *der Health-Kinesiologie*, den *Three in one concepts* und anderen kinesiologischen Richtungen werden als »Diagnose« sog. Fingermodes verwendet. Bestimmte *Fingerpositionen* geben Hinweise auf die zugrunde liegende Ursache eines Themas, z. B. ob es sich um strukturelle, emotionale oder biochemische Ursachen handelt. Es gibt unzählige solcher Modes, die Allergien, Candidose oder Amalgambelastungen, Nährstoffmangel und vieles andere anzeigen.

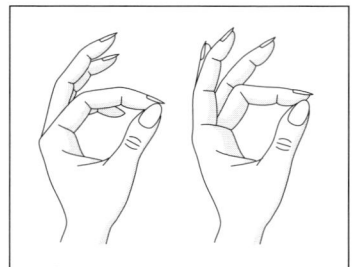

Abb. 12

Ich persönlich kann mich mit dieser Art der Diagnose nicht identifizieren. Meiner Meinung nach spielt hier das Glaubenssystem sowohl des Patienten als auch des Testers eine zu große Rolle. Diese Tests sind nicht reproduzierbar.
Auch beim verbalen Abfragen wird zu sehr das Glaubenssystem aktiviert. Man erhält zu leicht die Antworten, die man erhalten möchte. Ich frage nur im emotionalen Bereich verbal und verlasse mich ansonsten auf die Muskelantworten von Challenge und Therapielokalisation.

> Im *Touch for Health*-Grundkurs werden **14 Muskeln** getestet. Diese 14 Basis-Tests dienen für Laien in erster Linie der Feststellung von Energieblockaden und weniger als Diagnose. Jeder Muskel ist einem Meridian zugeordnet. Bei einer »*Touch for Health-Balance*« nach JOHN THIE werden zunächst pauschal die 14 Muskeln getestet und die nötigen Korrekturen verbal, über Fingermodes oder durch Challenge ausgetestet. **Weitere 28 Muskeln** werden nur bei speziellen Problemen des Bewegungsapparates getestet.

Wir übernehmen die 42 *Touch for Health*-Muskeln, legen unser Augenmerk aber mehr auf die physischen und biochemischen Zusammenhänge, um diagnostische und therapeutische Hinweise zu erhalten.
Je nach Therapieschwerpunkt können einzelne Komponenten der AK in der täglichen Praxis eingesetzt werden. Therapeuten, die überwiegend die klassische Homöopathie anwenden, werden sicher den Muskeltest zum Austesten der geeigneten Mittel einsetzen, Physiotherapeuten werden eher die Tests und Korrekturen für den Bewegungsapparat anwenden.
▶ Es ist jedoch sinnvoll, bei Beginn jeder Behandlung zumindest die 14 Grundmuskeln zu testen, um wichtige Hinweise auf die Ursachen der angegebenen Probleme und Beschwerden und einen Überblick über den energetischen Zustand des Patienten zu erhalten.

1.3 Die Basis-Muskeln:

Supraspinatus	Deltoideus anterior	Subscapularis	Psoas
Teres major	Pectoralis major Clavicularis	Serratus anterior	Tensor fasciae latae
	Pectoralis major sternalis	Latissimus dorsi	Glutaeus maximus
	Teres minor	Quadrizeps femoris	Peronaeus

Wenn die Technik des Muskeltestens beherrscht wird und die Testbarkeit des Patienten mittels der Testvorbereitung sichergestellt ist, können wir mit dem Testen beginnen.

Vorgehensweise
1. Test der 14 Basis-Muskeln
2. Weitere Muskeltests anhand der Tabellen auf den Seiten 79, 80, 81 und je nach Art der angegebenen Beschwerden.
3. Therapielokalisation und Challenge zur genaueren Differenzierung der **Ursachen**.

- Alle Muskeln werden auf beiden Körperseiten getestet.
  Unterschiedliche Ergebnisse geben wichtige Hinweise auf die zugrunde liegende Ursache.
- Alle Muskeln werden auf Hypertonus geprüft.
- Die Testergebnisse werden notiert

1.4 Die 42 AK-Muskeltests

Auf den folgenden Seiten sind zunächst die 14 Basis-Muskeln in einer rationell zu testenden Reihenfolge beschrieben. Die weiteren Muskeln folgen in der Einteilung für die Bereiche Schulter und Arme, Rücken und Becken und Beine.

Supraspinatus – Konzeptionsgefäß

Funktion: Abduktion und leichte Außenrotation des Oberarms. Verbindung zwischen oberer Hälfte des Schulterblattes mit dem Oberarm.

Physische und psychische Zusammenhänge: Gehirn, Thymus. Lernschwierigkeiten bei Kindern, Angst und emotionaler Streß. Der Muskel kann durch falsches Atmen, Schleudertraumen und durch Erschütterungen des Kopfes beeinträchtigt sein.

Nahrungsergänzung: Essentielle Aminosäuren, RNS

Organ: Gehirn

Ursprung: Die inneren zwei Drittel der Obergrätengrube des Schulterblattes.

Ansatz: Am großen Höcker des Oberarmknochens und an der Schultergelenkskapsel.

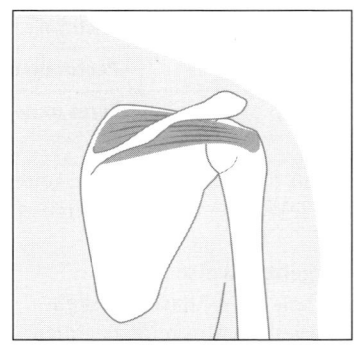

Abb. 13

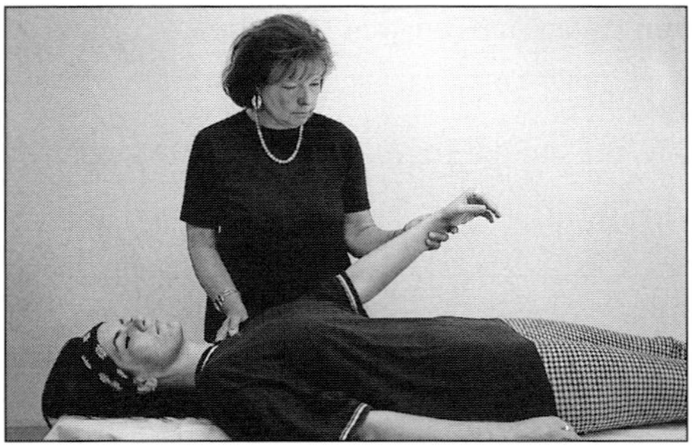

Test: Der gestreckte Arm wird leicht seitlich und in einem Winkel von 15° vom Körper weg gehalten. Eine Hand stabilisiert die Schulter. Der Patient drückt nach schräg oben außen, der Testdruck des Untersuchers wird auf den Unterarm in Richtung Adduktion (Richtung Schambein) ausgeübt.

Abb. 14

Neurolymphatische Punkte

Ventral: vom Rabenschnabelfortsatz 8–10 cm entlang der Außenseite des Brustkorbs.

Dorsal: Unter dem Occiput, ca. 2–3 cm links und rechts der Halswirbelsäule (Querfortsätze des Atlas).

Neurovaskuläre Punkte

Die beiden Stirnbeinhöcker (auf der Linie Augenbrauen-Haaransatz) und die vordere Fontanelle.

Sedierung

Abstreichen des Meridians entgegen der Flußrichtung

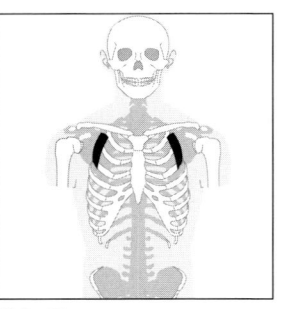

Abb. 15

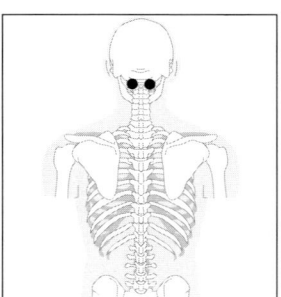

Abb. 16

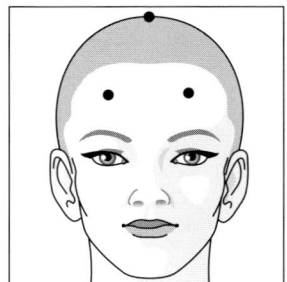

Abb. 17

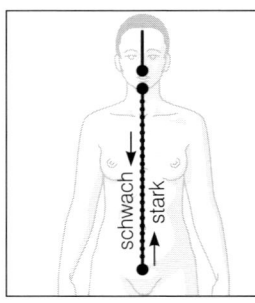

Abb. 18

Akupressurpunkte: Für diesen Muskel sind keine Touch for Health-Akupressurpunkte bekannt.

Teres major – Gouverneursgefäß

Funktion: Adduktion und Innenrotation des Schultergelenks. Armbewegung zur Körpermitte.

Physische und psychische Zusammenhänge: Krämpfe, Zucker-Stoffwechselstörungen. Steife Schulter, Wirbel- und Rippenprobleme

Nährstoff-Zuordnungen: Basen-Pulver, Jod (bei starkem Schwitzen)

Organ: Wirbelsäule

Ursprung: Unterer Schulterblattwinkel (hintere, äußere Fläche)

Ansatz: Vorderseite des Oberarms, unterhalb des Schultergelenks (Knochenkamm unterhalb des kleinen Höckers am Oberarmknochen)

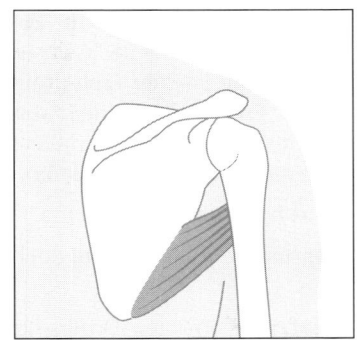

Abb. 19

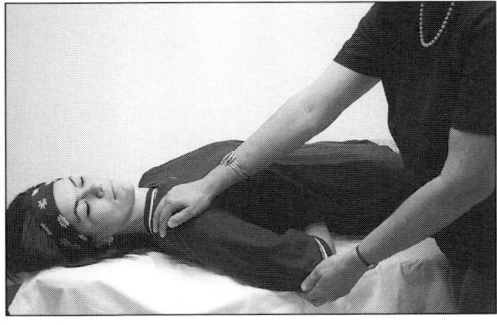

Abb. 20

Test: Rückenlage, Bauchlage, sitzend oder stehend: Die Handrücken des Patienten liegen auf dem Rücken, seitlich der Lendenwirbelsäule. Der Arm befindet sich in Innenrotation, also so weit als möglich nach hinten. Eine Hand des Untersuchers stabilisiert die Schulter. Der Patient drückt nach dorsal, weiter in die Extension, während der Testdruck nach ventral (Richtung Flexion) ausgeübt wird. Es ist auch möglich, den rechten und linken Teres major gleichzeitig zu testen.

Neurolymphatische Punkte		Neurovaskuläre Punkte	Sedierung
Zwischen der 2. und 3. Rippe, ca. 6 cm rechts und links des Brustbeins.	Zwischen dem 2. und 3. Brustwirbel, ca. 2 cm rechts und links der Wirbelsäule	Vor dem Ohr, an der Haaransatzlinie der Schläfe.	

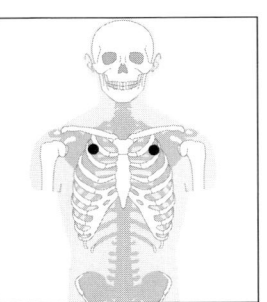

Abb. 21

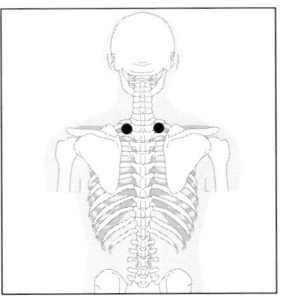

Abb. 22

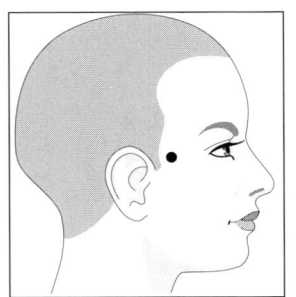

Abb. 23

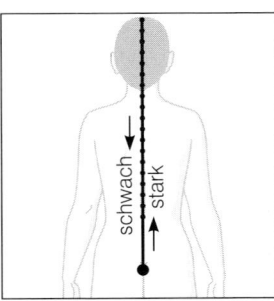

Abb. 24

Akupressurpunkte: Für diesen Meridian sind keine TFH-Akupressurpunkte bekannt

Deltoideus anterior – Gallenblasen-Meridian

Funktion: Bewegt den gebeugten Arm nach vorn (zusammen mit dem Coracobrachialis).

Physische und psychische Zusammenhänge: Gallensteine und -Koliken, Anämie, Gelbsucht, Kopfschmerzen, die von Toxinen, von falscher Ernährung und fettem Essen herrühren, leichte Erregbarkeit und Arbeitswut, Überempfindlichkeit, »inneres Frieren«, Augenprobleme, Tinnitus, Nackensteifigkeit, Knie-und Fußgelenkschmerzen.

Nahrungsergänzung: Vit. A, C

Ursprung: Außenrand und oberer äußerer Teil des Schlüsselbeins.

Ansatz: Im obersten Drittel der äußeren Oberarmknochenpartie.

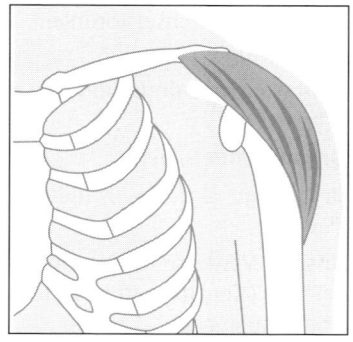

Abb. 25

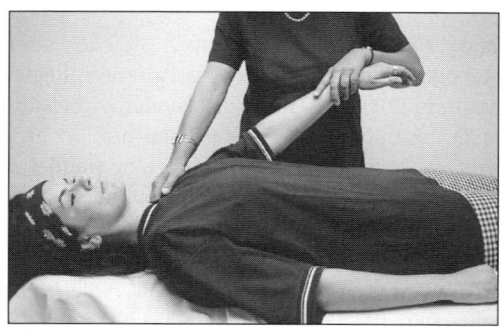

Test: Rückenlage oder stehend.
Der Arm wird ca. 45° angehoben, die Handfläche weist nach unten.
Der Patient drückt den Arm gerade nach oben, der Testdruck wird auf den Unterarm gerade nach unten ausgeübt.

Abb. 26

Neurolymphatische Punkte

Ventral: Zwischen der 3. und 4. Rippe, und der 4. und 5. direkt links und rechts neben dem Brustbein.

Dorsal: Zwischen dem 3. und 4. und dem 4. und 5. Brustwirbel, ca. 2–3 cm links und rechts der Wirbelsäule.

Neurovaskuläre Punkte
Vordere Fontanelle

Sedierungspunkt
Gbl. 38

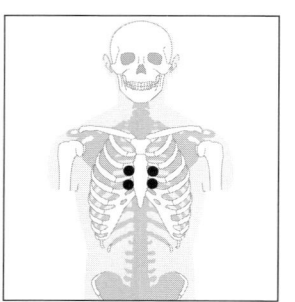

Ab. 27

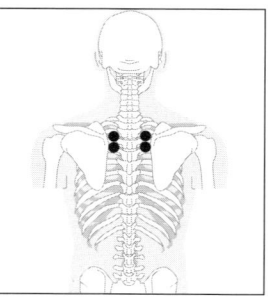

Abb. 28

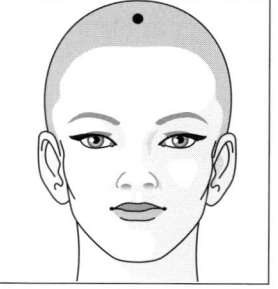

Abb. 29

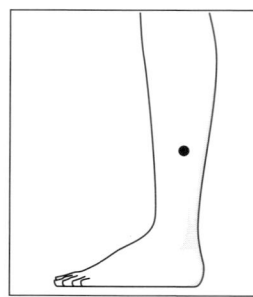

Abb. 30

Akupressurpunkte:

Tonisierung
1. Ga 43 + Bl 66
2. Ga 44 + Di 1

Sedierung
1. Gbl. 38 + Dü 5
2. Ga 44 + Di 1

Pectoralis major clavicularis – Magen-Meridian

Funktion: Abduktion und Einwärtsdrehung des Armes und Bewegung Richtung gegenüberliegende Schulter.
Physische und psychische Zusammenhänge: Allergien, Nahrungsmittelunverträglichkeiten, Magenbeschwerden, Verdauungsprobleme, Aufstoßen, Blähungen, Sodbrennen, Facialisparese, Kopfschmerzen, Augenschmerzen, Zahnschmerzen, Halsentzündungen, Asthma, nervöse Spannung, Reizbarkeit und Arbeitswut
Nahrungsergänzung: Vitamin-B-Komplex, Zink, Entsäuerungssalz (bei Azidose)
Ursprung: Mediale Hälfte des Schlüsselbeins.
Ansatz: An der Großhöckerleiste des Oberarmknochens (knapp unterhalb des Schultergelenks am Oberarm innen).

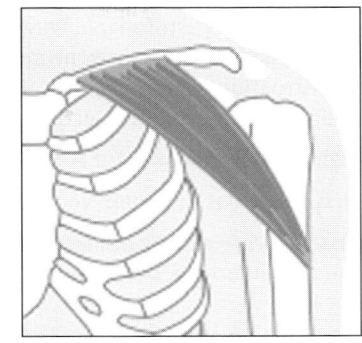

Abb. 31

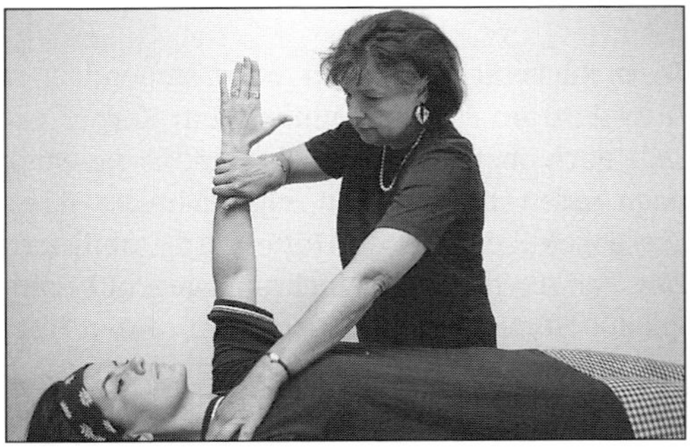

Abb. 32

Test: Rückenlage, sitzend oder stehend: Der Arm wird im rechten Winkel vom Körper gerade nach oben gestreckt. Die Handfläche weist nach außen (der Daumen zeigt Richtung Füße). Die gegenüberliegende Schulter wird stabilisiert. Der Patient drückt in Richtung der gegenüberliegenden Schulter, der Untersucher übt den Testdruck auf den Unterarm aus, vom Körper weg (leicht schräg nach außen und minimal Richtung Füße).

Neurolymphatische Punkte

Ventral: Auf der linken Thoraxseite, zwischen der 5. und 6. Rippe

Dorsal: Beidseitig zwischen dem 5. und 6. Brustwirbel, ca. 2 cm lateral der Wirbelsäule.

Neurovaskuläre Punkte

Die beiden Stirnbeinhöcker (zwischen Augenbrauen und Haaransatzlinie).

Sedierungspunkt

Ma 45
(distaler Nagelfalzwinkel der zweiten Zehe).

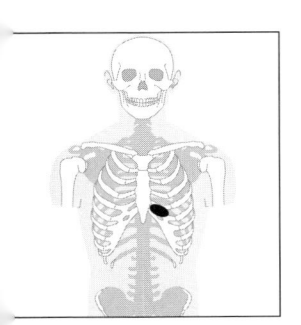

Abb. 33 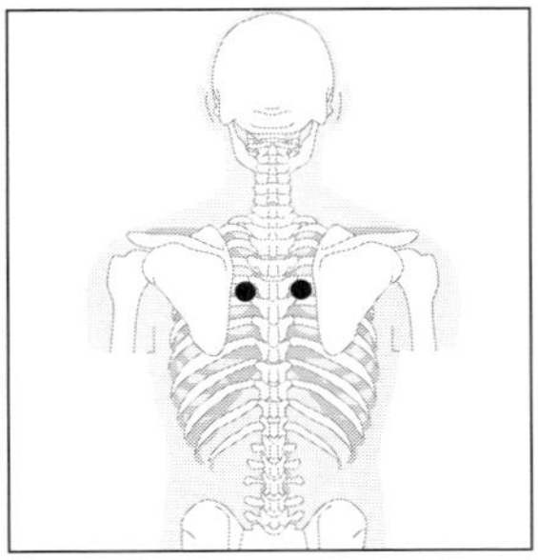 Abb. 34 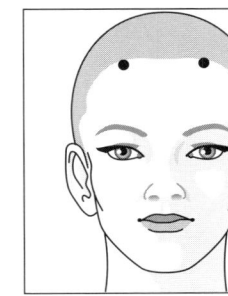 Abb. 35 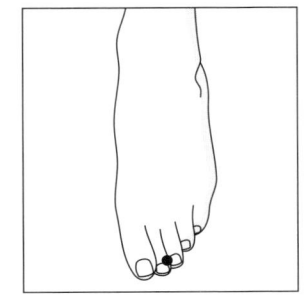 Abb. 36

Akupressurpunkte:

Tonisierung
1. **Ma 41 + Dü 5**
2. **Ma 43 + Ga 41**

Sedierung
1. **Ma 45 + Di 1**
2. **Ma 41 + Ga 43**

Pectoralis major sternalis – Leber-Meridian

Funktion: Abduktion, Senkung und Innenrotation des Armes. Stabilisierung des Schultergelenkes.

Physische und psychische Zusammenhänge: Leberstörungen, Verdauungsstörungen, Entgiftung des Körpers, rheumatische Beschwerden, Sehstörungen, Schwindel, Kopfschmerzen, Menstruationsbeschwerden, Knieprobleme, Übererregbarkeit, Pedanterie, Entschlußlosigkeit, Neigung zu Alkoholismus.

Nahrungsergänzung: Vit A, Leber-Galle Tee,

Ursprung: Das Brustbein vom Schlüsselbein bis zur 7. Rippe.

Ansatz: An der Großhöckerleiste des Oberarmknochens (knapp unterhalb des Schultergelenks am Oberarm seitlich vorn).

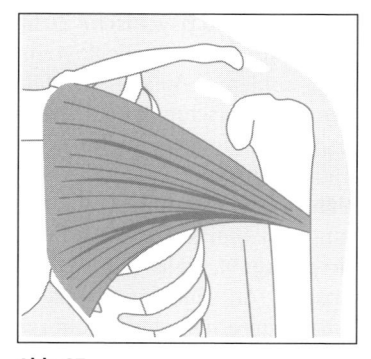

Abb. 37

Test: Rückenlage, sitzend oder stehend: Der Arm wird im rechten Winkel vom Körper gerade nach oben gestreckt. Die Handfläche weist nach außen (Der Daumen zeigt Richtung Füße). Die gegenüberliegende Hüfte wird stabilisiert. Der Patient drückt in Richtung gegenüberliegender Hüfte, der Untersucher übt seinen Testdruck auf den Unterarm aus, nach oben außen (Richtung Abduktion).

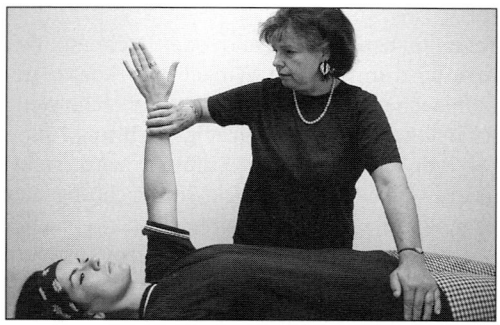

Abb. 38

Neurolymphatische Punkte

Ventral: Auf der rechten Thoraxseite, zwischen der 5. und 6. Rippe

Dorsal: Rechts, zwischen dem 5. und 6. Brustwirbel, ca. 2 cm lateral der Wirbelsäule.

Neurovaskuläre Punkte

Auf der Haaransatzlinie (Über den äußeren Augenlidwinkeln).

Sedierungspunkt

Le 2 (Große Zehe, lateral)

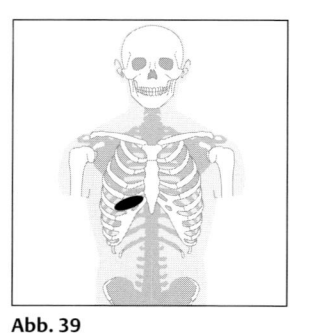

Abb. 39

Abb. 40

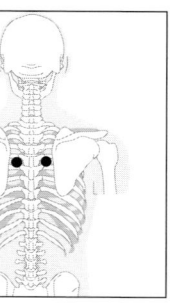

Abb. 41

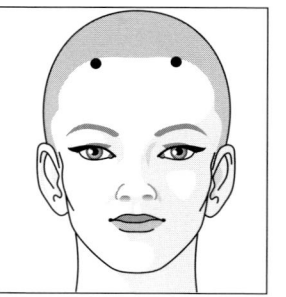

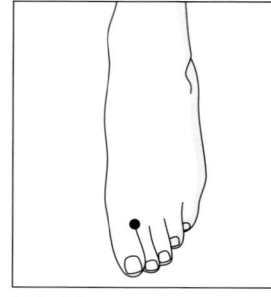

Abb. 42

Akupressurpunkte:

Tonisierung
1. **Ni 10 + Le 8**
2. **Le 4 + Lu 8**

Sedierung
1. **Le 2 + He 8**
2. **Le 4 + Lu 8**

Serratus anterior – Lungen-Meridian

Funktion: Beteiligung an der Auswärtsdrehung und Bewegung des Schulterblattes und beim Anheben der Rippen (Atemhilfsmuskulatur)

Physische und psychische Zusammenhänge: Neigung zu Infektionen der oberen Luftwege, Grippe, Husten, Bronchialasthma, Schmerzen in Schultern und Armen, Probleme, den Arm zu heben, Überängstlichkeit, Ruhelosigkeit, Schlaflosigkeit, abnorme Erlebnisreaktion

Nahrungsergänzung: Vit.C

Ursprung: An der Oberseite der 1. bis 8. Rippe (an der Seite des Brustkorbs)

Ansatz: Am unteren, medialen Rand des Schulterblattes.

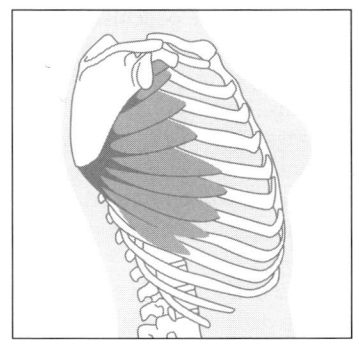

Abb. 43

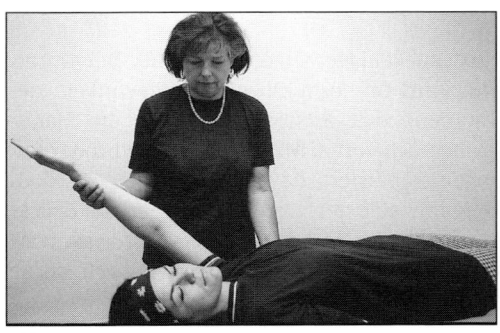

Test: Rückenlage, sitzend oder stehend. Der Arm wird in einem Winkel von 90° nach oben gestreckt. Der Tester stabilisiert mit einer Hand das Schulterblatt. Der Patient drückt nach oben, der Testdruck wird gegen den Unterarm Richtung Füße ausgeübt.

Abb. 44

Neurolymphatische Punkte

Ventral: Zwischen der 3. und 4. und der 4. und 5. Rippe, rechts und links neben dem Brustbein.

Dorsal: Zwischen dem 3. und 4. und dem 4. und 5. Brustwirbel, ca. 2–3 cm links und rechts der Wirbelsäule.

Neurovaskuläre Punkte

Vordere Fontanelle

Sedierungspunkt

Lu 5

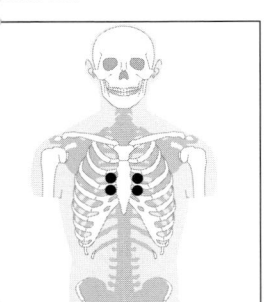

Abb. 45 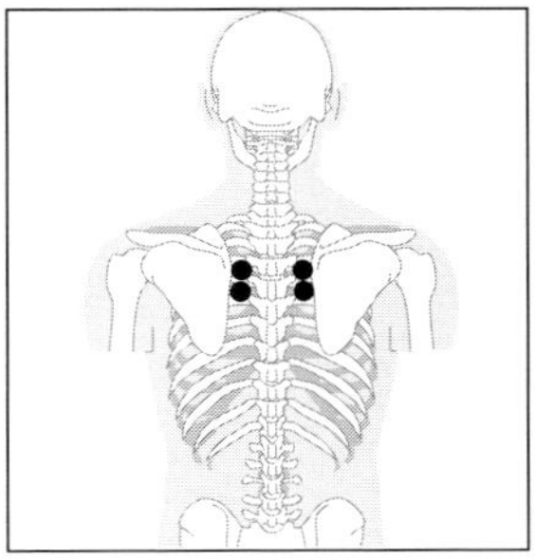   Abb. 46 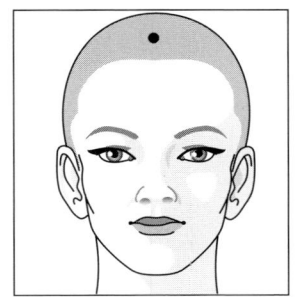   Abb. 47 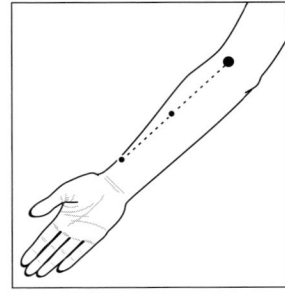   Abb. 48

Akupressurpunkte:

Tonisierung
1. **MP 3 + Lu 9**
2. **Lu 10 + He 8**

Sedierung
1. **Ni 10 + Lu 5**
2. **Lu 10 + He 8**

Teres minor – Dreifacher Erwärmer

Funktion: Außenrotation der Schulter, Stabilisierung des Schultergelenks, Ziehen der Schulter nach hinten.
Physische und psychische Zusammenhänge: Schilddrüsenerkrankungen oder Jodmangel, Unfähigkeit, sich Wetterveränderungen anzupassen, instabiler Blutdruck, Ohrensausen, Tinnitus, Taubheit, Zahnschmerzen, Zucken der Augenlider, Erkältungsanfälligkeit, Mandelentzündungen, Nacken- und Armschmerzen, Emotionale Labilität, Müdigkeit, Erschöpfung,
Nahrungsergänzung: Jod, Thyrosin,
Ursprung: Außenfläche des lateralen Randes des Schulterblattes
Ansatz: Großer Höcker des Oberarmknochens, unmittelbar unterhalb des Schultergelenks, an der Innenseite des Oberarms.

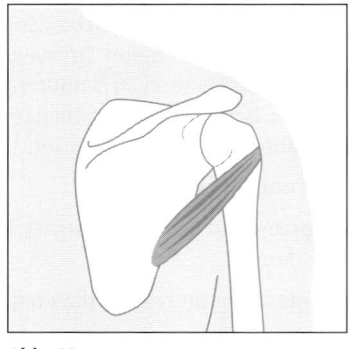

Abb. 49

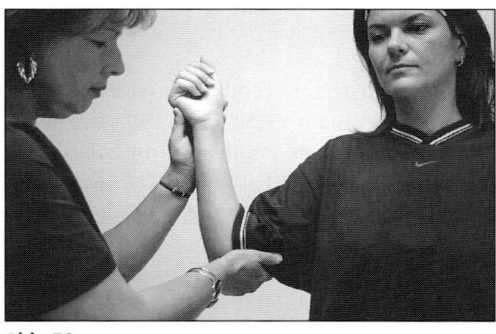

Abb. 50

Test: Rückenlage, sitzend, stehend. Der Unterarm wird 90° zum Oberarm abgewinkelt, der Daumen zeigt Richtung Schulter, die Handfläche nach vorne. Mit einer Hand wird der Ellbogen stabilisiert, da sonst leicht andere Muskeln mit getestet werden. Der Patient drückt den Unterarm nach hinten, der Testdruck wird von hinten gegen den Unterarm nach vorne Richtung Brust ausgeübt.

Neurolymphatische Punkte

Ventral: Zwischen der 2. und 3. Rippe, unmittelbar neben dem Brustbein.

Dorsal: Zwischen dem 2. und 3. Brustwirbel, jeweils 2–3 cm links und rechts der Wirbelsäule.

Neurovaskuläre Punkte

1. vor dem Ohr (etwas oberhalb der Haaransatzlinie).
2. Drosselgrube

Sedierungspunkt

3 E 10

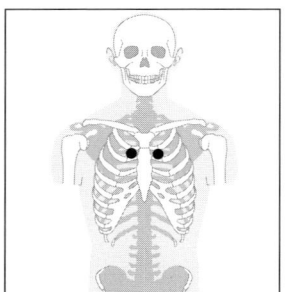

Abb. 51 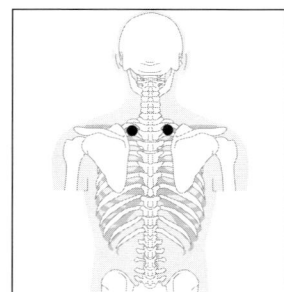   Abb. 52 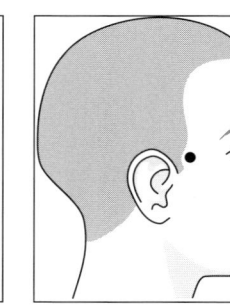 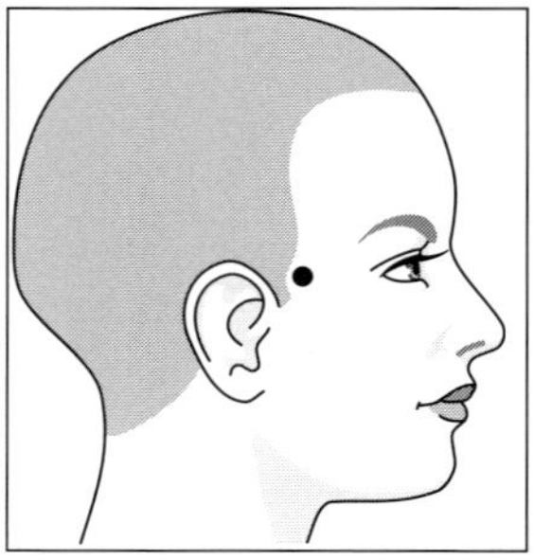   Abb. 53 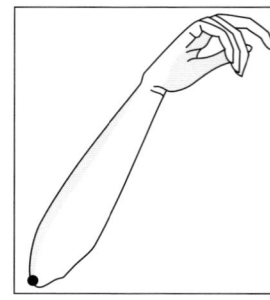   Abb. 54

Akupressurpunkte: Tonisierung
   1. **Ga 41 + 3E 3**
   2. **Bl 66 + 3E 2**

Sedierung
   1. **Ma 36 + 3E 10**
   2. **Bl 66 + 3E 2**

Subscapularis – Herz-Meridian

Funktion: Innenrotation des Oberarms, Unterstützung bei der Abduktion, Stabilisierung des Schultergelenks

Physische und psychische Zusammenhänge: Herzklopfen, Schwindel, Brustschmerzen, Schmerzen in Ellbogen und Handgelenk, Schulterschmerzen, Nervosität, Überempfindlichkeit, nervöse Erschöpfung, Hysterie, Fieber, Bewußtlosigkeit.

Nahrungsergänzung: Vit E, B-Komplex, Vit C

Ursprung: Die dem Brustkorb zugewandte Seite des Schulterblattes.

Ansatz: Kleiner Höcker des Oberarmknochens, unterhalb des Schultergelenks.

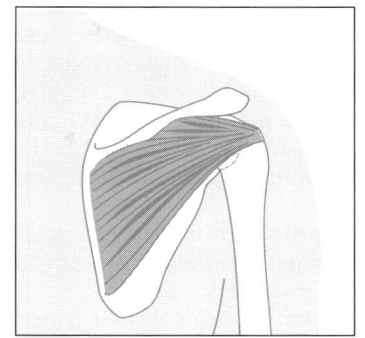

Abb. 55   Rückseite des Schulterblattes

Test: Rückenlage, sitzend oder stehend.
Der Arm wird bis auf Schulterhöhe angehoben, der Unterarm wird im Ellbogen 90° abgewinkelt, so daß er sich parallel zum Rumpf befindet. Die Handfläche zeigt nach hinten (sitzend), bzw. unten (liegend).
Der Ellbogen wird stabilisiert. Der Patient drückt den Unterarm gerade nach unten bzw. hinten, der Testdruck wird auf den Unterarm gerade nach oben bzw. vorn ausgeübt.

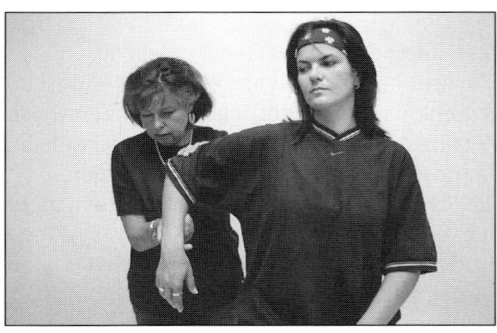

Abb. 56

Neurolymphatische Punkte

Ventral: Zwischen der 2. und 3. Rippe, unmittelbar rechts und links des Brustbeins

Dorsal: Zwischen dem 2. und 3. Brustwirbel, unmittelbar links und rechts des Brustbeins

Neurovaskuläre Punkte

Vordere Fontanelle

Sedierungspunkt

He 7

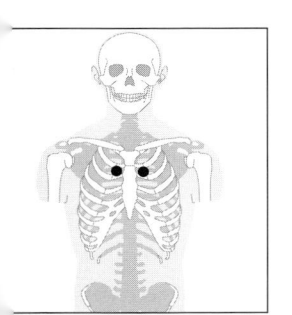

Abb. 57 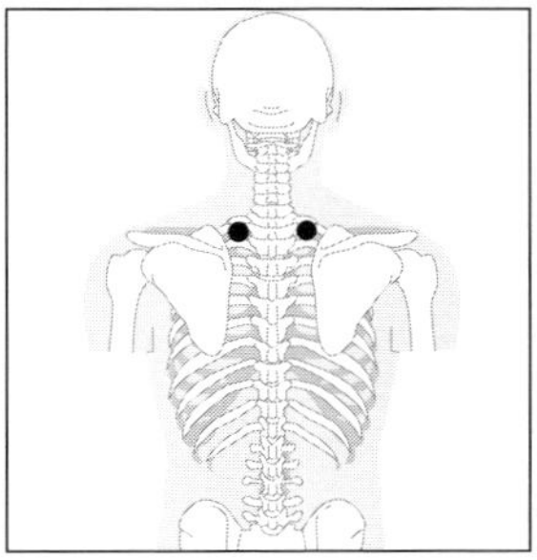   Abb. 58 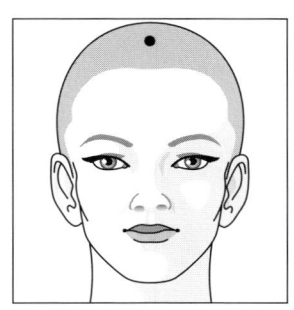   Abb. 59 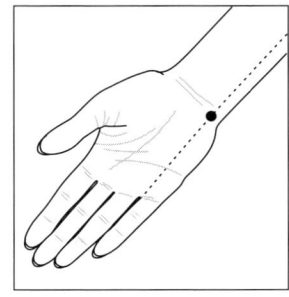   Abb. 60

Akupressurpunkte:

Tonisierung
1. **Le 1 + He 9**
2. **Ni 10 + He 3**

Sedierung
1. **Ga 41 + Dü 3**
2. **Ni 10 + He 3**

Latissimus dorsi – Milz-Pankreas-Meridian

Funktion: Abduktion und Innenrotation des Oberarms. Er zieht die Schulter nach unten und zieht den erhobenen Arm nach unten und hinten.
Physische und psychische Zusammenhänge: Bauchspeicheldrüse, Diabetes, Hypoglykämie, Appetitmangel, Allergie, Bauchschmerzen, Erbrechen, Durchfall, Verstopfung, Hernien, Harnverhalten, Bettnässen, Wirbelsäulen-und Gelenkschmerzen, Schlafstörungen, Unruhe, Überbetonung logischen Denkens.
Nahrungsergänzung/Ernährung: Vit A, F, Zink, Zuckerreduzierung
Ursprung: Dornfortsatz der letzten sechs Brustwirbel, der Lenden-und Kreuzbeinwirbel, am hinteren Darmbeinkamm und an den unteren drei Rippen.
Ansatz: Der Muskel verengt sich, umschließt die Schulterblattspitze, verläuft unter der Achselhöhle zur Vorderseite (Kleinhöckerseite des Oberarmknochens).

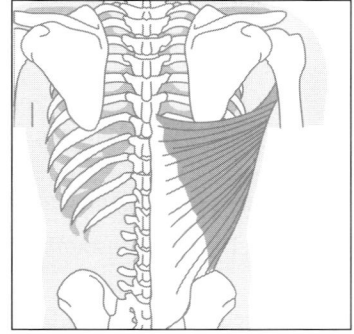

Abb. 61

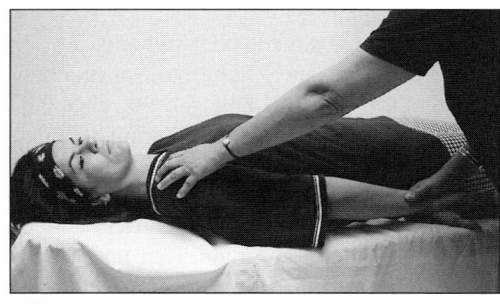

Test: Rückenlage, sitzend oder stehend.
Der Arm liegt seitlich am Rumpf an und ist so gedreht, daß die Handfläche nach außen weist. Wichtig dabei ist, daß der Arm gestreckt bleibt, da sonst andere Muskeln getestet werden.
Die Schulter wird stabilisiert. Der Patient zieht den gestreckten Arm an den Körper, der Testdruck erfolgt oberhalb des Handgelenks vom Körper weg.

Abb. 62

Neurolymphatische Punkte
Ventral: Zwischen der 7. und 8. Rippe auf der linken Seite, (4–5 cm unterhalb der Brustwarze.

Dorsal: Zwischen dem 7. und 8. Brustwirbel, ca. 2–3 cm links und rechts der Wirbelsäule.

Neurovaskuläre Punkte
Auf den Scheitelbeinen, etwas über den Ohren.

Sedierungspunkt
MP 5

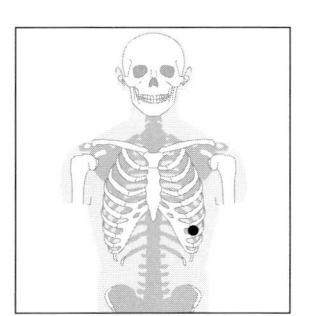

Abb. 63 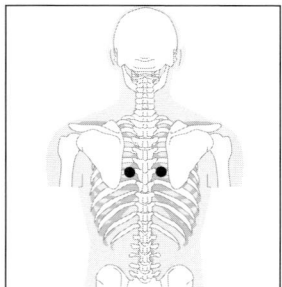   Abb. 64 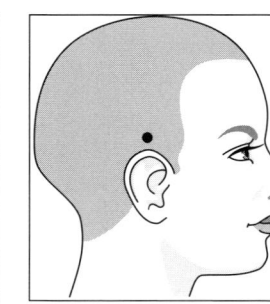   Abb. 65 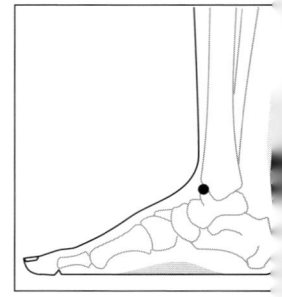   Abb. 66

Akupressurpunkte:
    Tonisierung
    1. **MP 2 + He 8**
    2. **Le 1 + Mp 1**

    Sedierung
    1. **MP 5 + Lu 8**
    2. **Le 1 + Mp 1**

Quadrizeps femoris – Dünndarm-Meridian

Funktion: Abduktion des Beines, Extension im Knie. Bei diesem Test wird von den vier Anteilen nur der Rectus femoris getestet.
Physische und psychische Zusammenhänge: Kopfschmerzen, Augen- und Ohrenschmerzen, Tinnitus, fiebrige Erkrankungen, Epilepsie, Schmerzen in Schulter, Ellbogen, Armen. Oberbauchbeschwerden, Verdauungsstörungen und Blähungen, Candida, Knieprobleme, Unruhe, Depressionen.
Nahrungsergänzung/Ernährung: Vit B-Kompl. Vit. D, Calcium, physiologische Darmbakterien
Ursprung: Die vier Muskeln entspringen an der Spina illiaca anterior superior, am Oberrand der Hüftgelenkspfanne und am großen Rollbügel des Oberschenkelknochens.
Ansatz: Die vier Muskeln verbinden sich zu einer Sehne, die an der vorderen Schienbeinkante ansetzt.

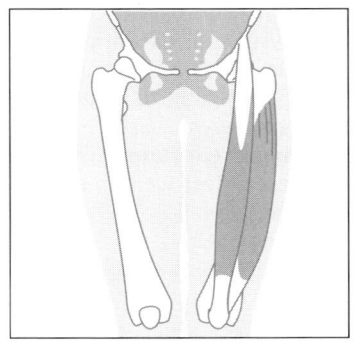

Abb. 67

Test: Rückenlage. Das zu testende Bein wird ca. 90° angehoben und abgewinkelt. Der Fuß wird von unten abgestützt.
Der Patient übt seinen Druck Richtung Kopf aus. Der Testdruck erfolgt gegen den Oberschenkel (oberhalb des Knies) in Richtung Extension.

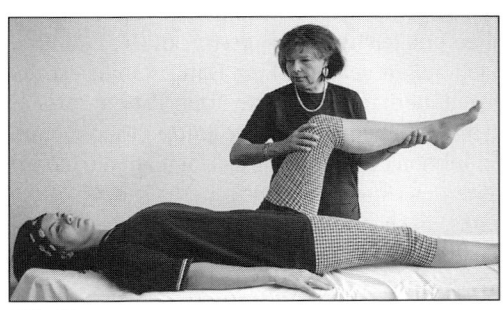

Abb. 68

Neurolymphatische Punkte
ntral: Der untere Rand des ppenbogens, vom Sternum s zur 11. Rippe.

Dorsal: Zwischen der 8. und 9., der 9. und 10. und der 10. und 11. Rippe, ca. 2–3 cm rechts und links der Wirbelsäule.

Neurovaskuläre Punkte
Mitte der beiden Scheitelbeine.

Sedierungspunkt
MP 5

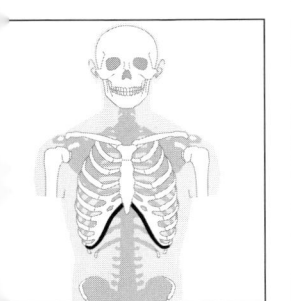

Abb. 69 | Abb. 70 | Abb. 71 | Abb. 72

kupressurpunkte:
Tonisierung
1. **Ga 41 + Dü 3**
2. **Bl 66 + Dü 2**

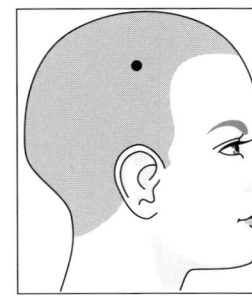

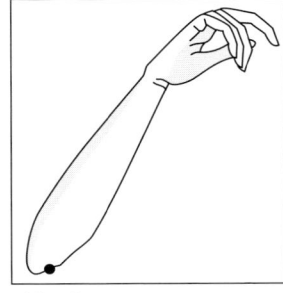

Sedierung
1. **Ma 36 + Dü 8**
2. **Bl 66 + Dü 2**

Psoas (Iliopsoas)-Nieren-Meridian

Muskelgruppe, bestehend aus Psoas und Iliacus.
Funktion: Kippen des Beckens und Beugung der Hüfte
Physische und psychische Zusammenhänge: Niereninfektionen, Dysurie, Schlafstörungen, Schmerzen im unteren Rücken, sexuelle Störungen, Impotenz, Menstruationsbeschwerden, Mastitis, Neigung zu Entzündungen, Halsentzündung, Asthma, Zahnschmerzen, Diarrhoe, Haut-, Herz-, und Nervenprobleme.
Nahrungsergänzung: Flüssigkeitszufuhr, Vit A und E
Bei diesem Test werden der M. Iliacus und Psoas gemeinsam getestet.
Ursprung: TH 12-L5 an der Wirbelsäulen-Innenseite und Innenseite des oberen Beckenrandes
Ansatz: Trochanter minor (Innenseite des Oberschenkelknochens).

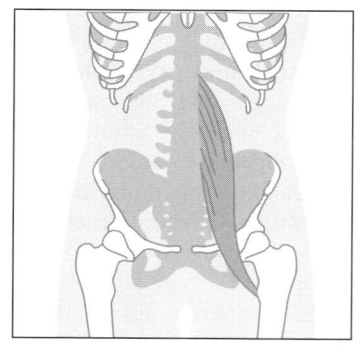

Abb. 73

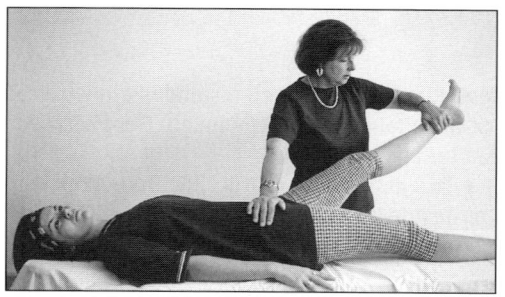

Test: Rückenlage. Das Bein wird ca. 45° nach oben und leicht seitlich gestreckt. Der Fuß wird nach außen gedreht. Eine Hand stabilisiert die gegenüberliegende Hüfte. Der Patient drückt Richtung oben und Körpermitte (Flexion und Adduktion). Der Testdruck erfolgt auf die Innenseite des Unterschenkels, oberhalb des Fußgelenks, nach außen und unten (Extension und leichte Abduktion).

Abb. 74

Neurolymphatische Punkte

Ventral: Eine Daumenbreite oberhalb und rechts und links des Bauchnabels.

Dorsal: Zwischen dem 12. Brustwirbel und dem 1. Lendenwirbel, in Höhe der letzten Rippe, jeweils 2–3 cm rechts und links der Wirbelsäule.

Neurovaskuläre Punkte

2–3 cm rechts und links des äußeren Höckers des Occiputs.

Sedierungspunkt

Ni 1

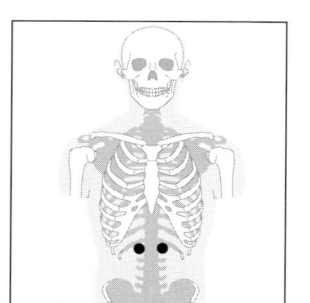

Abb. 75 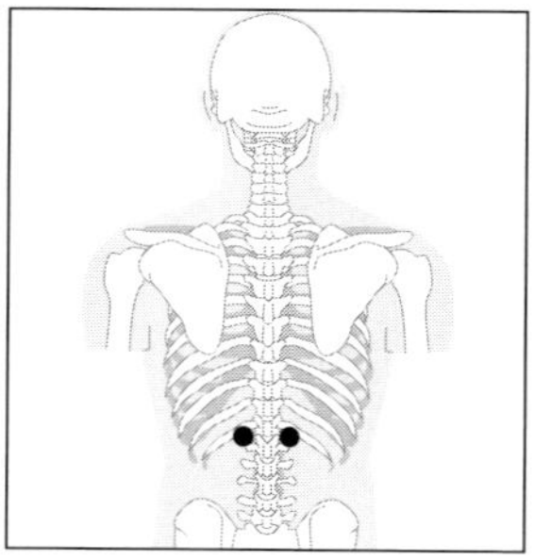   Abb. 76 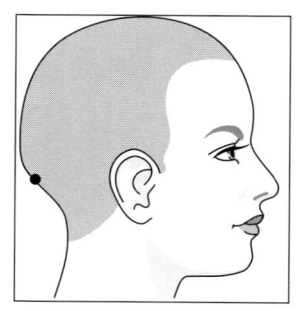   Abb. 77 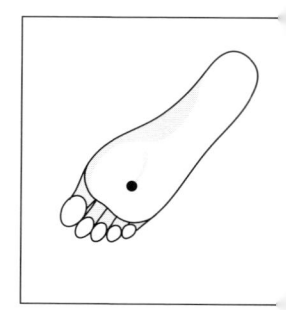   Abb. 78

Akupressurpunkte:
Tonisierung
1. **Ni 7 + Lu 8**
2. **Ni 5 + MP 3**

Sedierung
1. **Le 1 + Ni 1**
2. **Ni 5 + MP 3**

Tensor fasciae latae – Dickdarm-Meridian

Funktion: Beugung, Abduktion und Innenrotation im Hüftgelenk. Beteiligung beim Strecken des Knies.

Physische und psychische Zusammenhänge: Darmstörungen, Diarrhoe, Obstipation, Kopfschmerzen, Tonsillitis, verschwommener Gesichtssinn, Nasenbluten, Zahnschmerzen, fiebrige Erkrankungen, rheumatische Beschwerden, Brustschmerzen während der Menstruation, Rötung und Schwellung, Taubheit, Schmerzen der Finger, Kontraktion der Finger, Anämie (vor allem bei beidseitiger Schwäche).

Nahrungsergänzung/Ernährung: Vit B-Komplex, B12, Vit. D, Eisen, Darmsanierung,

Ursprung: Seitlich des oberen vorderen Darmbeinstachels (oberer Rand des Darmbeins).

Ansatz: Am Tractus illiotibialis der Fascia latae.

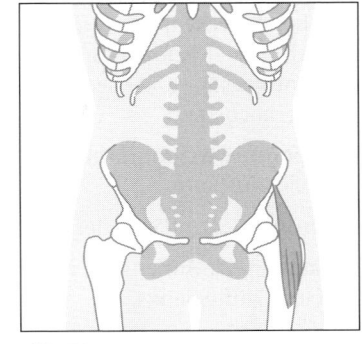

Abb. 79

Test: Rückenlage. Das Bein wird ca. 30° nach oben und seitlich getreckt. Der Fuß ist nach innen gedreht. Eine Hand stabilisiert die gegenüberliegende Hüfte. Der Patient drückt nach oben außen (weiter in Abduktion und Flexion). Der Testdruck erfolgt gegen die Außenseite des Unterschenkels, oberhalb des Fußgelenks nach innen und unten in Richtung des anderen Beines.

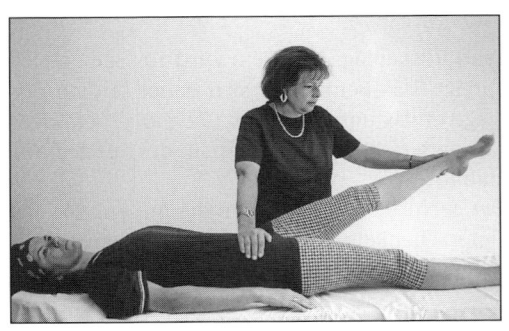

Abb. 80

Neurolymphatische Punkte

Ventral: Die äußere Seite des Oberschenkels (von der Hüfte bis zum Knie).

Dorsal: Eine Dreieck-Zone zwischen dem 2. und 4. Lendenwirbel und dem oberen Darmbeinkamm.

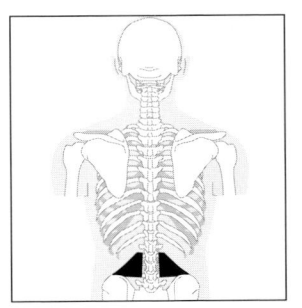

Neurovaskuläre Punkte

Mitte der beiden Scheitelbeinhöcker (zwischen Ohr und höchster Stelle des Schädels).

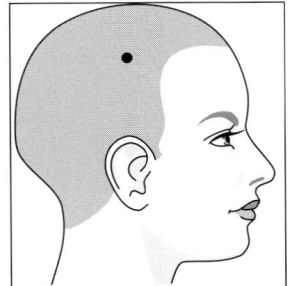

Sedierungspunkt

Di 2

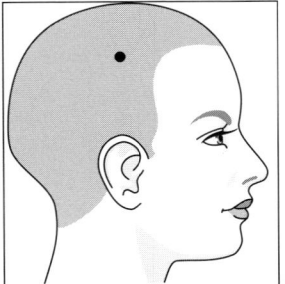

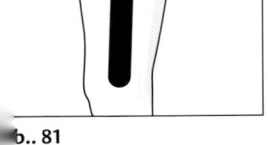

Abb. 81   Abb. 82   Abb. 83   Abb. 84

Akupressurpunkte:

Tonisierung
1. **Ma 36 + Di 11**
2. **Di 5 + Dü 5**

Sedierung
1. **Bl 66 + Di 2**
2. **Di 5 + Dü 5**

Glutaeus medius – Kreislauf-Meridian

Funktion: Bewegung des Oberschenkels zur Seite, Innenrotation, Stabilisierung der Hüfte.

Physische und psychische Zusammenhänge: Menstruationsbeschwerden, Prostata-Probleme, Impotenz, Hypotonie, Hypertonie, Herzfunktionsstörungen, rasche Ermüdbarkeit, Konzentrations- und Gedächtnisprobleme, Hüft- und/oder Schulterhochstand

Nahrungsergänzung/Ernährung: Vit E, Zink, Regulierung des Hormonhaushaltes

Ursprung: Außenfläche der Darmbeinschaufel

Ansatz: An der Außenseite des Oberschenkelknochens, nahe des Hüftgelenks.

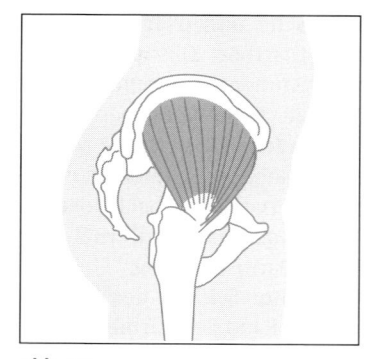

Abb. 85

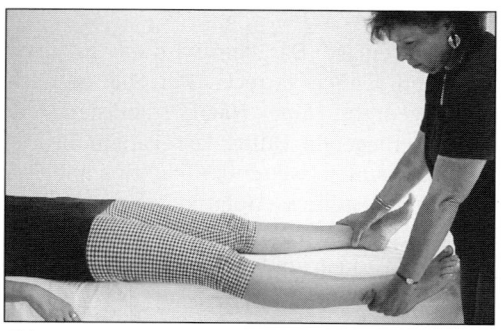

Test: Rückenlage. Ein Bein wird zur Seite abgespreizt. Das Bein sollte sich dabei seitlich der Liege etwas unterhalb der Tischhöhe befinden. Das andere Bein wird oberhalb des Fußgelenks stabilisiert.
Der Testdruck erfolgt gegen die Außenseite des Unterschenkels, oberhalb des Fußgelenks nach innen und oben in Richtung des anderen Beines.

Abb. 86

Neurolymphatische Punkte

Ventral: Der gesamte obere Schambeinrand.

Dorsal: Zwischen dem hinteren oberen Darmbeinstachel und dem Dornfortsatz des 5. Lendenwirbels

Neurovaskuläre Punkte

Scheitelbeinhöcker

Sedierungspunkt

KS 7

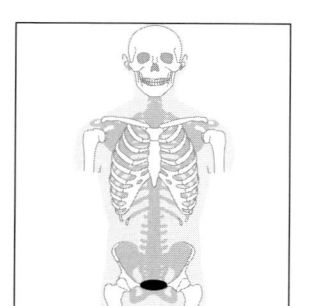

Abb. 87 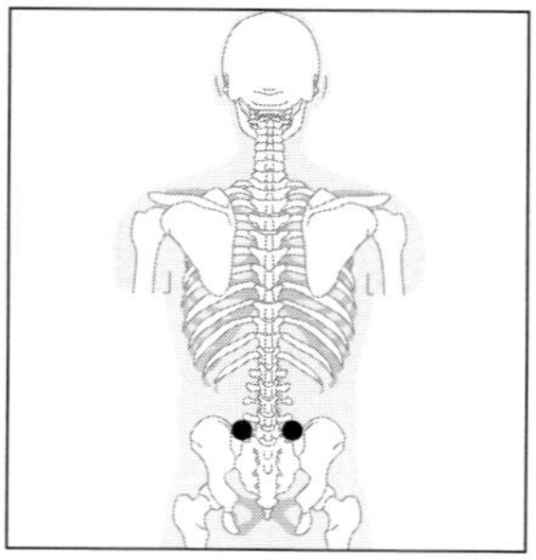 Abb. 88 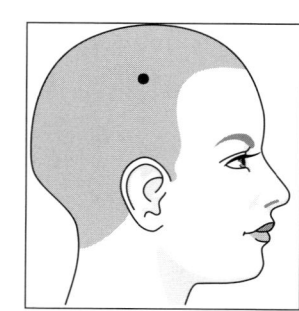 Abb. 89 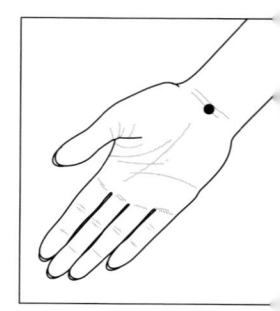 Abb. 90

Akupressurpunkte:
Tonisierung
1. **Le 1 + KS 9**
2. **Ni 10 + KS 3**

Sedierung
1. **MP 3 + KS 7**
2. **Ni 10 v + KS 3**

Peronaeus – Blasen-Meridian

Funktion: Heben des äußeren Fußrandes, Beteiligung beim Heben des Fußes.
Physische und psychische Zusammenhänge: Kopfschmerzen, Schwindel, Epilepsie, Sehstörungen, Nasenbluten, Nasenverstopfung, Rhinitis, Dysurie, Polyurie, Prostata-Erkrankungen, Unruhe, Überempfindlichkeit, Rückenschmerzen, Wirbelsäulenprobleme, HWS-Syndrom, Husten, Asthma, Impotenz, Bettnässen, Menstruationsbeschwerden, Hämorrhoiden, Schmerzen in Fußgelenk und Ferse, Weinanfälle, Arbeitsunlust, geistige Verwirrung.
Nahrungsergänzung/Ernährung: Vit. B-Komplex, Calcium, Nieren-Blasen-Tee
Ursprung: Unterhalb des Knies, am oberen Teil des Schien- und Wadenbeins.
Ansatz: Distaler Fußrand. Erster Mittelfußknochen und erstes Keilbein

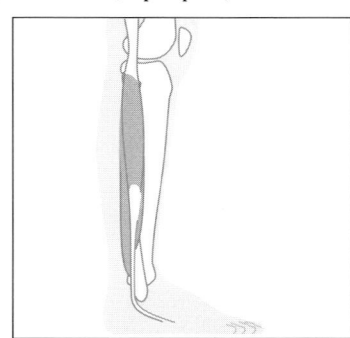

Abb. 91

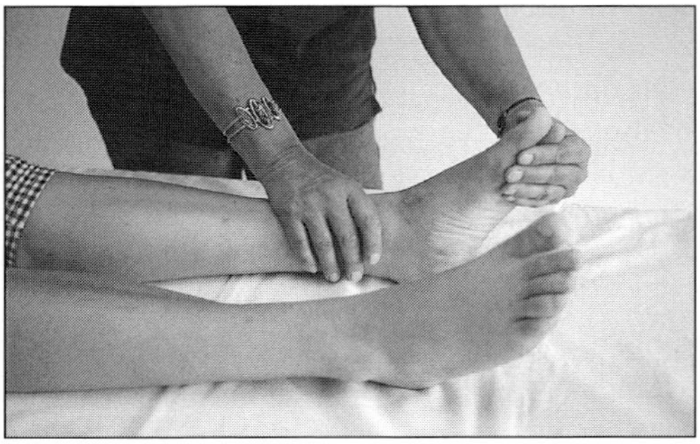

Test: (Peronaeus longus und brevis)
Rückenlage. Die Beine sind gestreckt, der Fuß ist nach außen gedreht. Der Fuß wird mit einer Hand an der Ferse stabilisiert. Die Stabilisierung ist zur Isolierung des Peronaeus sehr wichtig. Der Patient drückt den Fuß nach außen oben. Der Testdruck erfolgt gegen die Außenseite des Fußes nach innen

Abb. 92

Neurolymphatische Punkte
Ventral: Eine Daumenbreite rechts und links des Bauchnabels und dem oberen Schambeinrand.

Dorsal: Mediale Seite der Darmbeinschaufel (Höhe des 5. Lendenwirbels).

Neurovaskuläre Punkte
Die beiden Stirnbeinhöcker sowie die beiden medialen Enden der Augenbrauen

Sedierungspunkt
Bl 65

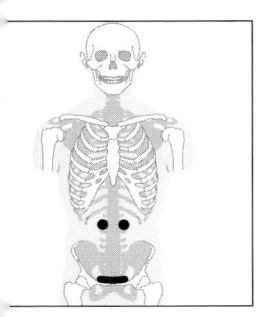

Abb. 93 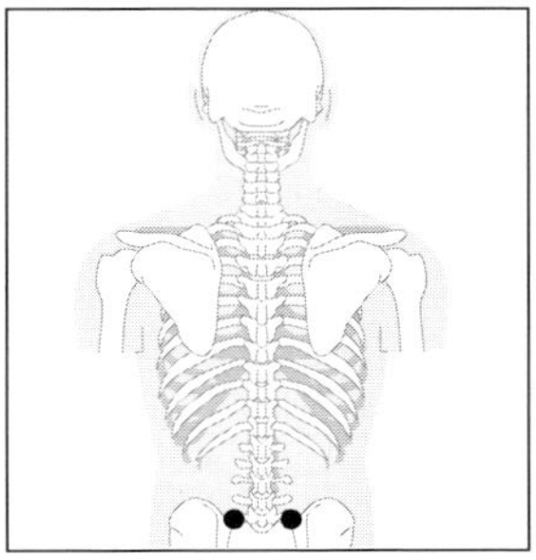   Abb. 94 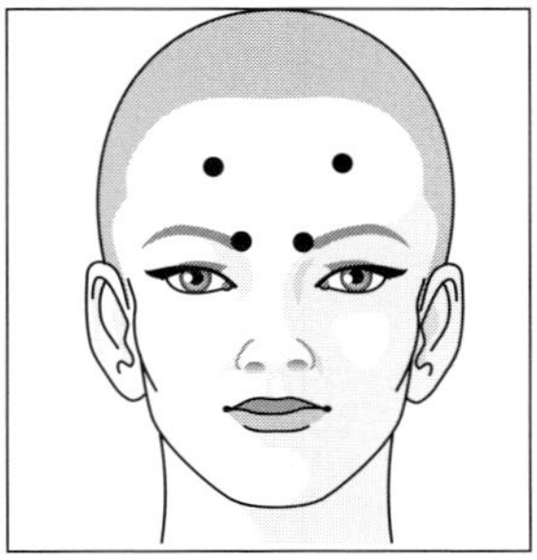   Abb. 95 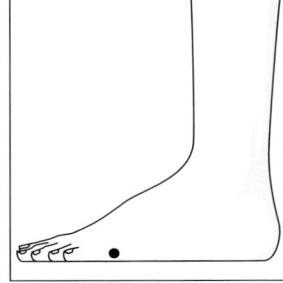   Abb. 96

Akupressurpunkte:

Tonisierung
1. **Bl 67 + Di 1**
2. **Ma 36 + Bl 54**

Sedierung
1. **Bl 65 + Ga 41**
2. **Ma 36 + Bl 54**

Nackenflexoren (Halsmuskeln) – Magen-Meridian

Funktion: Haltefunktion, Heben und Drehen des Kopfes
Physische und psychische Zusammenhänge: Lernschwierigkeiten bei Kindern, Angst und emotionaler Streß, Nasennebenhöhlen, Asthma und Allergien, Lymphabfluß aus dem Kopf.
Nahrungsergänzung: Vit. B 5, B3, Jod, Lymphmittel
Ursprung:
Sternocleidomastoideus: Brustbein und mediales Drittel des Schlüsselbeins. Scaleni-Muskeln: Querfortsätze der Halswirbel.
Ansatz:
Sternocleidomastoideus: Warzenfortsatz des Schläfenbeins.
Scaleni-Muskeln: 1. und 2. Rippe.

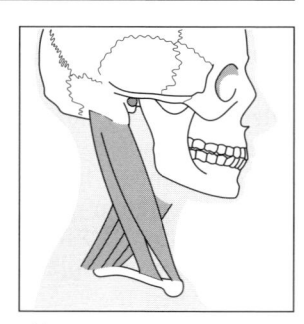

Abb. 97

Test:
Gruppe der Halsflexoren: Sitzend oder liegend in Rückenlage (beim Liegen sollten die Arme angehoben werden, damit wir nicht andere Muskeln aktivieren). Der Kopf ist angehoben und wird mit einer Hand von unten geschützt, um ihn bei Schwäche des Muskels aufzufangen. Der Testdruck erfolgt gegen die Stirn.

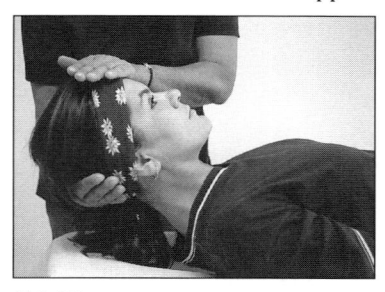

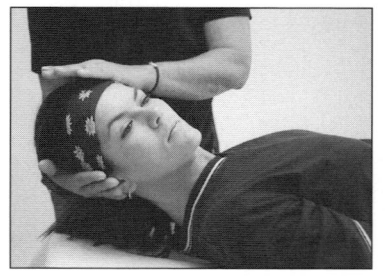

Abb. 98

Sternocleidomastoideus einzeln: Der Kopf wird angehoben, ca. 45° zur Seite gedreht und von unten mit einer Hand geschützt. Der Testdruck erfolgt gegen die Schläfe. Dasselbe auf der anderen Seite.

Abb. 99

Neurolymphatische Punkte

Ventral: 2./3. Rippe, ca. 9 cm links und rechts des Brustbeins.

Dorsal: Unter dem Occiput, (Querfortsätze des Atlas).

Neurovaskuläre Punkte

Oberhalb des Kieferwinkels

Sedierungspunkt

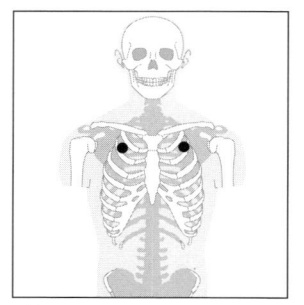

Muskel in Extension und über Indikator testen

Abb. 100 Abb. 101 Abb. 102

Akupressurpunkte:

Tonisieren
1. **Ma 41 + Dü 5**
2. **Ma 43 + Ga 41**

Sedieren
1. **Ma 45 + Di 1**
2. **Ma 43 + Ga 41**

Nackenextensoren – Magen-Meridian

Nackenextensoren (Splenius capiti und cervicis, Semispinalis)

Funktion: Haltefunktion und Heben und Drehen des Kopfes.

Ursprung: 7. Halswirbel bis 5. Brustwirbel

Ansatz: Hinterhauptbein.

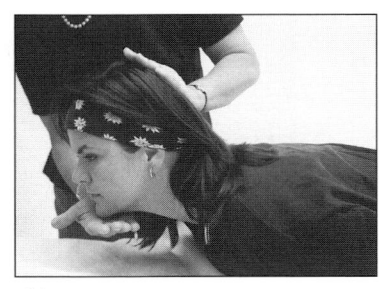

Test: Bauchlage. Der Kopf ist angehoben, die Arme hängen locker nach unten. Eine Hand schützt von unten die Stirn. Der Testdruck erfolgt gerade nach unten.

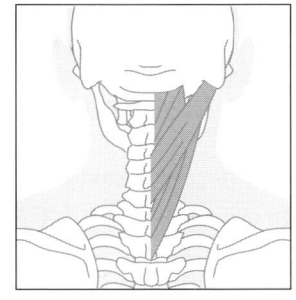

Abb. 103

Abb. 104

Beim zweiten Test wird der erhobene Kopf ca. 45° zur Seite gedreht, der Testdruck gegen die Schläfe ausgeübt.

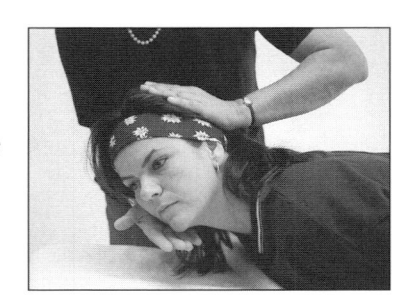

Abb. 105

Neurolymphatische Punkte

Ventral: 2./3. Rippe, ca. 9 cm links und rechts des Brustbeins.

Dorsal: Unter dem Occiput, (Querfortsätze des Atlas).

Neurovaskuläre Punkte

Kieferwinkel

Sedierungspunkt

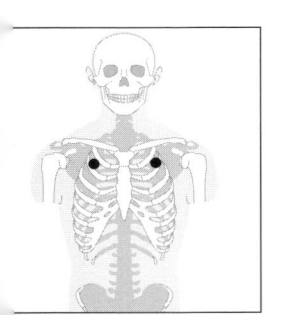

Abb. 106

Abb. 107

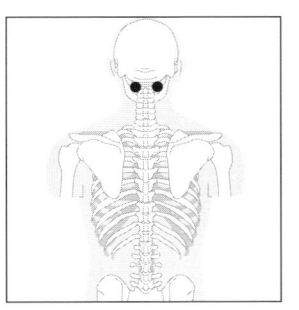

Abb. 108

Muskeln in Extension und über Indikatormuskel testen!

Akupressurpunkte:

Tonisierung
1. **Ma 41 + Dü 5**
2. **Ga 41 + Ma 43**

Sedierung
1. **Ma 45 + Di 1**
2. **Ga 41 + Ma 43**

Oberer Trapezius – Nieren-Meridian

Funktion: Neigen des Kopfes zur Seite, Hochziehen der Schultern und Drehung des Schulterblattes nach innen.

Physische und psychische Zusammenhänge: Auge und Ohr, Tinnitus, Hörsturz, Morbus Menière, weitere Zusammenhänge bei M. Psoas.

Nahrungsergänzung/Ernährung: Calcium, Vit. A, B, F, G

Ursprung: Die Schädelbasis und die Querfortsätze der Halswirbel

Ansatz: Äußeres Drittel des Schlüsselbeins und Schulterblattgräte

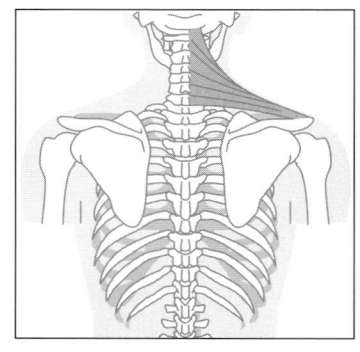

Abb. 109

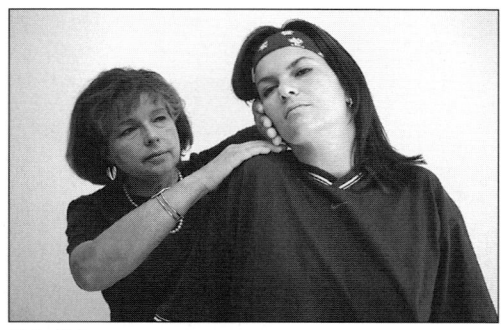

Test: Der Patient neigt den Kopf zur Seite, mit leichter Drehung zur anderen Seite, die Schulter ist etwas hochgezogen.
Der Patient versucht, Kopf und Schulter gegeneinander zu drücken, während der Behandler versucht, Kopf und Schulter auseinander zu ziehen.

Abb. 110

Neurolymphatische Punkte

Ventral: 2./3. Rippe, sowie eine 6–8 cm lange Region an der Innenseite des Oberarms (Vertiefung zwischen den Muskeln)

Dorsal: rechts und links des 7. Halswirbels

Neurovaskuläre Punkte

Über dem Jochbein (Linie äußerer Augenwinkel).

Sedierungspunkt

Ni 1

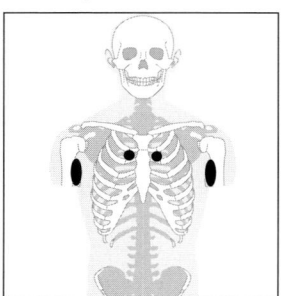

Abb. 111 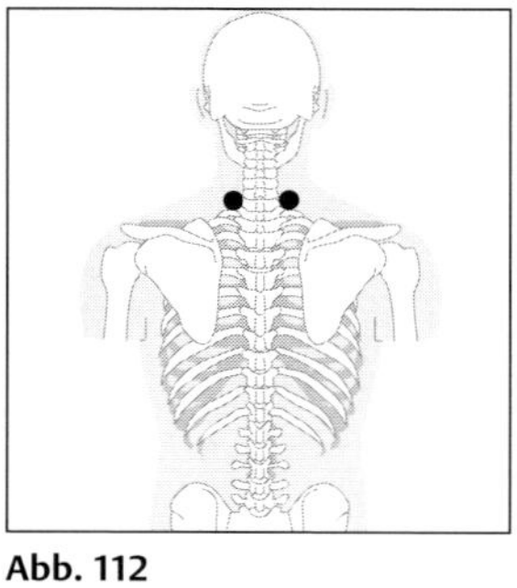 Abb. 112 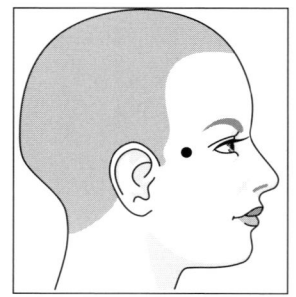 Abb. 113 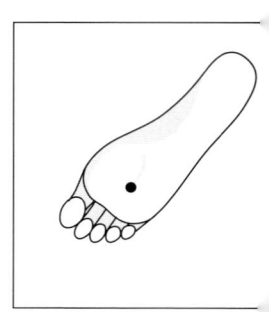 Abb. 114

Akupressurpunkte:
Tonisieren
1. **Ni 7 + Lu 8**
2. **MP 3 + Ni 5**

Sedieren
1. **Le 1 + Ni 1**
2. **MP 3 + Ni 5**

Trapezius (mittlerer und unterer)-Milz-Pankreas-Meridian

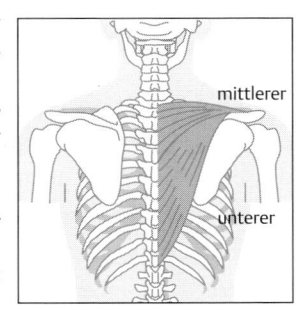

Funktion: Mittlerer Teil: Ziehen der Schulterblätter in Richtung Wirbelsäule. Unterer Teil: Innenrotation und Stabilisierung der Schulterblätter, Stabilisierung der Wirbelsäule.
Physische und psychische Zusammenhänge: Schulter-Arm-Probleme, Probleme beim Heben und Beugen des Oberarms, Infektneigung, Hörprobleme, Anämie.
Nahrungsergänzung: Vit. A, B, F, Calcium
Ursprung: Mittlerer Teil: An den Dornfortsätzen des 1. bis 5. Brustwirbels. Unterer Teil: An den Dornfortsätzen des 6. bis 12. Brustwirbels
Ansatz: Mittlerer Teil: Oberer Teil der Schulterblattgräte. Unterer Teil: Mediales Ende der Schulterblattgräte.

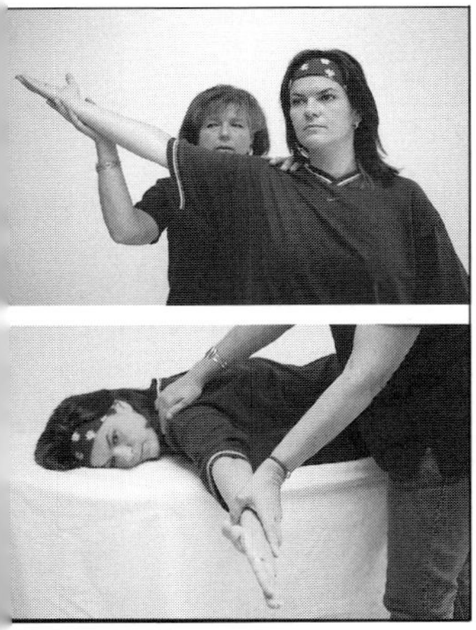

Abb. 115

Test: *Mittlerer Teil:* Sitzend, stehend oder Rückenlage: Der Arm wird in Schulterhöhe zur Seite gestreckt, Die Handfläche weist nach oben. Die Schulter wird stabilisiert.
Der Testdruck erfolgt von unten (im Sitzen von hinten) gegen den Unterarm, um den gestreckten Arm nach oben (im Sitzen nach vorne) Richtung Körpermitte zu bewegen.

Unterer Teil: Beim Test des unteren Teils des Trapezius wird der gestreckte Arm bis zu einem Winkel von ca. 45° über der Schulterlinie angehoben. Der Testdruck erfolgt nach oben.

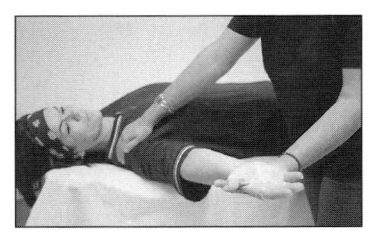

Abb. 116   Abb. 117

Neurolymphatische Punkte
Ventral: Zwischen der 7. und 8. Rippe, nur auf der linken Seite

Dorsal: Zwischen dem 5. und 6. Brustwirbel, ca. 2–3 cm rechts und links der Wirbelsäule.

Neurovaskuläre Punkte
1,5 cm über der hinteren Fontanelle

Sedierungspunkt
MP 5

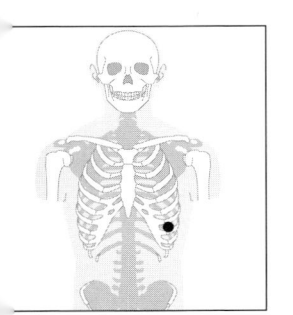

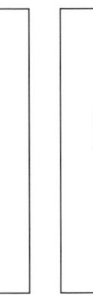

Abb. 118 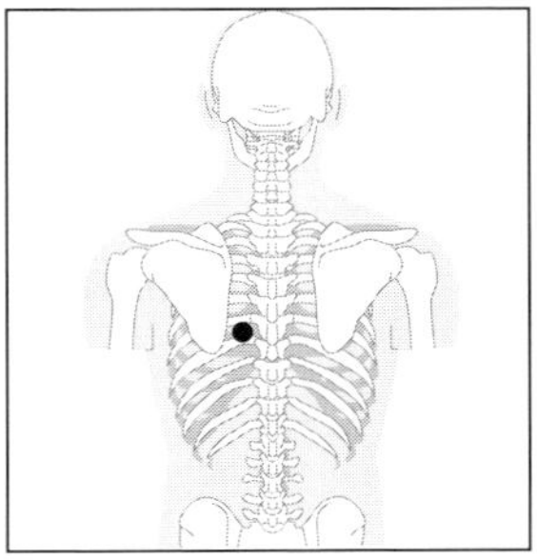   Abb. 119 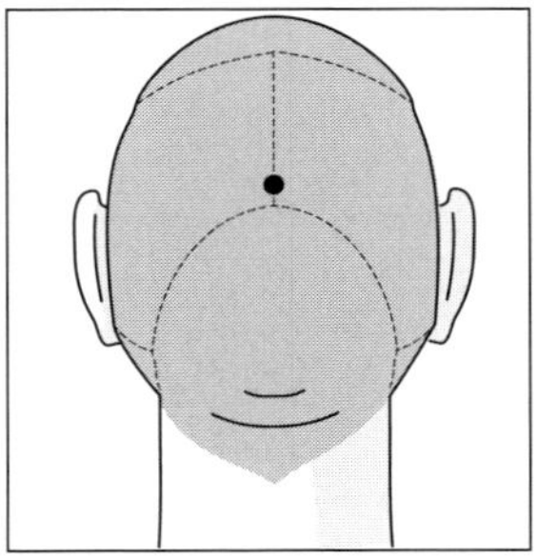   Abb. 120 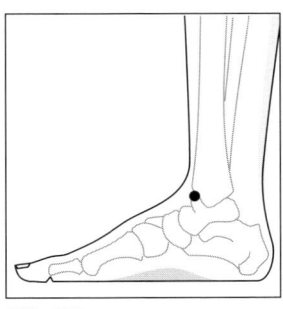   Abb. 121

Akupressurpunkte:

Tonisieren
1. **MP 2 + He 8**
2. **Le 1 + MP 1**

Sedieren
1. **MP 5 + Lu 8**
2. **Le 1 + MP 1**

Levator Scapulae – Lungen-Meridian

(Bei JOHN THIE ist dieser Muskel dem Magen-Meridian zugeordnet. Die positive Reaktion auf den Lungen-Sedierungspunkt weist allerdings auf den Lungen-Bezug hin.)

Funktion: Heben des Schulterblattes
Physische und psychische Zusammenhänge: Nebenschilddrüse (weitere Zusammenhänge siehe Pect. Maj. Clav.)
Nahrungsergänzung/Ernährung: Calcium
Ursprung: Die Querfortsätze der ersten vier Halswirbel.
Ansatz: Oberer innerer Schulterblattwinkel.

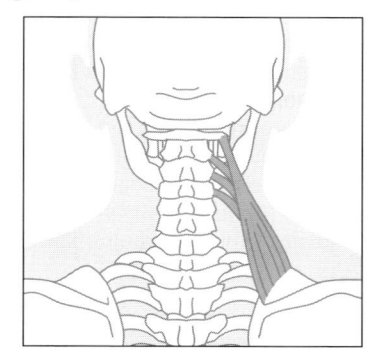

Abb. 122

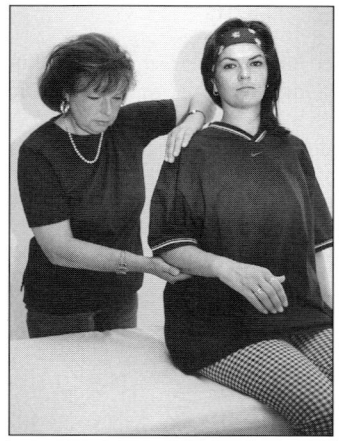

Test: Der Patient sitzt oder steht aufrecht. Der zu testende Arm wird abgewinkelt und liegt seitlich am Körper an. Der Tester drückt mit einer Hand von oben gegen die Schulter, die bei diesem Test gesenkt sein sollte. Der Testdruck erfolgt gegen den Ellbogen nach außen in Richtung Abduktion.

Abb. 123

Neurolymphatische Punkte
Ventral: Zwischen Schlüsselbein und erster Rippe
Dorsal:
1. 7. HW / 1. BW
2. Mitte des äußeren Schulterblattrandes

Neurovaskuläre Punkte
Hintere Fontanelle und Stirnbeinhöcker.

Sedierungspunkt
Lu 5

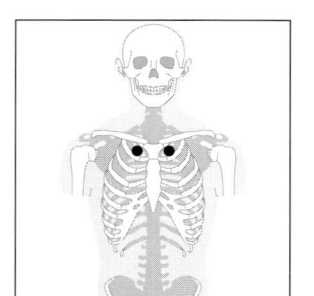

Abb. 124 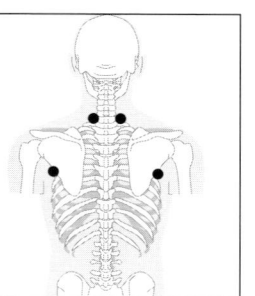 Abb. 125 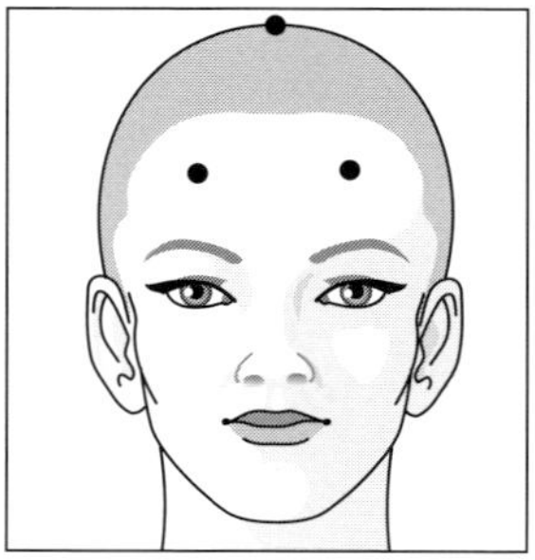 Abb. 126 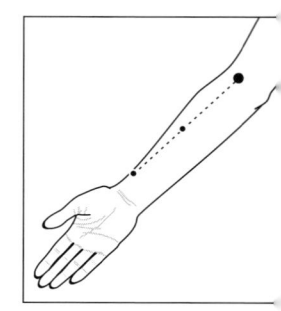 Abb. 127

Akupressurpunkte:
Tonisieren
1. **MP 3 + Lu 9**
2. **Lu 10 + He 8**

Sedieren
1. **Ni 10 + Lu 5**
2. **Lu 10 + He 8**

Rhomboideus – Leber-Meridian

Funktion: Drehen und Einwärtsdrehen der Schulterblätter
Physische und psychische Zusammenhänge:
Siehe Pect. Maj. sternalis

Nahrungsergänzung/Ernährung: Vit. A

Ursprung: Dornfortsätze C7 bis T5

Ansatz: Medialer Schulterblattrand

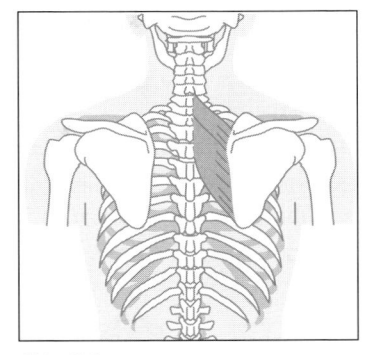

Abb. 128

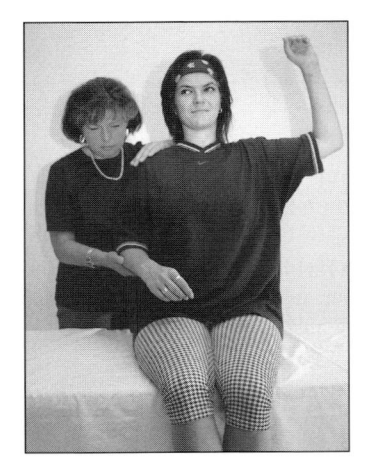

Test: Im Sitzen. Der abgewinkelte Arm liegt seitlich am Körper an, die Hand befindet sich vor der Schulter. Der andere Arm wird über den Kopf angehoben, um nicht andere Rhomboiden oder den Levator scapulae zu testen.
Beim Test wird eine Schulter stabilisiert, während der Testdruck von innen gegen den Ellbogen ausgeübt wird und der Patient versucht, den Arm an den Körper zu ziehen.

Abb. 129

Neurolymphatische Punkte
Ventral: Entlang der 5./6. Rippe, auf der rechten Seite

Dorsal: 5./6. Brustwirbel, nur rechts

Neurovaskuläre Punkte
Vordere Fontanelle

Sedierungspunkt
Le 2

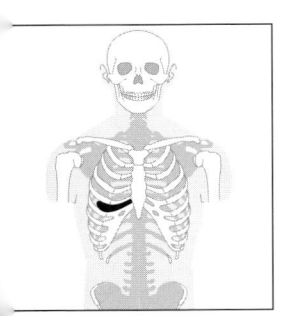

Abb. 130 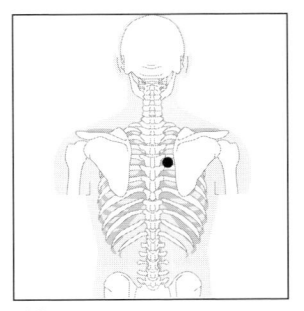   Abb. 131 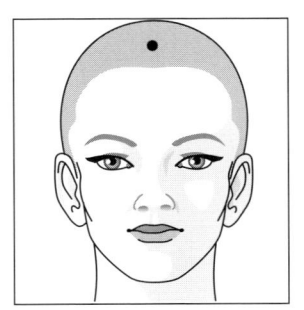   Abb. 132 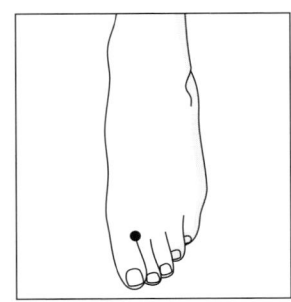   Abb. 133

Akupressurpunkte:

Tonisieren
1. **Le 8 + Ni 10**
2. **Le 4 + Lu 8**

Sedieren
1. **Ni 10 + Lu 5**
2. **Le 4 + Lu 8**

Deltoideus – Lungen-Meridian

Funktion: Heben des Armes

Physische und psychische Zusammenhänge: Schulter- und Armbeschwerden, Brustkorbbeschwerden, Atemstörungen, beidseitige Schwäche deutet auf Verspannungen im unteren Nackenbereich hin.

Nahrungsergänzung/Ernährung: Vit. C, Beta Carotin

Ursprung: Oberer Rand des Schulterblattes, entlang der Schulterhöhe und distales Ende des Schlüsselbeins

Ansatz: Oberarmknochen

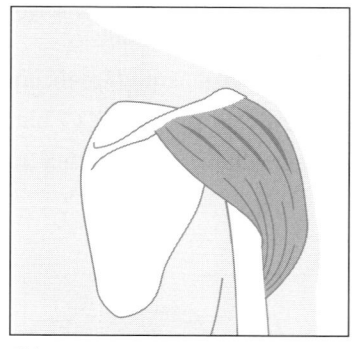

Abb. 134

Test: Sitzend, stehend oder liegend.
Der Arm wird 90° angehoben und im Ellbogen um 90° abgewinkelt.
Der Patient drückt nach oben in Richtung weiterer Abduktion. Eine Hand stabilisiert die Schulter, während der Testdruck auf den distalen Oberarm nach unten ausgeübt wird.

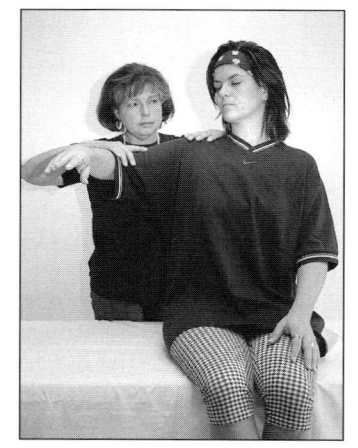

Abb. 135

Neurolymphatische Punkte

Ventral: Rechts und links der 3./4. und 4./5. Rippe.

Dorsal: Rechts und links des 3./4. und des 4./5. Brustwirbels

Neurovaskuläre Punkte

Vordere Fontanelle

Sedierungspunkt

Lu 5

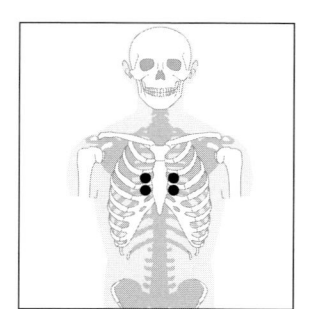

Abb. 136 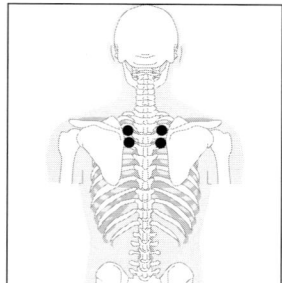   Abb. 137 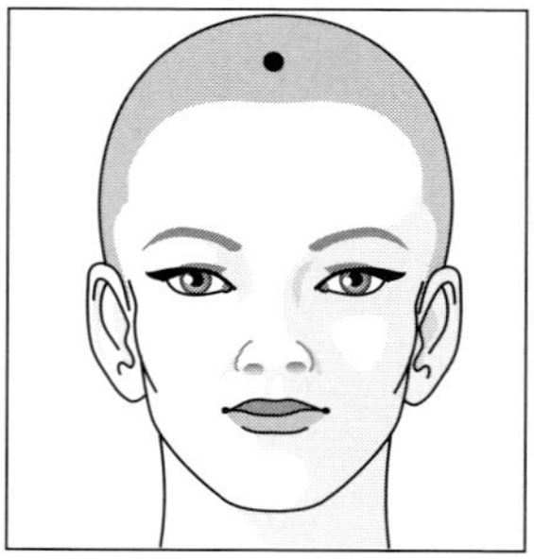   Abb 138 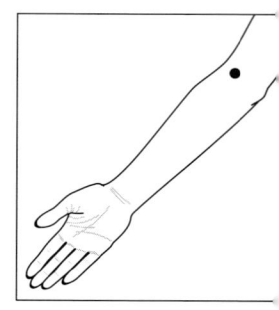   Abb. 139

Akupressurpunkte:
  Tonisieren
  1. **MP 3 + Lu 9**
  2. **Lu 10 + He 8**

  Sedieren
  1. **Ni 10 – Lu 5**
  2. **Le 4 + Lu 8**

Die 42 AK-Muskeltests 53

Triceps brachii – Milz-Pankreas-Meridian

Funktion: Strecken des Unterarmes, Mitwirkung bei der Adduktion und Extension des Oberarmes.

Physische und psychische Zusammenhänge:
Siehe Latissimus dorsi

Nahrungsergänzung/Ernährung: Vit. A, Vit. F

Ursprung: Der laterale und mediale Kopf entspringen an der Rückseite des Oberarmknochens, der lange Kopf kommt vom unteren Rand der Schultergelenkspfanne.

Ansatz: Am Olekranon (großer Ellenhaken), direkt unter dem Ellbogen.

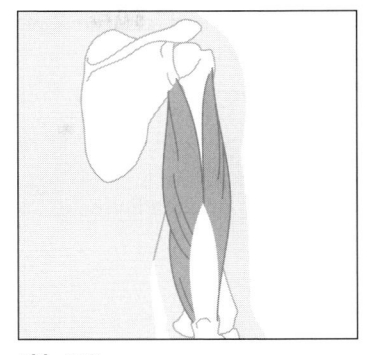

Abb. 140

Test: Sitzend, stehend oder liegend.
Der Arm ist ca. 45° gebeugt, die Handfläche zeigt nach oben. Der Tester stabilisiert den Oberarm oberhalb des Ellbogens.
Der Patient versucht den Arm zu strecken, während der Testdruck von unten gegen den Unterarm ausgeübt wird, um den Arm noch mehr zu beugen.

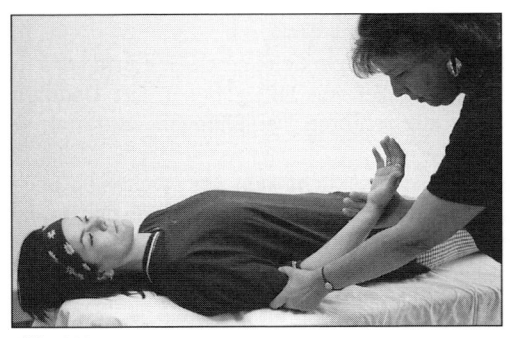

Abb. 141

Neurolymphatische Punkte
Ventral: Zwischen der 7. und 8. Rippe, nur auf der linken Seite

Dorsal: Zwischen dem 7. und 8. Brustwirbel, ca. 2–3 cm rechts und links der Wirbelsäule.

Neurovaskuläre Punkte
Auf dem Scheitelbein.

Sedierungspunkt
MP 5

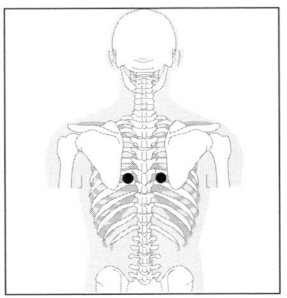

Abb. 142

Abb. 143

Abb 144

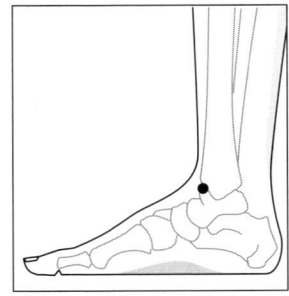

Abb. 145

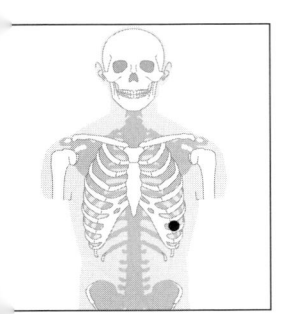

Akupressurpunkte:

Tonisieren
1. **MP 2 + He 8**
2. **Le 1 + MP 1**

Sedieren
1. **MP 5 + Lu 8**
2. **Le 1 + MP 1**

Brachioradialis – Magen-Meridian

Funktion: Beugung des Ellbogen und Drehung des Unterarms.

Physische und psychische Zusammenhänge: Nervliche Anspannung, Schlaflosigkeit.

Nahrungsergänzung: Vit. B Komplex

Ursprung: Seitliche Kante des Oberarmknochens, am unteren Drittel.

Ansatz: Am unteren Ende der Speiche

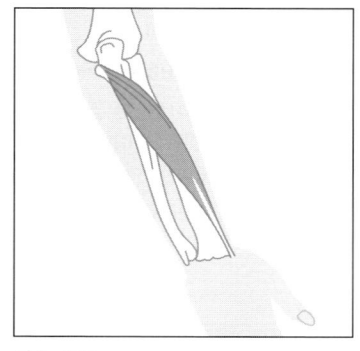

Abb. 146

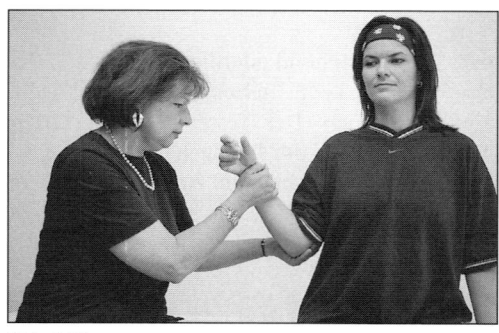

Abb. 147

Test: Der leicht zur Seite gestreckte Arm wird in einem Winkel von 110° gebeugt. Der Daumen weist zur Schulter. Der Ellbogen wird stabilisiert.
Der Patient versucht, den Arm weiter zu beugen, während der Testdruck oberhalb des Handgelenks nach unten ausgeübt wird, um den Unterarm zu strecken.

Neurolymphatische Punkte

Ventral: Zwischen der 5. und 6. Rippe, nur auf der linken Seite.

Dorsal: Zwischen dem 5. und 6. Brustwirbel, ca. 2–3 cm rechts und links der Wirbelsäule.

Neurovaskuläre Punkte
Stirnbeinhöcker

Sedierungspunkt
Ma 45

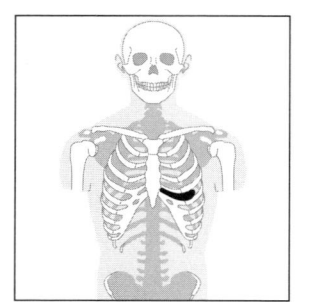

Abb. 148

Abb. 149

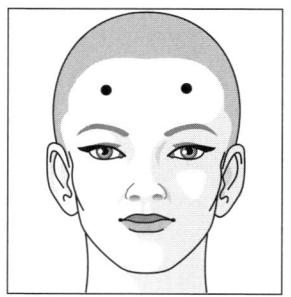

Abb. 150

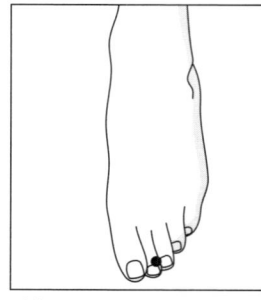

Abb. 151

Akupressurpunkte:
Tonisieren
1. **Ma 41 + Dü 5**
2. **Ma 43 + Ga 41**

Sedieren
1. **Ma 45 + Di 1**
2. **Ma 43 + Ga 41**

Coracobrachialis – Lungen-Meridian

Funktion: Beugung und Einwärtsdrehung des Unterarms.

Physische und psychische Zusammenhänge:
Chronischer Husten, Lungenfunktionsstörungen.

Nahrungsergänzung/Ernährung: Vit. C

Ursprung: Am Rabenschnabelfortsatz

Ansatz: In der Mitte des Oberarmknochens, an der Innenseite

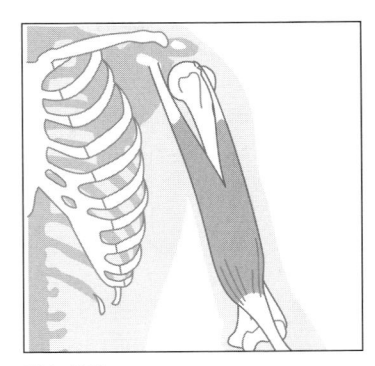

Abb. 152

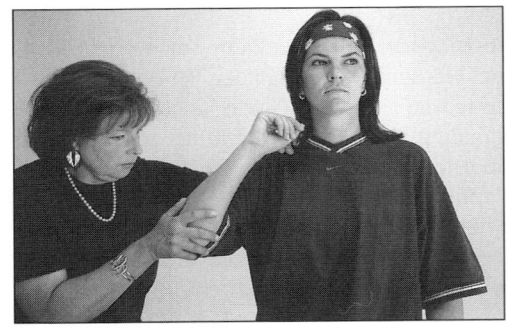

Test: Der Unterarm wird soweit als möglich angewinkelt, die Handfläche zeigt zur Schulter. Der gebeugte Arm wird ca. 45° seitlich und nach oben angehoben.
Der Testdruck erfolgt von außen gegen den Oberarm in Richtung seitlicher Brustkorb.

Abb. 153

Neurolymphatische Punkte

Ventral: Zwischen der 3. und 4. sowie der 4. und 5. Rippe, links und rechts neben dem Brustbein.

Dorsal: Zwischen dem 3. und 4. sowie dem 4. und 5. Brustwirbel, links und rechts neben der Wirbelsäule.

Neurovaskuläre Punkte
Vordere Fontanelle

Sedierungspunkt
Lu 5

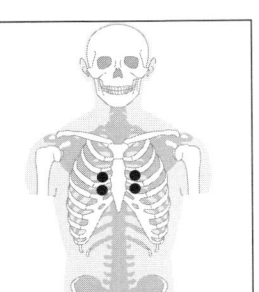

Abb. 154 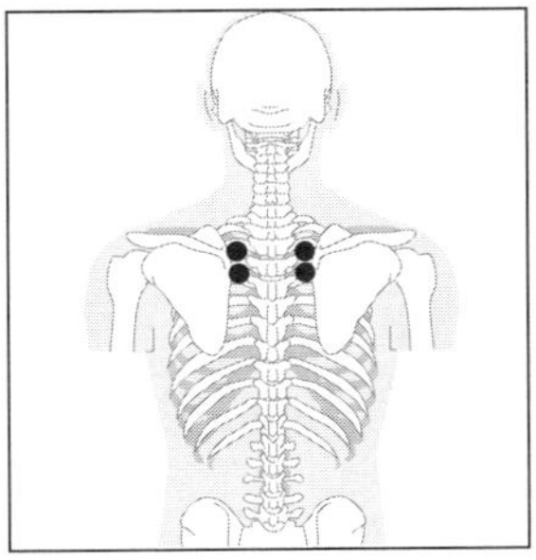   Abb. 155 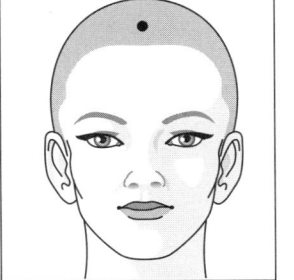   Abb. 156 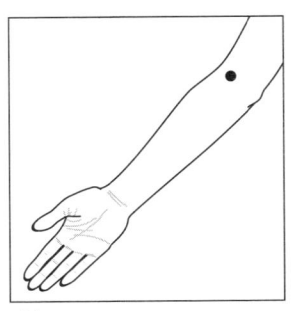   Abb. 157

Akupressurpunkte:

Tonisieren
1. **MP 3 + Lu 9**
2. **Lu 10 + He 8**

Sedieren
1. **Ni 10 + Lu 5**
2. **Lu 10 + He 8**

Diaphragma – Lungen-Meridian

Funktion: Atem-Muskel

Physische und psychische Zusammenhänge: Atembeschwerden, Verdauungsstörungen, Roemheld-Syndrom, Hiatus-Hernie, Beklemmung im Brustraum,

Nahrungsergänzung/Ernährung: Vit. C

Ursprung/Ansatz: Trennung zwischen Brust- und Bauchhöhle

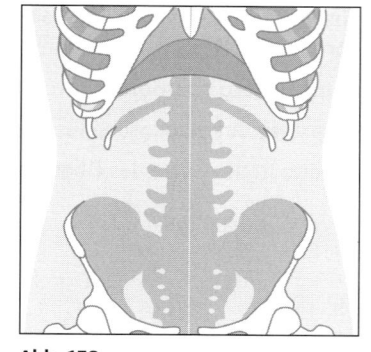

Abb. 158

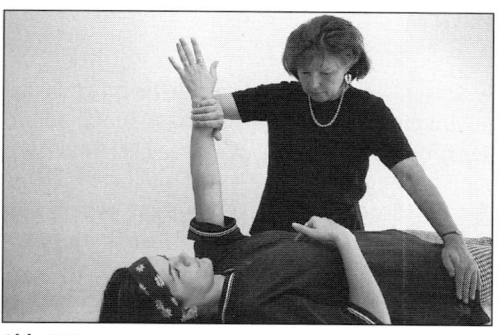

Test: Das Diaphragma kann nur indirekt getestet werden, indem man den Patienten tief einatmen läßt und mißt, wie lange er den Atem anhalten kann. Dies sollte mind. 30, bei einem Sportler mind. 40 Sek. lang möglich sein.
Variante: Der normotone PMS wird als Indikator getestet, während ein kurzer Druck unterhalb des Schwertfortsatzes nach cranial ausgeübt wird.

Abb. 159

Neurolymphatische Punkte

Ventral: Die gesamte Fläche des Brustbeins

Dorsal: An der Verbindung zwischen dem 10. Brustwirbel und der 10. Rippe.

Neurovaskuläre Punkte

Vordere Fontanelle

Sedierungspunkt

Lu 5

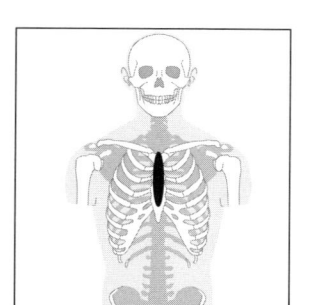

Abb. 160 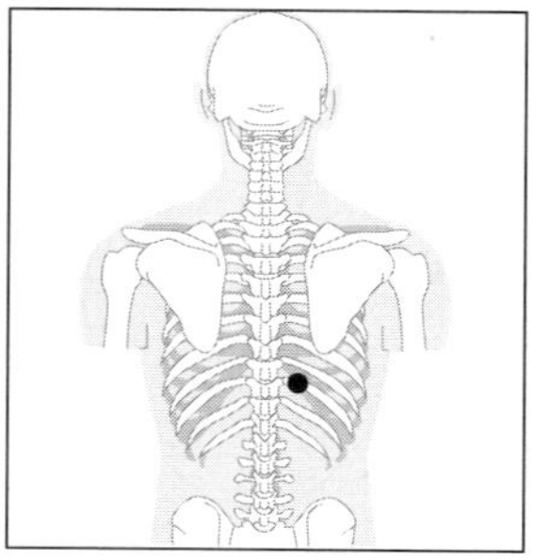   Abb. 161 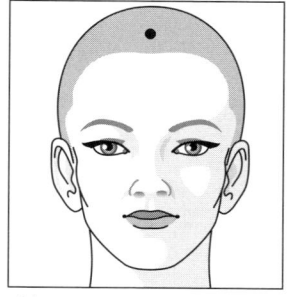   Abb. 162 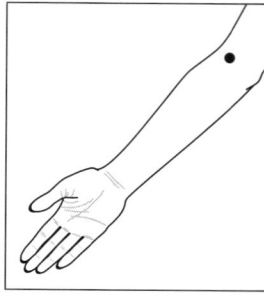   Abb. 163

Akupressurpunkte:
    Tonisieren
    1. **MP 3 + Lu 9**
    2. **Lu 10 + He 8**

    Sedieren
    1. **Ni 10 + Lu 5**
    2. **Lu 10 + He 8**

Abdominalmuskeln – Dünndarm-Meridian

Funktion: Verbindung zwischen Thorax und Becken, Beugung der Wirbelsäule, Unterstützung bei der Ausatmung
Physische und psychische Zusammenhänge: Schwäche im Lendenwirbelbereich, Zusammenhänge mit Magen- und Atembeschwerden, Hernien.
Nahrungsergänzung/Ernährung: Vit E, physiologische Darmbakterien
Ursprung: *Gerade Bauchmuskeln:* Schwertfortsatz und 5.–7. Rippe. *Schräge Bauchmuskeln:* Rippenbogen, Darmbeinkamm und Leistenkamm
Ansatz: *Gerade Bauchmuskeln:* Schambein. *Schräge Bauchmuskeln:* Linie Brustbein bis Schambein.

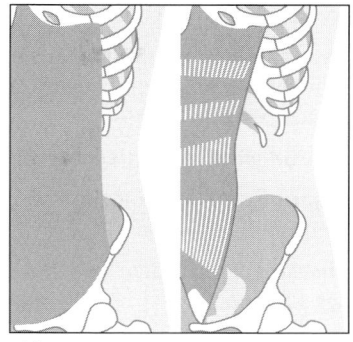

Abb. 164

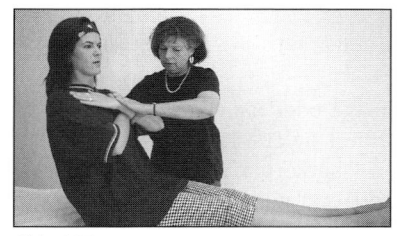

Test: Im Sitzen. Die Beine sind gestreckt, die Hände liegen gekreuzt auf der jeweils gegenüberliegenden Schulter. Der Oberkörper ist leicht nach hinten gelehnt. Eine Hand stabilisiert die Beine. Der Testdruck erfolgt gegen die Kreuzungsstelle der Unterarme nach hinten.
Schräge Bauchmuskeln: Beim Test der schrägen Bauchmuskeln wird eine Schulter zur Seite gedreht und der Testdruck gegen die vordere Schulter ausgeübt.

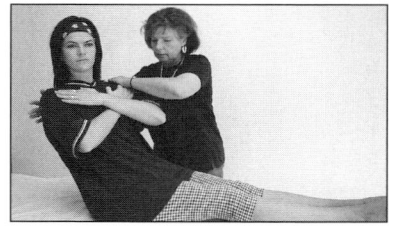

Abb. 165

Abb. 166

Neurolymphatische Punkte

Ventral: Gerade Bauchmuskeln: Oberschenkel-Innenseite, obere Hälfte.
Schräge Bauchmuskeln: Oberschenkel-Innenseite, untere Hälfte

Dorsal: Schräge und Gerade: Rechts und links des 5. Lendenwirbels.

Neurovaskuläre Punkte

Mitte der beiden Scheitelbeine.

Sedierungspunkt

Dü 8

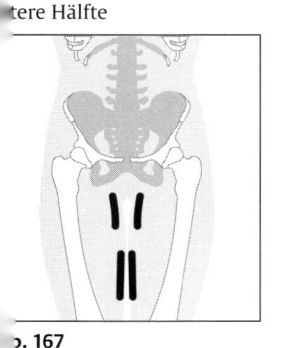

Abb. 167 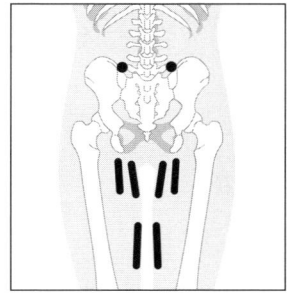 Abb. 168 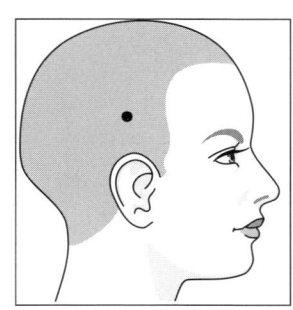 Abb. 169 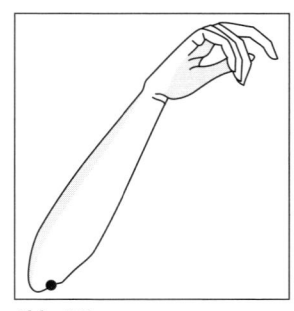 Abb. 170

Akupressurpunkte:

Tonisierung
1. **Ga 41 + Dü 3**
2. **Bl 66 + Dü 2**

Sedierung
1. **Ma 36 + Dü 8**
2. **Bl 66 + Dü 2**

Quadratus lumborum-Dickdarm-Meridian

Funktion: Seitwärtsdrehung der Wirbelsäule, Stabilisierung der unteren Wirbelsäule

Physische und psychische Zusammenhänge:
Schwierigkeiten beim Beugen zur Seite, Probleme im unteren Rückenbereich, Skoliose

Nahrungsergänzung/Ernährung: Vit A, c, E

Ursprung: Oberer Rand des Darmbeinkamms und des Ligamentum Iliolumbale

Ansatz: Querfortsätze der drei oberen Lendenwirbel und an der 12. Rippe.

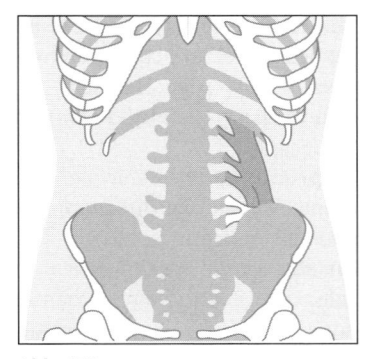

Abb. 171

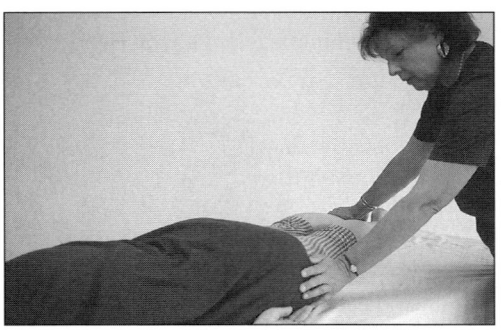

Test: Rückenlage oder Bauchlage. Die Testperson hält sich mit beiden Händen an der Liege fest, um den Oberkörper zu stabilisieren. Die Beine sind gestreckt und ab der Hüfte zur Seite abgewinkelt. Eine Hand stabilisiert die gegenüber liegende Hüfte. Mit der anderen Hand wird der Testdruck gegen die Außenseite der Unterschenkel Richtung Körpermitte ausgeübt.

Abb. 172

Neurolymphatische Punkte

Ventral: Vordere obere Darmbeinstachel und Innenseite Oberschenkel

Dorsal: Rechts und links des 5. Lendenwirbels

Neurovaskuläre Punkte
Scheitelbeinhöcker

Sedierungspunkt
Di 2

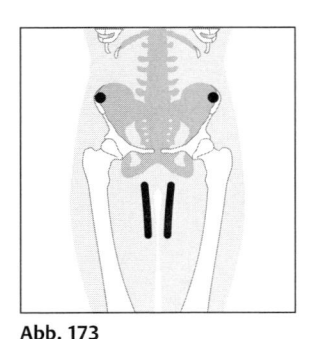

Abb. 173 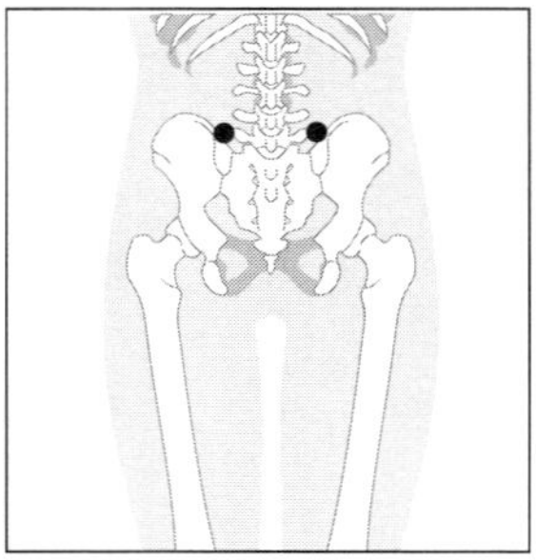   Abb. 174 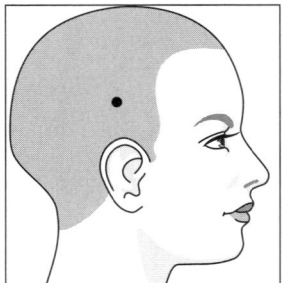   Abb. 175 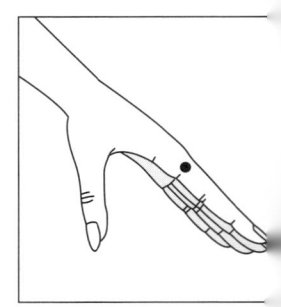   Abb. 176

Akupressurpunkte:
Tonisierung
1. **Ma 36 + Di 11**
2. **Di 5 + Dü 5**

Sedierung
1. **Bl 66 + Di 2**
2. **Di 5 + Dü 5**

Sacrospinalis – Blasen-Meridian

Muskelgruppe, bestehend aus M. Spinalis, Longissimus dorsi, Longissimus cervicis, Semispinalis, Splenius capitii.
Funktion: Strecken und Drehen der Wirbelsäule, Seitwärtsdrehung des Beckens
Physische und psychische Zusammenhänge: Skoliose, Lordose, alle Rückenprobleme (oft sind die Abdominalmuskeln die Ursache), Ischias, Arthritis, Blasenprobleme, emotionale Belastung.
Nahrungsergänzung/Ernährung: Vit. A, C, E, Calcium, Nieren-Blasen-Tee
Ursprung: Verschiedene Ursprünge am Kreuzbein, Darmbeinkamm, Dorn- und Querfortsätze der Wirbelsäule
Ansatz: Rippen, Dorn- und Querfortsätze der Wirbel, Schädelbasis

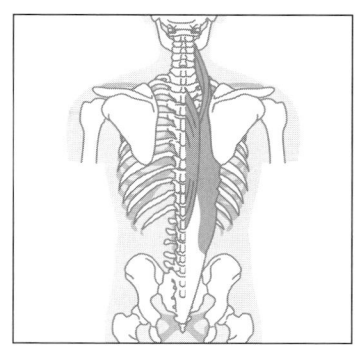

Abb. 177

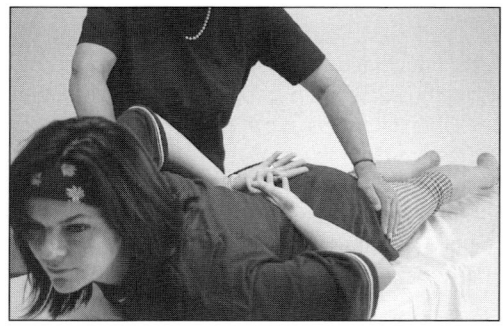

Test: Bauchlage. Die Hände liegen auf der Lendenwirbelsäule, eine Schulter und der Kopf werden angehoben.
Die gegenüberliegende Hüfte wird stabilisiert. Der Testdruck erfolgt gegen die erhobene Schulter. Dies wird mit der anderen Schulter wiederholt.

Abb. 178

Neurolymphatische Punkte
Ventral: Schambeinoberkante sowie links und rechts des Bauchnabels.
Dorsal: Über den Querfortsätzen des 2. Lendenwirbels, ca. 4 cm seitlich der Wirbelsäule

Neurovaskuläre Punkte
Die beiden Stirnbeinhöcker

Sedierungspunkt
Bl 65

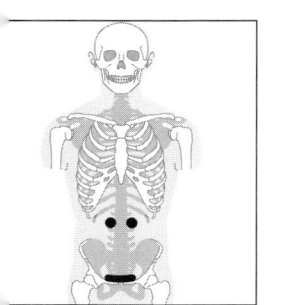

Abb. 179 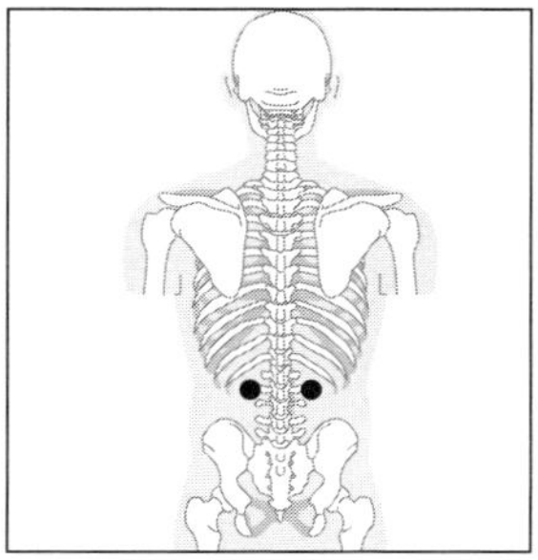   Abb. 180 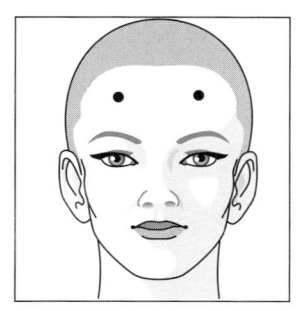   Abb. 181 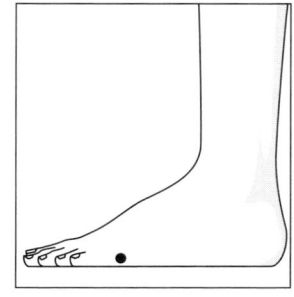   Abb. 182

Akupressurpunkte:

Tonisierung
1. **Bl 67 + Di 1**
2. **Ma 36 + Bl 54**

Sedierung
1. **Bl 65 + Ga 41**
2. **Ma 36 + Bl 54**

Glutaeus maximus – Kreislauf-Sexus-Meridian

Funktion: Streckung des Oberschenkels und Drehung nach außen, Beteiligung an der Seitwärtsbewegung nach außen und innen, Streckung des Rumpfes nach Beugestellung.
Physische und psychische Zusammenhänge: Schmerzen im unteren Rücken, Beckenschiefstand bei einseitiger Schwäche. Lordose bei beidseitiger Schwäche, Fixierung der HWS bei beidseitiger Schwäche, Kniebeschwerden, Probleme der Geschlechtsorgane
Nahrungsergänzung/Ernährung: Vit E, Zink, Regulierung des Hormonhaushaltes
Ursprung: Dorsale Oberfläche von Kreuzbein und Steißbein, dorsaler Teil des Darmbeinkammes.
Ansatz: Hinterer, äußerer Rand des Oberschenkelknochens (ca. 8 cm unterhalb des Hüftgelenks).

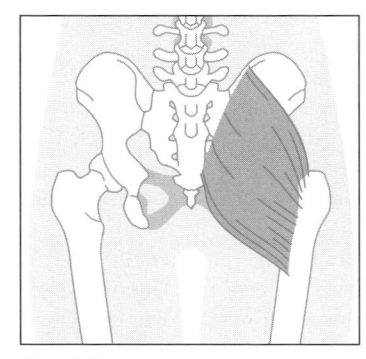

Abb. 183

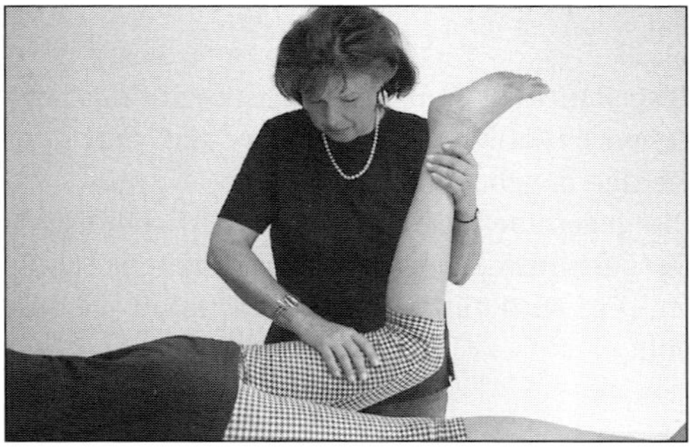

Test: Bauchlage. Der Unterschenkel ist rechtwinkelig nach oben gebeugt. Durch Anheben des Oberschenkels wird eine Dehnung in der Hüfte erreicht.
Der Tester hält mit einer Hand den Fuß des Patienten, mit der anderen übt er den Testdruck gegen den unteren Teil des Oberschenkels nach unten Richtung Liege aus.

Abb. 184

Neurolymphatische Punkte
Ventral: Seitlich der vorderen Mittellinie des Oberschenkels
Dorsal: Die beiden Spinae iliaca posterior superior

Neurovaskuläre Punkte
Mitte der Lamdanaht

Sedierungspunkt
KS 7

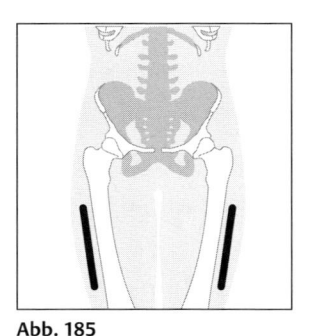

Abb. 185 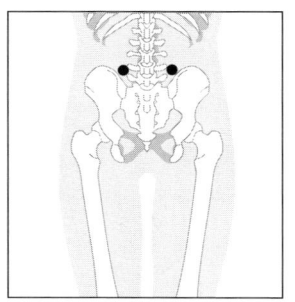   Abb. 186 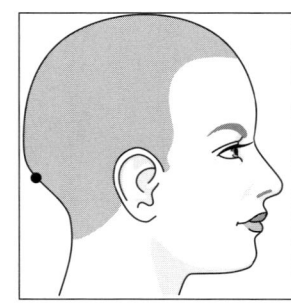   Abb. 187 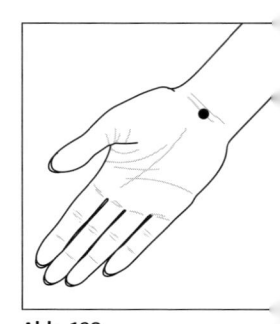   Abb. 188

Akupressurpunkte:
Tonisierung
1. **Le 1 + KS 9**
2. **Ni 10 + KS 3**

Sedierung
1. **MP 3 + KS 7**
2. **Ni 10 + KS 3**

Unterschenkelflexoren – Dickdarm-Meridian

Muskelgruppe, bestehend aus Semimembranosus, Semitendinosus und Biceps femoris.

Funktion: Strecken im Hüftgelenk, Beugen des Unterschenkels und Drehung bei gebeugtem Knie.

Physische und psychische Zusammenhänge:
Sacrum-Blockierung, Knie-Probleme, X-Beine, O-Beine, Hämorrhoiden, Obstipation, Magengeschwüre

Nahrungsergänzung/Ernährung: Vit A, C, E, Calcium, Magnesium

Ursprung: Sitzbein

Ansatz: Rückseite des Unterschenkels, am Schien- und Wadenbein, direkt unterhalb des Kniegelenks.

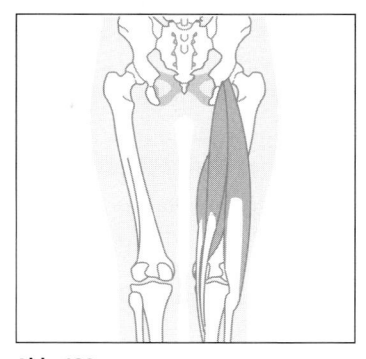

Abb. 189

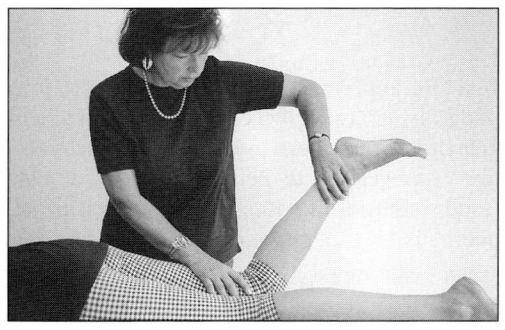

Test: Bauchlage. Das Knie wird zwischen 90° und 60° (bei Krampfneigung) gebeugt. Eine Hand stabilisiert den Oberschenkel, mit der anderen wird der Testdruck gerade nach unten in Richtung Extension ausgeübt.

Abb. 190

Neurolymphatische Punkte
Ventral: Innenseite des Oberschenkels (obere Hälfte)
Dorsal: Die beiden Spinae ilica posterior superior

Neurovaskuläre Punkte
Hintere Fontanelle

Sedierungspunkt
Di 2

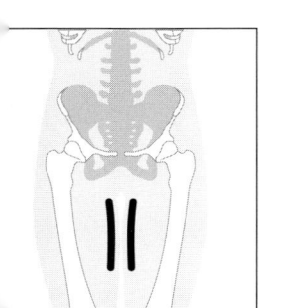

Abb. 191 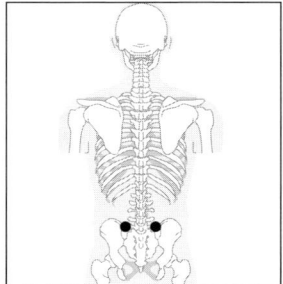 Abb. 192 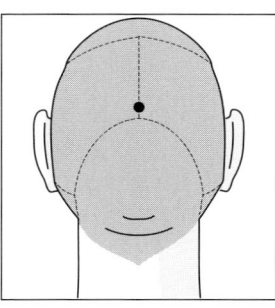 Abb. 193 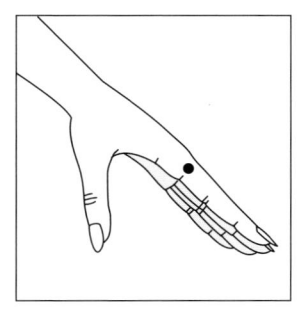 Abb. 194

Akupressurpunkte:

Tonisierung
1. **Ma 36 + Di 11**
2. **Di 5 + Dü 5**

Sedierung
1. **Bl 66 + Di 2**
2. **Di 5 + Dü 5**

Piriformis – Kreislauf-Sexus-Meridian

Funktion: Auswärtsdrehung und Seitwärtsbewegung des Oberschenkels, wichtig für die Körperhaltung.

Physische und psychische Zusammenhänge: Probleme im Lendenwirbelbereich, Ischialgie, Kippung des Kreuzbeins, Senkung des inneren Fußknöchels, Unterleibsbeschwerden.

Nahrungsergänzung/Ernährung: Vit A, E, Zink, Niacin, Regulierung des Hormonhaushaltes

Ursprung: Seitliche, innere Oberfläche des Kreuzbeins.

Ansatz: Oberer Rand des Trochanter major.

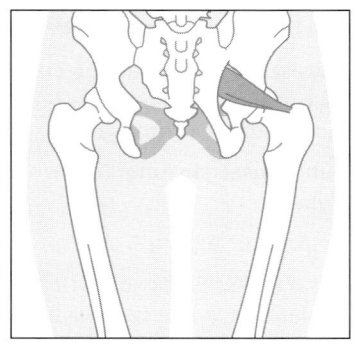

Abb. 195

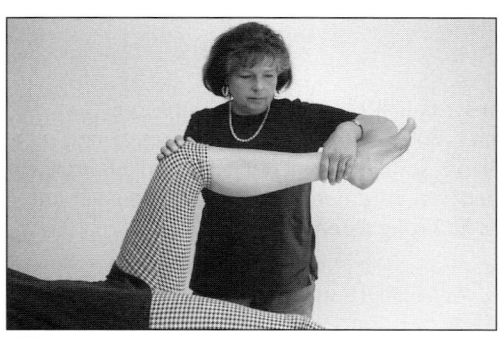

Test: Rückenlage. Ein Bein ist im Hüftgelenk und Knie rechtwinklig gebeugt. Der Oberschenkel wird außenrotiert, indem der Unterschenkel über das gestreckte Bein gedreht wird. Eine Hand stabilisiert das Knie. Der Testdruck erfolgt oberhalb des inneren Knöchels nach außen

Abb. 196

Neurolymphatische Punkte

Ventral: Der obere Schambeinrand

Dorsal: Die beiden Spinae ilaca posterior superior

Neurovaskuläre Punkte

Scheitelbeinhöcker

Sedierungspunkt

KS 7

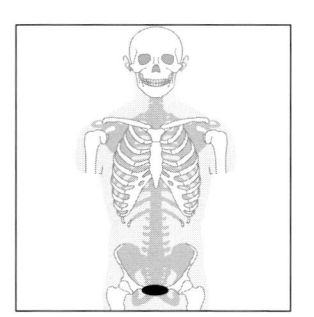

Abb. 197 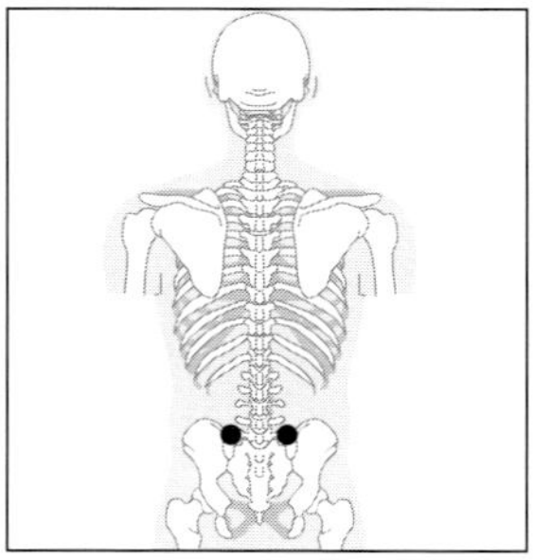 Abb. 198 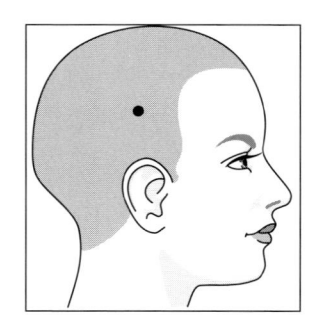 Abb. 199 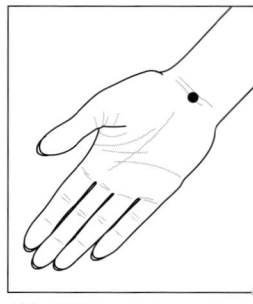 Abb. 200

Akupressurpunkte:
- Tonisierung
  1. **Le 1 + KS 9**
  2. **Ni 10 + KS 3**
- Sedierung
  1. **MP 3 + KS 7**
  2. **Ni 10 + KS 3**

Sartorius – Dreifacher Erwärmer, evtl. KS

In der AK (Applied Kinesiology) wird der Muskel dem Kreislauf-Sexus Meridian zugeordnet. Der Bezug des 3E zum Hormon- und Drüsen-System deutet allerdings eher auf den 3E hin. Testen Sie, auf welchen Sedierungspunkt der Muskel anspricht.
Funktion: Beugung des Ober- und des Unterschenkels, Außenrotation des Oberschenkels, Stabilisierung des Kniegelenks.
Physische und psychische Zusammenhänge: Becken-Torsion, Knieschmerzen, alle Probleme, die mit den Nebennieren in Zusammenhang stehen (Blutdruckanomalien, Hypoglykämie, Hyperinsulinismus, Allergien, bes. Asthma)
Nahrungsergänzung: Jod, Thyrosin, Vit. B6, Tyrosin, Vit. C, Ginseng
Ursprung: Vorderer innerer Darmbeinstachel
Ansatz: Innenseite des Schienbeins, direkt unterhalb des Kniegelenks.

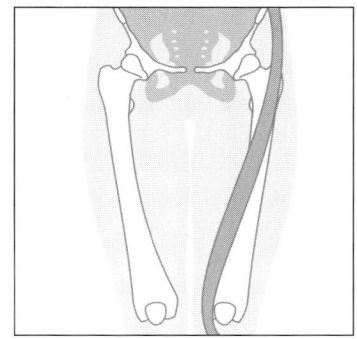

Abb. 201

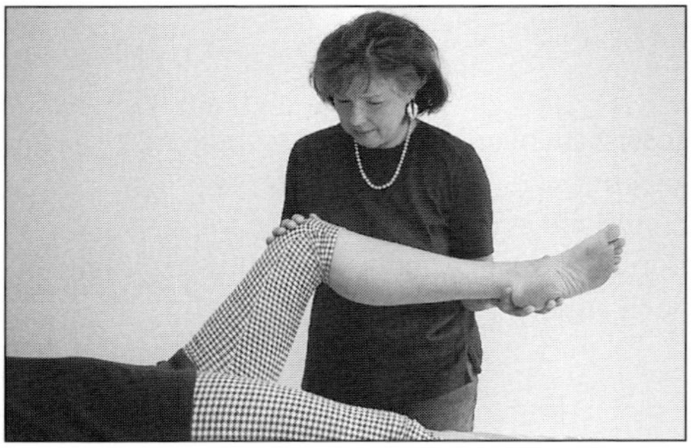

Test: Rückenlage. Das Knie ist leicht gebeugt und fällt locker nach außen. Eine Hand hält das Knie von außen, die andere Hand hält von innen oberhalb des Fußgelenks den Fuß. Der Fuß sollte sich ungefähr in Höhe des anderen Knies befinden. Der Testdruck erfolgt mit gleicher Stärke gleichzeitig gegen das Knie nach innen Richtung Körpermitte und oberhalb des Fußgelenks nach außen, um das Bein zu strecken.

Abb. 202

Neurolymphatische Punkte		Neurovaskuläre Punkte	Sedierungspunkt
Ventral: Zwei Zentimeter oberhalb und rechts und links des Bauchnabels.	*Dorsal:* Zwischen dem 10. und 11. sowie dem 11. und dem 12. Brustwirbel, ca. 2–3 cm rechts und links der Wirbelsäule	Hintere Fontanelle	3 E 10, bzw. **KS 7**

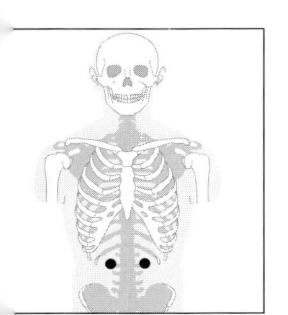

Abb. 203 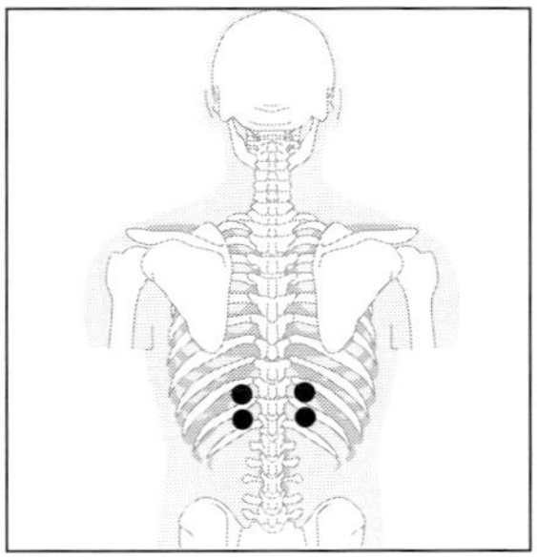   Abb. 204 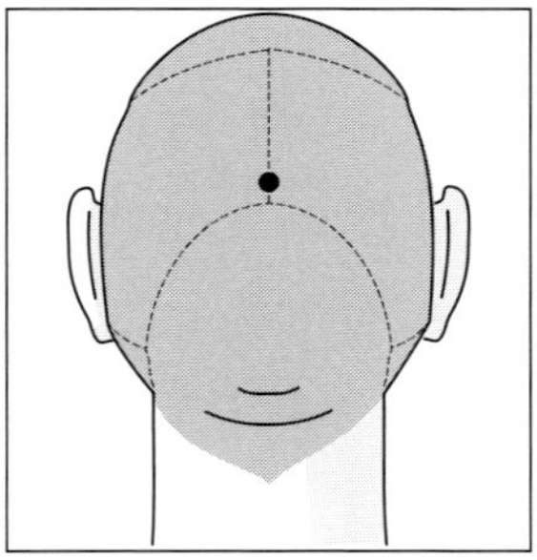   Abb. 205 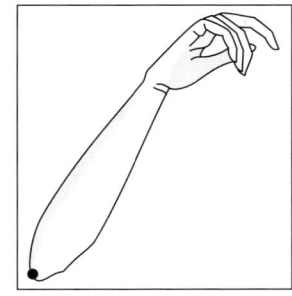   Abb. 206

Akupressurpunkte:
Tonisierung
1. **Ga 41** + **3E 3**
2. **Bl 66** + **3E 2**

Sedierung
1. **Ma 36** + **3E 10**
2. **Bl 66** + **3E 2**

Gracilis – Dreifacher Erwärmer

Funktion: Zusammenarbeit mit Sartorius und Unterschenkelflexoren, Adduktion des Oberschenkels, Stabilisierung des Knies.

Physische und psychische Zusammenhänge: Becken-Torsion, erschwerte Beugung des Knies, Drehung des Fußes nach außen. Alle Probleme, die mit den Nebennieren in Zusammenhang stehen (Blutdruckanomalien, Hypoglykämie, Hyperinsulinismus, Infekte, Allergien, bes. Asthma)

Nahrungsergänzung: Jod, Thyrosin, Vit. B6, Tyrosin, Vit. C, Ginseng

Ursprung: Vorderseite des Beckens, am unteren Schambeinast.

Ansatz: Unterhalb des Kniegelenks, an der Innenseite des Schienbeins.

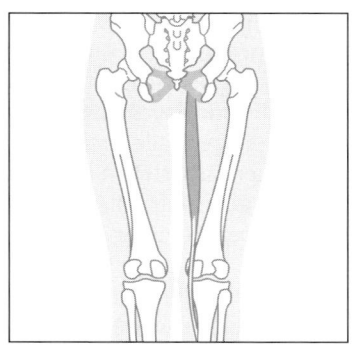

Abb. 207

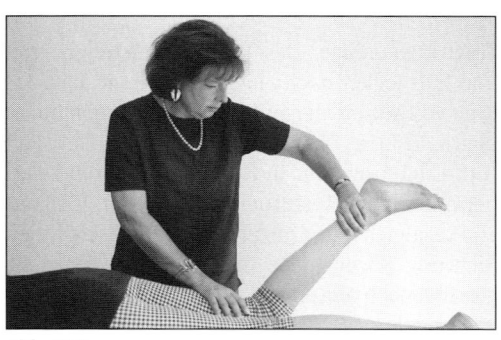

Test: Bauchlage. Der Unterschenkel ist ca. 45° gebeugt.
Eine Hand stabilisiert das Knie.
Der Testdruck erfolgt oberhalb des Knöchels nach außen.

Abb. 208

Neurolymphatische Punkte

Ventral: Zwei Zentimeter oberhalb und rechts und links des Bauchnabels.

Dorsal: Zwischen dem 10. und 11. sowie dem 11. und dem 12. Brustwirbel, ca. 2–3 cm rechts und links der Wirbelsäule

Neurovaskuläre Punkte

Hintere Fontanelle

Sedierungspunkt

3 E 10

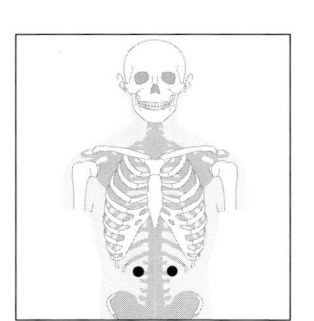

Abb. 209 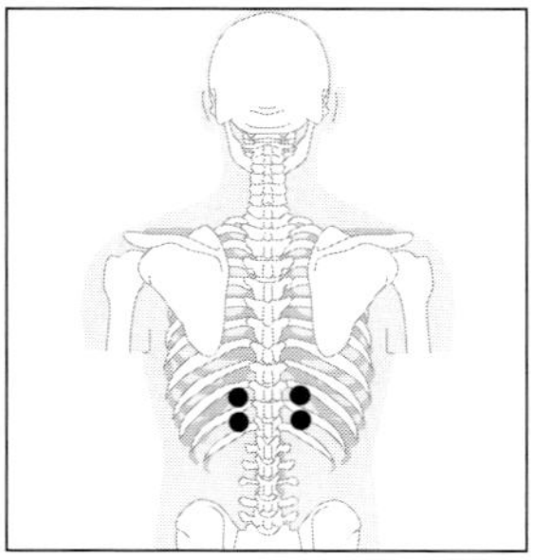   Abb. 210 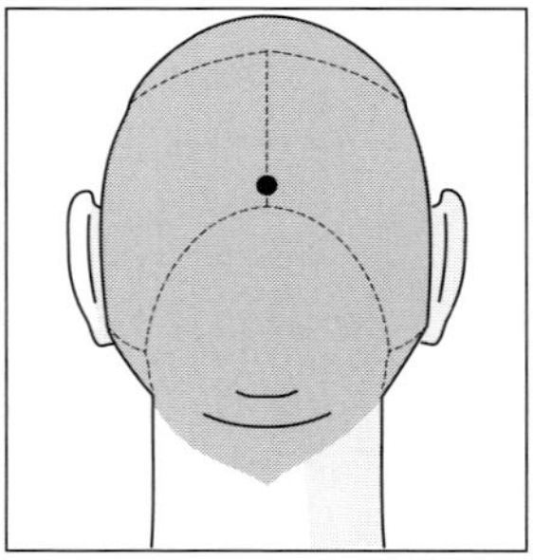   Abb. 211 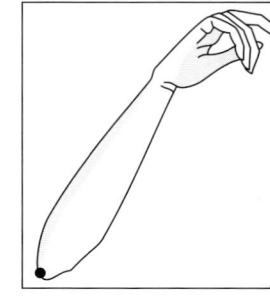   Abb. 212

Akupressurpunkte:
- Tonisierung
  1. **Ga 41 + 3E 3**
  2. **Bl 66 + 3E 2**
- Sedierung
  1. **Ma 36 + 3E 10**
  2. **Bl 66 + 3E 2**

Soleus – Dreifacher Erwärmer

Funktion: Zusammenarbeit mit dem Gastrocnemius, Streckung des Fußes durch Verkürzung der Achillessehne, Senkung des Fußes, Stabilisierung des Unterschenkels im Stand,

Physische und psychische Zusammenhänge: Erschwerte Beugung des Knies, Wadenschmerzen, alle Probleme, die mit den Nebennieren in Zusammenhang stehen (Blutdruckanomalien, Hypoglykämie, Hyperinsulinismus, Infekte, Allergien, bes. Asthma)

Nahrungsergänzung: Vit. B6, Tyrosin, Vit. C, Ginseng

Ursprung: Rückwärtige Seite von Schien- und Wadenbein, unterhalb des Kniegelenks.

Ansatz: Rückseite des Fersenbeins

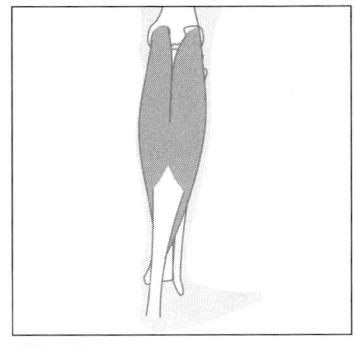

Abb. 213

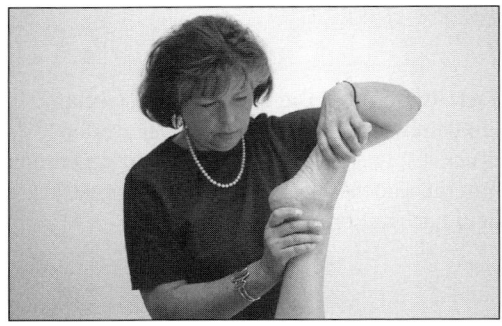

Test: Bauchlage. Der Unterschenkel ist rechtwinklig gebeugt, der Fuß ist gestreckt.
Der Testdruck erfolgt gegen den Fußballen nach unten, während gleichzeitig die Ferse nach oben gezogen wird.

Abb. 214

Neurolymphatische Punkte

Ventral: Zwei Zentimeter oberhalb und rechts und links des Bauchnabels.

Dorsal: Zwischen dem 10. und 11. sowie dem 11. und dem 12. Brustwirbel, ca. 2–3 cm rechts und links der Wirbelsäule

Neurovaskuläre Punkte

Hintere Fontanelle

Sedierungspunkt

3 E 10

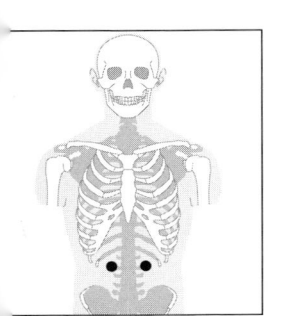

Abb. 215 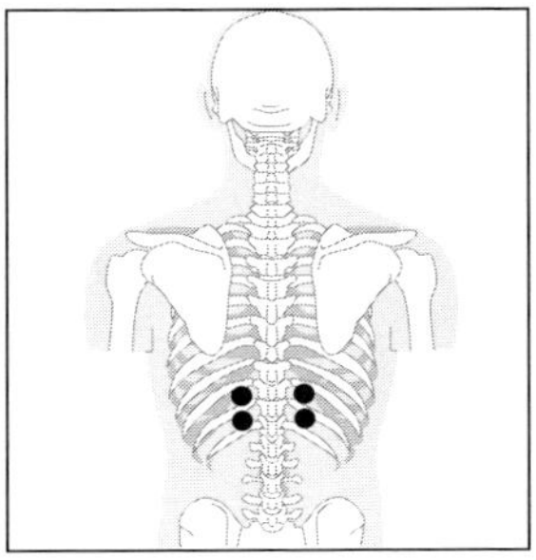   Abb. 216 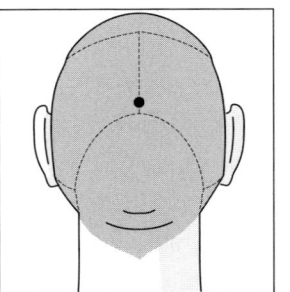   Abb. 217 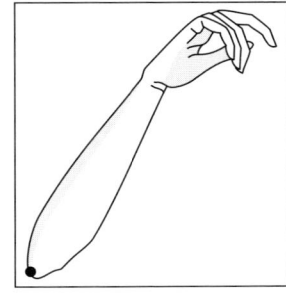   Abb. 218

Akupressurpunkte:

Tonisierung
1. **Ga 41 + 3E 3**
2. **Bl 66 + 3E 2**

Sedierung
1. **Ma 36 + 3E 10**
2. **Bl 66 + 3E 2**

Adduktoren – Kreislauf-Sexus-Meridian

Muskelgruppe, bestehend aus Pectineus, Adductor brevis, Adductor longus und Adductor magnus.

Funktion: Heranziehen des Beines nach innen, Beugung des Beines im Hüftgelenk

Physische und psychische Zusammenhänge: Beckenkippung, Lymphabflußprobleme im Beckenbereich, hormonelle Störungen, Probleme der Geschlechtsorgane, Wechseljahrsbeschwerden.

Nahrungsergänzung/Ernährung: Vit E, Regulierung des Hormonhaushaltes

Ursprung: Schambein und Sitzbein

Ansatz: Innenseite des Oberschenkelknochens, entlang des Trochanter minor bis zum inneren Gelenkknorren an der Innenseite des Knies.

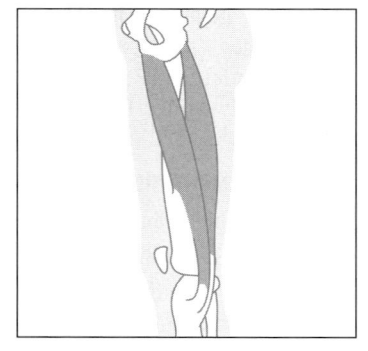

Abb. 219

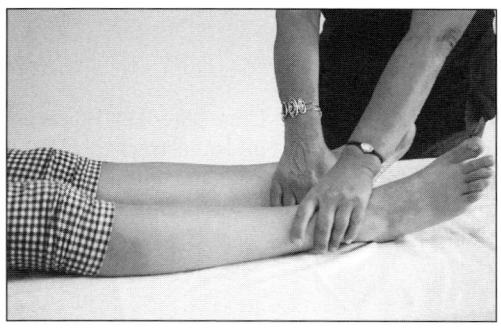

Test: Rückenlage. Die Beine sind gestreckt. Ein Bein wird in Kniehöhe stabilisiert. Der Testdruck erfolgt mit der anderen Hand gegen den inneren Knöchel nach außen, um das gestreckte Bein nach außen zu bewegen.

Abb. 220

Neurolymphatische Punkte

Ventral: Zwischen der 4. und 5. Rippe (seitlich der Brustwarzen)

Dorsal: Unterhalb der Schulterblattspitze

Neurovaskuläre Punkte

Scheitelbeinhöcker und Mitte der Lamdanaht

Sedierungspunkt

KS 7

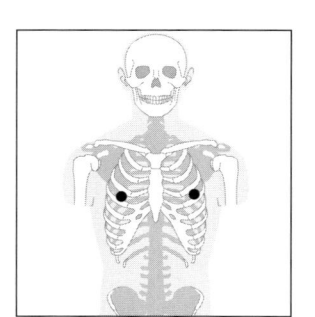

Abb. 221 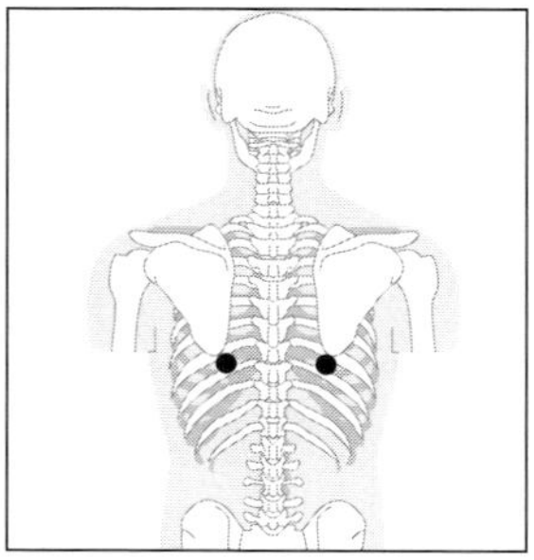 Abb. 222 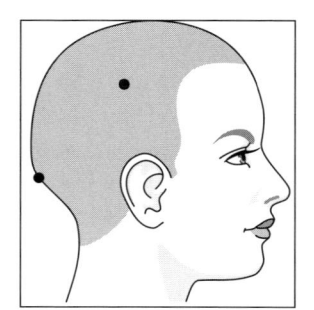 Abb. 223 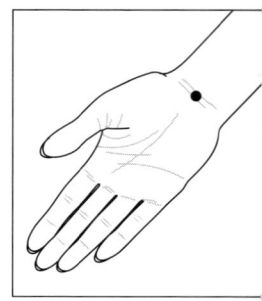 Abb. 224

Akupressurpunkte:

Tonisierung
1. **Le 1 + KS 9**
2. **Ni 10 + KS 3**

Sedierung
1. **MP 3 + KS 7**
2. **Ni 10 + KS 3**

Iliacus – Nieren-Meridian

Funktion: Auswärtsdrehung des Oberschenkels, Mitbeteiligung an der Beugung.

Physische und psychische Zusammenhänge: Funktion der Ileozökalklappe.

Nahrungsergänzung: Flüssigkeitszufuhr, Vit A und E

Ursprung: TH 12-L5 an der Wirbelsäulen-Innenseite und Innenseite des oberen Beckenrandes

Ansatz: Trochanter minor (Innenseite des Oberschenkelknochens).

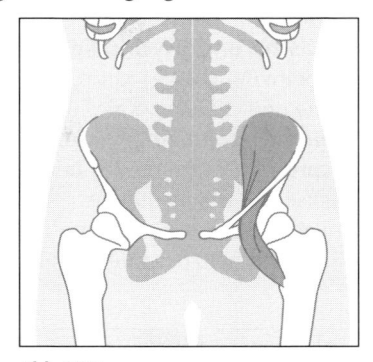

Abb. 225

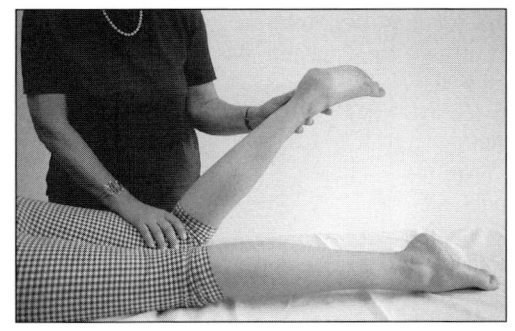

Test: Bauchlage. Ein Bein ist ca. 90° angewinkelt. Eine Hand stabilisiert das Knie oberhalb des Kniegelenks.
Der Testdruck erfolgt oberhalb des Fußgelenks nach innen und unten in Richtung des anderen Fußes.
Eine andere Möglichkeit, den Iliacus isoliert zu testen ist ähnlich wie der Psoas-Test. In Rückenlage wird das gestreckte Bein rechtwinklig nach oben gestreckt und der Testdruck nach außen ausgeübt.

Abb. 226

Neurolymphatische Punkte

Ventral: Schultergelenk und Spina iliaca anterior superior

Dorsal: Zwischen dem 12. Brustwirbel und dem 1. Lendenwirbel, ca. 2–3 cm rechts und links der Wirbelsäule.

Neurovaskuläre Punkte

Die beiden Scheitelbeinhöcker

Sedierungspunkt

Ni 1

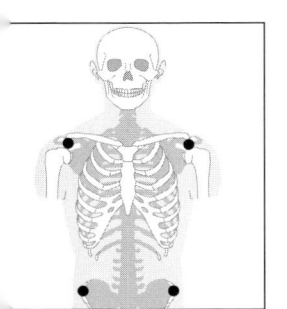

Abb. 227 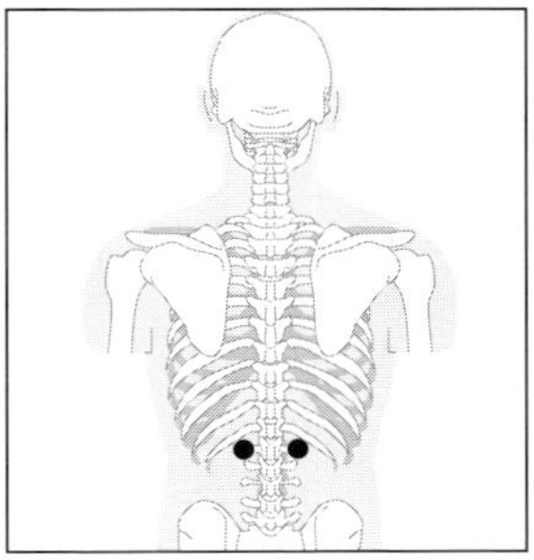   Abb. 228 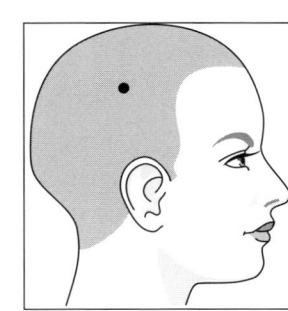   Abb. 229 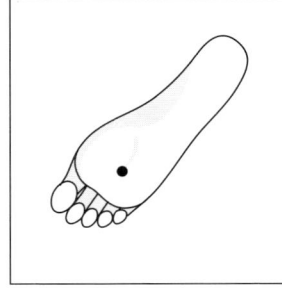   Abb. 230

Akupressurpunkte:

Tonisierung
1. **Ni 7 + Lu 8**
2. **Ni 5 + MP 3**

Sedierung
1. **Le 1 + Ni 1**
2. **Ni 5 + MP 3**

Popliteus – Gallenblasen-Meridian

Funktion: Drehung des Unterschenkels nach innen, Beugung des Knies.
Physische und psychische Zusammenhänge: Schwierigkeiten beim Beugen des Knies, Hyperextension des Knies, Gallensteine und -Koliken, Knie- und Fußgelenkschmerzen
Nahrungsergänzung: Vit. A,
Ursprung: Unterhalb der Innenseite des Kniegelenks, an der Rückseite des Scheinbeins.
Ansatz: Äußerer Gelenkknorren des Oberschenkelknochens, direkt oberhalb des Kniegelenks, an der Außenseite.

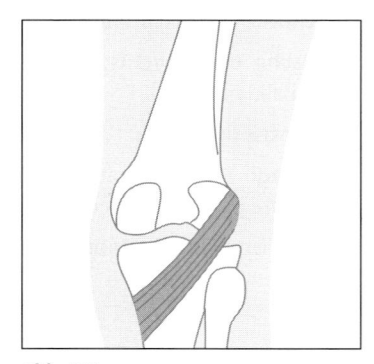

Abb. 231

Test: *Rückenlage:* Ein Bein wird leicht im Knie gebeugt und fällt locker nach außen Der Fuß muß gut stabilisiert werden. Der Testdruck wird gegen das Knie nach innen ausgeübt, um das Schienbein nach innen zu drehen.
Alternativer Test: Bauchlage oder Sitzend. Das Knie ist 90° angewinkelt, der Fuß soweit als möglich nach innen gedreht. Die Ferse wird stabilisiert, der Testdruck wird gegen die Fuß-Innenseite ausgeübt. Bei Fußgelenks-Problemen ist dieser Test schmerzhaft und sollte nicht angewendet werden.

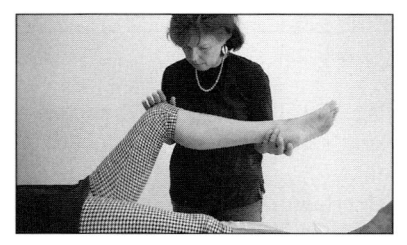

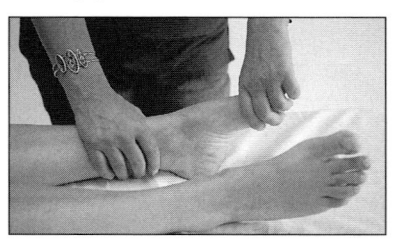

Abb. 232

Abb. 233

Neurolymphatische Punkte

Ventral: Zwischen der 5. und 6. Rippe (unterhalb der Brustwarze bis zum Brustbein) Nur auf der rechten Seite.

Dorsal: Zwischen dem 5. und 6. Brustwirbel, ca. 2–3 cm seitlich der Wirbelsäule. Nur auf der rechten Seite.

Neurovaskuläre Punkte

Mitte Kniekehle, sowie Ansatz und Ursprung des Muskels.

Sedierungspunkt

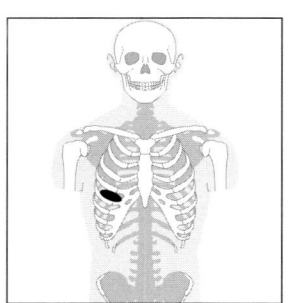

Gbl. 38

Abb. 234

Abb. 235

Abb. 236

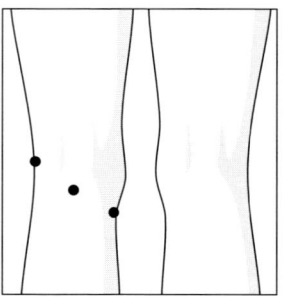

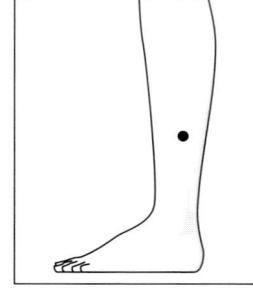

Abb. 237

Akupressurpunkte:
Tonisierung
1. **Ga 43 + Bl 66**
2. **Ga 44 + Di 1**

Sedierung
1. **Gbl.38 + Dü 5**
2. **Ga 44 + Di 1**

Tibialis anterior und posterior – Blasen-Meridian

Funktion: Dorsalflexion des Fußes, Senken und Einwärtsdrehen, Stabilisierung der Knöchel-Innenseite, Stabilisierung des Sprunggelenks.
Physische und psychische Zusammenhänge: Schmerzen in Fußgelenk, Ballen, Ferse. Platt- oder Senkfuß, Schienbeinschmerzen, Harnleiter- und Harnblasen-Entzündungen
Nahrungsergänzung/Ernährung: Vit. A, E
Ursprung: Tibialis anterior: Außenseite des Schienbeins, direkt unterhalb des Knies. Tibialis posterior (tiefliegender Muskel): Hinterer, äußerer Teil des Schienbeins, sowie die oberen zwei Drittel der Wadenbeininnenseite.
Ansatz: Tibialis anterior: Innenrand des Fußes, am 1. Keilbein und 1. Mittelfußknochen. Tibialis posterior: Fuß-Innenseite, sowie Fußsohle an den Mittelfußknochen.

Abb. 238

Test: Tibialis anterior: Rückenlage oder sitzend. Die Beine sind gestreckt, der zu testende Fuß nach innen gedreht und nach dorsal abgewinkelt.
Der Fuß wird am Fußgelenk gut stabilisiert und der Testdruck wird oberhalb der Zehen nach unten ausgeübt, um den Fuß zu strecken.
Test: Tibialis posterior: Der Fuß und die Zehen sind gestreckt und soweit als möglich nach innen gedreht.
Das Fußgelenk wird stabilisiert und der Testdruck gegen den Ballen nach oben und außen ausgeübt.

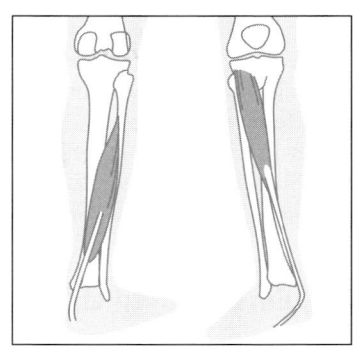

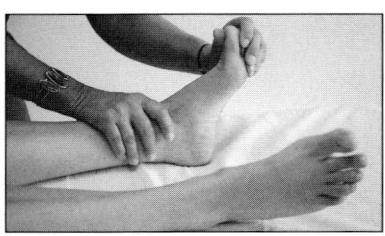

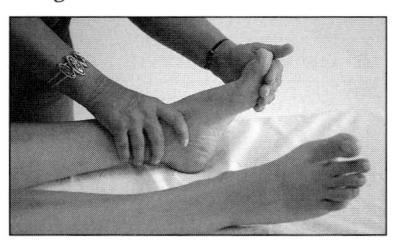

Abb. 239

Abb. 240

Neurolymphatische Punkte
Ventral: Der obere Schamrand, sowie links und rechts des Bauchnabels.

Dorsal: Rechts und links der 2. Lendenwirbel.

Neurovaskuläre Punkte
Stirnbeinhöcker

Sedierungspunkt
Bl 65

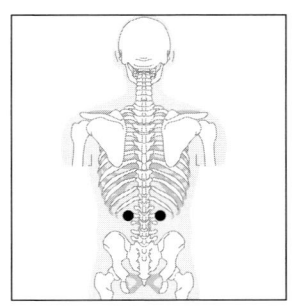

Abb. 241

Abb. 242

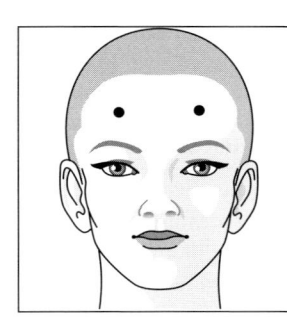

Abb. 243

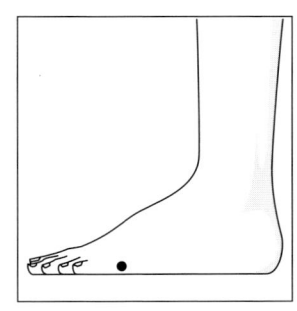

Abb. 244

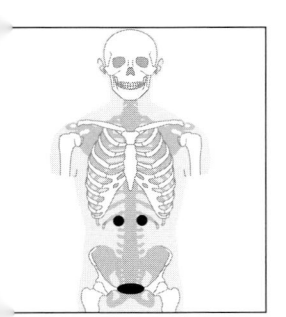

Akupressurpunkte:

Tonisierung
1. Bl 67 + Di 1
2. Ma 36 + Bl 54

Sedierung
1. Bl 65 + Ga 41
2. Ma 36 + Bl 54

2. Challenge

Durch Challenge (Herausforderung) wird der Körper einem bestimmten Reiz ausgesetzt. Durch die Muskelreaktion können Rückschlüsse auf Störfaktoren gezogen sowie die günstigste Therapie herausgefunden werden.
Dieser Reiz kann struktureller (Veränderung der Körperposition), oraler (Test von Nahrungsmitteln, Substanzen), energetischer (Homöopathie, Bachblüten, Akupunkturpunkte) oder auch emotionaler Art (Gedanke an Streß) sein.

2.1 Einsatzmöglichkeiten

- **Test von Unverträglichkeiten**
  - → **Normotone Muskeln werden hyperton oder schwach**
    - Nahrungsmittel
    - Kosmetik
    - Hausstaub, Tierhaare usw.

- **Test von Stressoren**
  - → **Normotone Muskeln werden schwach oder hyperton**
    - Emotionen
    - Farben, Licht, Geräusche
    - Elektromagnetische und geopathische Belastungen

- **Diagnose-Challenge mit Testsubstanzen**
  - → **normotone Muskeln werden hyperton oder schwach**
    - Candida-Antigen
    - Histidin
    - u. a.

- **Diagnose-Challenge mit Nosoden**
  - → **Schwache oder hypertone Muskeln werden normoton**
    - Krankheits-Nosoden, z. B. Mononukleose
    - Toxische oder Schwermetallbelastung z. B. mit der Nosode Silberamalgam

- **Challenge zum Finden der geeigneten Therapie**
  - → **Schwache oder hypertone Muskeln werden normoton**
    - Challenge mit orthomolekularen, homöopathischen, phythotherapeutischen Mitteln und anderen Medikamenten
    - Challenge mit den neurolymphatischen und neurovaskulären Reflexzonen
    - Struktureller Challenge mit Muskeltechniken, Becken- oder Wirbelmanipulationen
    - Energetischer Challenge mit Akupunkturpunkten
    - Emotionaler Challenge (Berührung der emotionalen Behandlungszone auf der Stirn)

Beispiel: Bei einer Nahrungsmittel-Allergie wird ein normotoner Muskel schwach, wenn der Patient ein bestimmtes Nahrungsmittel im Mund hat. Ebenso kann auch der Gedanke an eine emotionale Belastung eine Muskeländerung hervorrufen (emotionaler Challenge).
Umgekehrt kann ein schwacher oder hypertoner Muskel normoton werden, beispielsweise ein Rückenmuskel, wenn ein blockierter Wirbel in eine Korrektur-Position gebracht wird.

2.2 Feststellen von Störfaktoren

Es wird von einem normotonen Muskel ausgegangen. Jede Veränderung zeigt Blockaden oder Streßfaktoren.

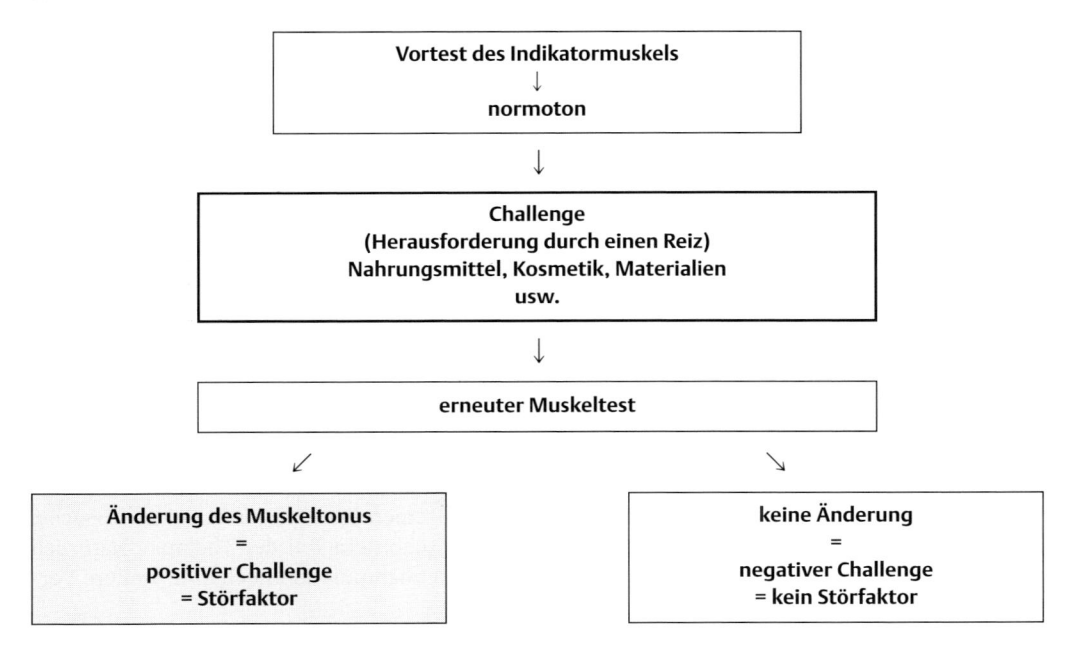

```
           Vortest des Indikatormuskels
                      ↓
                   normoton
                      ↓
                  Challenge
          (Herausforderung durch einen Reiz)
          Nahrungsmittel, Kosmetik, Materialien
                      usw.
                      ↓
              erneuter Muskeltest
           ↙                        ↘
  Änderung des Muskeltonus         keine Änderung
           =                              =
    positiver Challenge           negativer Challenge
       = Störfaktor                 = kein Störfaktor
```

2.3 Challenge als Diagnose und zum Finden der Therapie

Ebenso wie die störenden Faktoren kann durch Challenge herausgefunden werden, welche Methode die Störung beseitigt.

Vorgehen:
❶ Wir gehen am besten von einem schwachen oder hypertonen Muskel aus.
❷ Nun suchen wir die Substanz oder die Methode, die den Muskel in seinen normotonen Zustand versetzt.

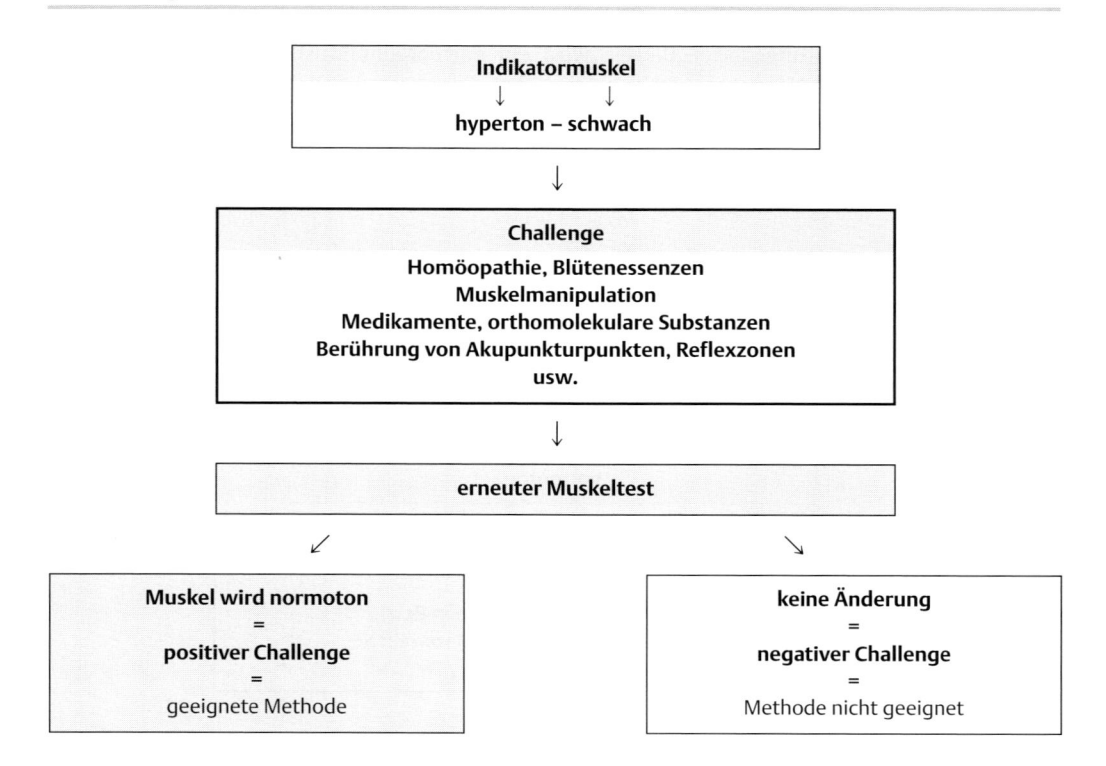

```
        ┌─────────────────────┐
        │   Indikatormuskel   │
        │      ↓       ↓      │
        │  hyperton – schwach │
        └─────────────────────┘
                   ↓
    ┌───────────────────────────────────────────┐
    │                 Challenge                 │
    │      Homöopathie, Blütenessenzen          │
    │            Muskelmanipulation             │
    │  Medikamente, orthomolekulare Substanzen  │
    │  Berührung von Akupunkturpunkten, Reflexzonen │
    │                   usw.                    │
    └───────────────────────────────────────────┘
                   ↓
        ┌─────────────────────┐
        │   erneuter Muskeltest   │
        └─────────────────────┘
              ↙              ↘
┌────────────────────┐    ┌────────────────────┐
│ Muskel wird normoton│    │   keine Änderung   │
│         =          │    │         =          │
│  positiver Challenge│    │  negativer Challenge│
│         =          │    │         =          │
│   geeignete Methode │    │ Methode nicht geeignet│
└────────────────────┘    └────────────────────┘
```

Beispiel:
Hypertone oder schwache Muskeln im Beckenbereich wie Psoas oder Glutaeus medius werden normoton, wenn der Patient durch Unterlegen von Keilen unter die Hüfte in eine andere Lage gebracht wird. Diese Veränderung wäre der Hinweis auf einen Beckenschiefstand als Ursache. Diese veränderte Körperhaltung wäre andererseits auch schon ein Teil der Therapie. Natürlich wird zusätzlich getestet, ob durch Akupressur oder Muskelmanipulation noch eine weitere Verbesserung erzielt werden kann.

Oder:
Ein schwacher oder hypertoner Muskel wird normoton, wenn eine minimale Dosis eines Zink-Präparates auf die Zunge gegeben wird. Zinkmangel ist also eine der Ursachen.

> **Wenn ein schwacher Muskel hyperton oder ein hypertoner Muskel schwach wird, ist die getestete Methode oder Substanz auf keinen Fall geeignet. Es sollte nach anderen Möglichkeiten gesucht werden.**

2.4 Test mit Nosoden

Dieser Test ist eine Form des Challenge zum Feststellen von *Krankheitsursachen.*
Man geht vom schwachen oder hypertonen Muskel aus und sucht die Substanz, die den Muskel in den normotonen Zustand bringt.

> Beim Test mit Nosoden, homöopathischen Mitteln und Bach-Blüten, hält der Patient das Mittel in der Hand, legt es auf den Thymus oder eine durch Therapielokalisation gefundene Körperzone.

Auf diese Weise können chemisch-toxische Belastungen, Schwermetallbelastungen, Allergien, Herde und zugrunde liegende Infektionskrankheiten ausgetestet werden.

Beispiel:
Ein hypertoner Pectoralis major sternalis wird normoton durch die Nosode *Hepatitis A*. Die Reaktion auf diese Nosode deutet auf eine nicht erkannte Hepatitis oder die Folgen einer Hepatitis-Impfung als Krankheitsursache hin. Der nächste Schritt wäre nun, auszutesten, ob die Nosode oder ein anderes Mittel als Therapie eingesetzt werden kann.

Oder:
Ein schwacher oder hypertoner Muskel wird normoton durch die Nosode *Cadmium*. Die Ursache der Beschwerden ist also eine Cadmium-Belastung.

3. Therapie-Lokalisation

Diese Methode ähnelt dem Challenge. Hier wird allerdings nicht die Art, sondern der *Ort der Störung* festgestellt.

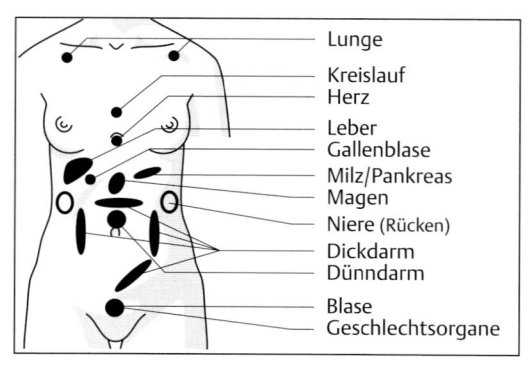

Abbildung mit Beschriftungen:
- Lunge
- Kreislauf
- Herz
- Leber
- Gallenblase
- Milz/Pankreas
- Magen
- Niere (Rücken)
- Dickdarm
- Dünndarm
- Blase
- Geschlechtsorgane

Abb. 245

Vorgehen bei der Therapielokalisation:
1. Zur Therapielokalisation geht man idealerweise von einem normotonen Muskel aus. Allerdings tritt oft das Problem auf, daß kein normotoner Indikatormuskel vorhanden ist. In diesem Fall bedeutet jede Veränderung der Muskelreaktionen eine positive TL.
2. Nun berührt der Patient die in Frage kommende Körper-Region, während der Muskel erneut getestet wird.

Beispiel:
Bei einem Patient mit Magenproblemen wird sicher der dem Magenmeridian zugeordnete Pectoralis major clavicularis schwach oder hyperton sein. Dies beweist aber noch keine organische Störung. Hier wird durch Therapielokalisation die Diagnose gesichert. Der Patient berührt mit der Hand die Magen-Region, während gleichzeitig ein Indikatormuskel getestet wird. Bei einer Störung im Magen-Bereich wird eine Veränderung des Muskeltonus auftreten. Er wird dann bei Berührung der Magenregion schwach oder hyperton.

Zur genaueren Differenzierung könnte ein Challenge beispielsweise mit der Nosode *Ulcus ventriculi* durchgeführt werden.

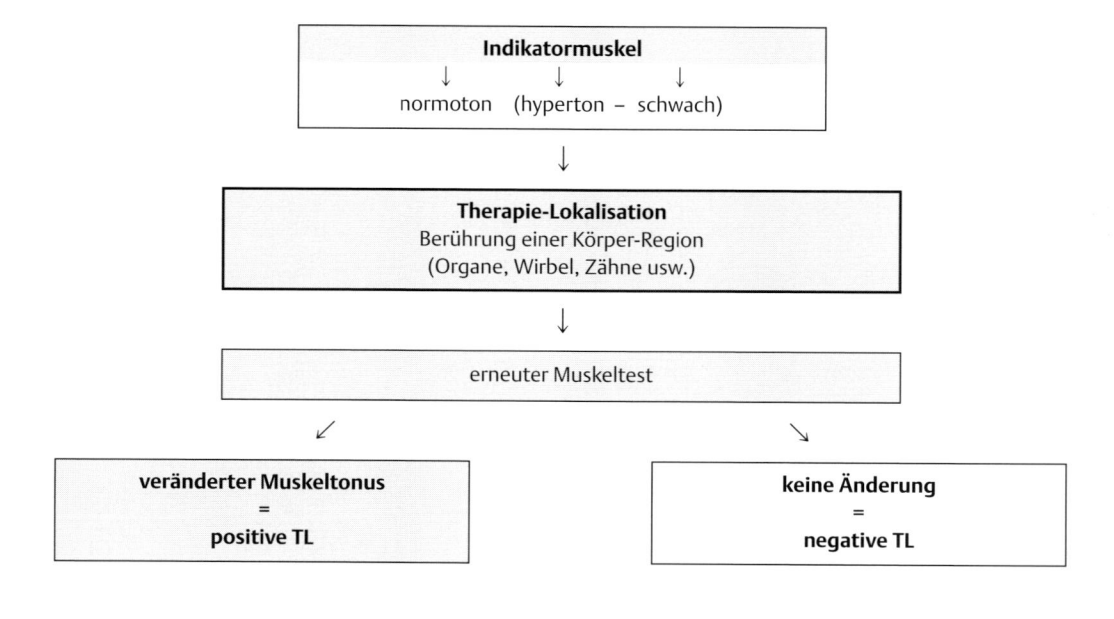

Indikatormuskel
↓ ↓ ↓
normoton   (hyperton – schwach)

↓

Therapie-Lokalisation
Berührung einer Körper-Region
(Organe, Wirbel, Zähne usw.)

↓

erneuter Muskeltest

↙ ↘

veränderter Muskeltonus
=
positive TL

keine Änderung
=
negative TL

Oder:
Wir haben beim Muskeltesten aufgrund beidseitig schwacher Muskeln den Hinweis auf Wirbel-Fixationen erhalten. Der Patient berührt die in Frage kommenden Wirbel, während gleichzeitig der Indikatormuskel getestet wird. Die veränderte Muskelreaktion zeigt die betroffenen Wirbel.

Durch TL können auch Herde, wie beispielsweise Tonsillen, Zähne oder Narben festgestellt werden.
▶ Jeder kinesiologische Befund muß durch klinische und labortechnische Untersuchungen ergänzt werden!

3.1 Weitere Einsatzmöglichkeiten der Therapielokalisation

Zur TL können auch die Alarmpunkte (siehe Seite 76), die Testpunkte der Elektroakupunktur nach Voll (EAV), die Adler'schen Druckpunkte oder Triggerpunkte verwendet werden. Das **Prinzip** ist jeweils dasselbe: ein normotoner Muskel wird hyperton oder schwach, ein hypertoner oder schwacher Muskel normoton, wenn die getestete Zone ein Störfeld darstellt.

3.2 Doppel-TL

Doppel-TL oder 2-Punkt-Test nennt man den gleichzeitigen Test von *zwei Faktoren*. Die Doppel-TL gibt Hinweise auf Beziehungen mehrer Faktoren in Bezug zu einem Problem.

Beispiel:
Wir stellen durch TL einen blockierten Wirbel fest, der IM wird schwach oder hyperton. Die gleichzeitige Berührung eines Organs oder eines Herdes hebt die negative TL auf.

3.3 Therapielokalisation und Challenge über Surrogat

❶ Der Indikatormuskel (meistens der Deltoideus) des Surrogats wird getestet. Bei Schwäche oder Hypertonus muß zunächst korrigiert werden. Oft genügt die Massage der neurolymphatischen Punkte (siehe Seite 90) oder Thymusklopfen.
❷ Zur Therapielokalisation berührt die Surrogat-Person die zu testende Region am Körper des Patienten (Akupunkturpunkte, Narben), während der IM erneut getestet wird. Wenn hier ein Störfeld vorliegt, wird der IM des Surrogats jetzt mit Schwäche oder Hypertonus reagieren.
▶ Wenn mehrere Muskeln getestet werden sollen, müssen alle beim Patienten zu testenden Muskeln bei der Surrogat-Person normoton sein.

Beispiel:
Wir möchten bei einem Kleinkind mit Verdauungsproblemen die Muskeln Pectoralis maj. clav., Quadrizeps, Tensor fasc.lat. testen. Diese Muskeln müssen zuerst bei der Surrogat-Person getestet und ggf. korrigiert werden. Dann berührt die Surrogat-Person, in diesem Fall die Mutter das Kind, während wir bei ihr die Muskeln erneut testen. Wenn jetzt schwache oder hypertone Reaktionen auftreten, wissen wir, daß sich diese auf das Kind beziehen.
Zum Challenge nimmt das Kind das zu testende Mittel in die Hand oder in den Mund, während die Muskeln erneut bei der Mutter getestet werden.

4. Alarmpunkte

Diese Akupunkturpunkte weisen auf **Überenergie** im entsprechenden Meridian hin.
Auch organische Störungen zeigen diese Punkte an. In diesem Fall muß mit Testnosoden, homöopathischen Mitteln und anderen Arzneimitteln genauer nach möglichen Krankheiten geforscht und der Patient ggf. an einen Arzt oder Facharzt überwiesen werden.
Wenn eine Organ-Störung vorliegt, sind diese Punkte meist druckempfindlich. Die Verteilung von Unter- oder Überenergien dient als Grundlage für die Therapie mit den Akupressurpunkten (Seite 162).

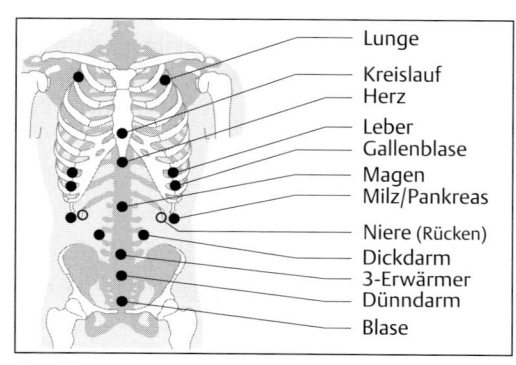

Lunge
Kreislauf
Herz
Leber
Gallenblase
Magen
Milz/Pankreas
Niere (Rücken)
Dickdarm
3-Erwärmer
Dünndarm
Blase

Abb. 246

4.1 Test auf Überenergie

Die Alarmpunkte werden idealerweise nach dem Test der 14 Hauptmuskeln getestet.
Der Patient berührt nacheinander die einzelnen Punkte, während der IM getestet wird.

Beispiel:
Der M. Psoas ist schwach. Außerdem führt die Berührung eines Nieren-Alarmpunktes zur Indikatorveränderung. Wenn Nieren-Symptome wie Bluthochdruck oder Ödeme vorliegen, handelt es sich sicher nicht nur um eine energetische Blockade. Die Schwäche sollte nicht sofort mit Touch for Health-Korrekturen ausgeglichen, sondern mit Challenge genauer differenziert werden.
Bringen homöopathische oder phytotherapeutische Nierenmittel den Muskel wieder in seinen Normotonus, oder reagiert der Muskel evtl. auf die Nosode »Nephritis«, wären zusätzliche Labor-Untersuchungen erforderlich.

5. Auswertung der Testergebnisse

Die Ergebnisse der **14 Basis-Muskeltests** und der **Test der Alarmpunkte** bilden die Grundlage für das weitere Vorgehen. Die Tabellen auf Seite 79 und 81 liefern Anhaltspunkte für energetische, strukturelle, und biochemische Zusammenhänge. Anhand der Testergebnisse, der aus den Tabellen ersichtlichen Zusammenhänge und der Anamnese ergeben sich die weiteren Schritte. Zum einen weisen die schwachen oder hypertonen Muskeln auf Energieflußstörungen in den zugeordneten Meridianen hin. Zum anderen zeigen uns Schwäche oder Hypertonus einzelner Muskeln oder Muskelgruppen, welche weiteren Schritte erforderlich sind.
Beidseitige Muskelschwäche weist beispielsweise auf Wirbelfixierungen hin. Der nächste Schritt wäre hier der Test der zugeordneten Wirbel. Schwäche oder Hypertonus der dem Verdauungstrakt zugeordneten Muskeln steht oft im Zusammenhang mit Allergien oder Candidose. Der nächste Schritt wäre der Nahrungsmittel- und ein Candida-Test.

5.1 Hinweise und Zusammenhänge

5.1.1 Der generelle Hyper- oder Hypotonus

Ein Problem, mit dem man in der täglichen Praxis des Muskeltestens oft konfrontiert wird, besteht darin, daß der Patient nicht testbar erscheint, weil *alle Muskeln* entweder schwach oder hyperton reagieren. Der Fall des *generellen Hypertonus* tritt allerdings wesentlich häufiger auf. Bei den *Touch for Health*-Tests wird der generelle Hypertonus oft übersehen, da nur auf Stärke oder Schwäche getestet wird.
Meist verbirgt sich hinter diesem Phänomen ein übergeordnetes Problem, also das ganze System betreffend. Solche Phänomene können eine Allergie, Mykosen, Übersäuerung, chemisch-toxische Belastung, geopathische Belastung oder Elektrosmog sein. Auch starker emotionaler Streß kann zum kompletten Hypertonus führen. Durch das Gespräch müssen wir herausfinden, um welche Art Streß es sich handelt. Die wichtigste Maßnahme wird der emotionale Streßabbau sein (Seite 173) und die Empfehlung an den Patienten, sich Ruhe und Erholung zu gönnen.
Durch Challenge müssen wir die Ursache genauer differenzieren. Wird der Hypertonus beispielsweise aufgehoben, sobald der Patient *Histamin* in homöopathischer Form in der Hand hält, ist von einer Allergie auszugehen. Es kommt aber auch vor, daß der Patient auf keinerlei Challenge reagiert, der Patient also im Augenblick »nicht testbar« ist.

Lösung des generellen Hypertonus
- Lösen kraniosakraler Blockaden
- Massage der neurolymphatischen Reflexzonen
- Massage der **Ni 27**-Punkte
- Thymusklopfen

5.1.2 Kraniosakrale Blockade

Eine häufige Ursache für einen generellen Hypertonus besteht in einer Blockade des kraniosakralen Systems (siehe Seite 120)
Wir lösen diese Blockade mit folgender Technik:

① Der Patient liegt auf dem Rücken. Die Testperson hält mit einer Hand den Occiput, mit der anderen das Sphenoid.
Während der Inspiration (möglichst Bauchatmung) zieht der Patient die Füße nach kranial, während der Exspiration streckt er sie soweit als möglich nach kaudal.
② Gleichzeitig mobilisiert der Tester sanft Sphenoid und Occiput.
- Richtung Flexion (kaudal, Richtung Füße) in der Inspirationsphase,
- Richtung Extension (kranial, nach oben) in der Exspirationsphase.
▶ Die Mobilisierung geschieht wirklich sehr sanft, eigentlich ist es nur eine mentale Unterstützung der Aktion des Patienten.

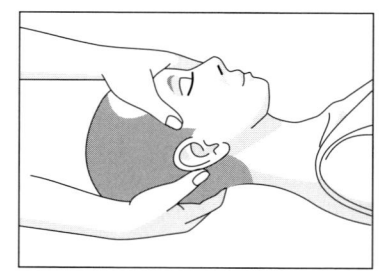

Abb. 247

Inspiration

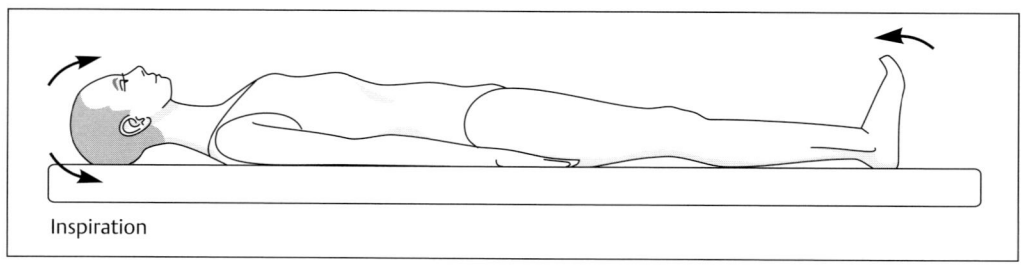

Abb. 248

Exspiration

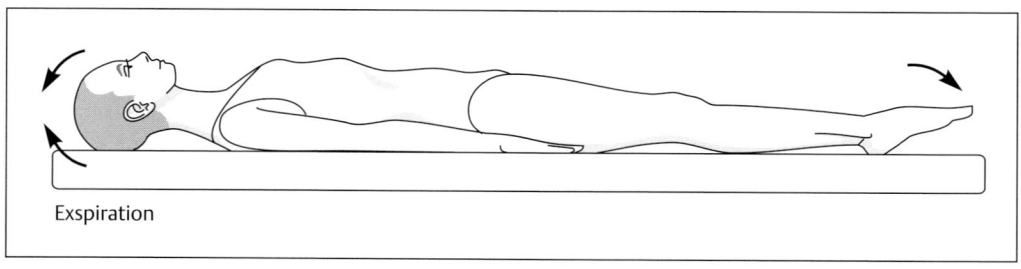

Abb. 249

5.1.3 Massage der Lymphreflexzonen

Ich habe in vielen Versuchen festgestellt, daß auch eine kurze, kräftige Massage aller neurolymphatischen Reflexpunkte der Basis-Muskeln (siehe Seite 90) den generellen Hypertonus aufheben kann. Vermutlich liegt es daran, daß bei sehr vielen Patienten Lymphabflußprobleme vorliegen.

> Wenn der generelle Hypertonus oder die Schwäche nicht aufzulösen sind, muß mit einer **Surrogat-Person** getestet werden. Eine andere Möglichkeit besteht darin, die Symptome und Beschwerden des Patienten anhand der **5-Elemente-Lehre** (Seite 161) zu analysieren und zunächst die Akupressurpunkte und neurolymphatischen Punkte der betroffenen Meridiane zu behandeln. Oft erhält man dann bei der zweiten Sitzung bessere Testergebnisse.

5.2 Bilaterale Schwäche und Wirbelprobleme

Auf beiden Körperseiten schwache Muskeln deuten auf Wirbelfixierungen hin.
Durch Therapielokalisation werden die zu korrigierenden Fixationen festgestellt.

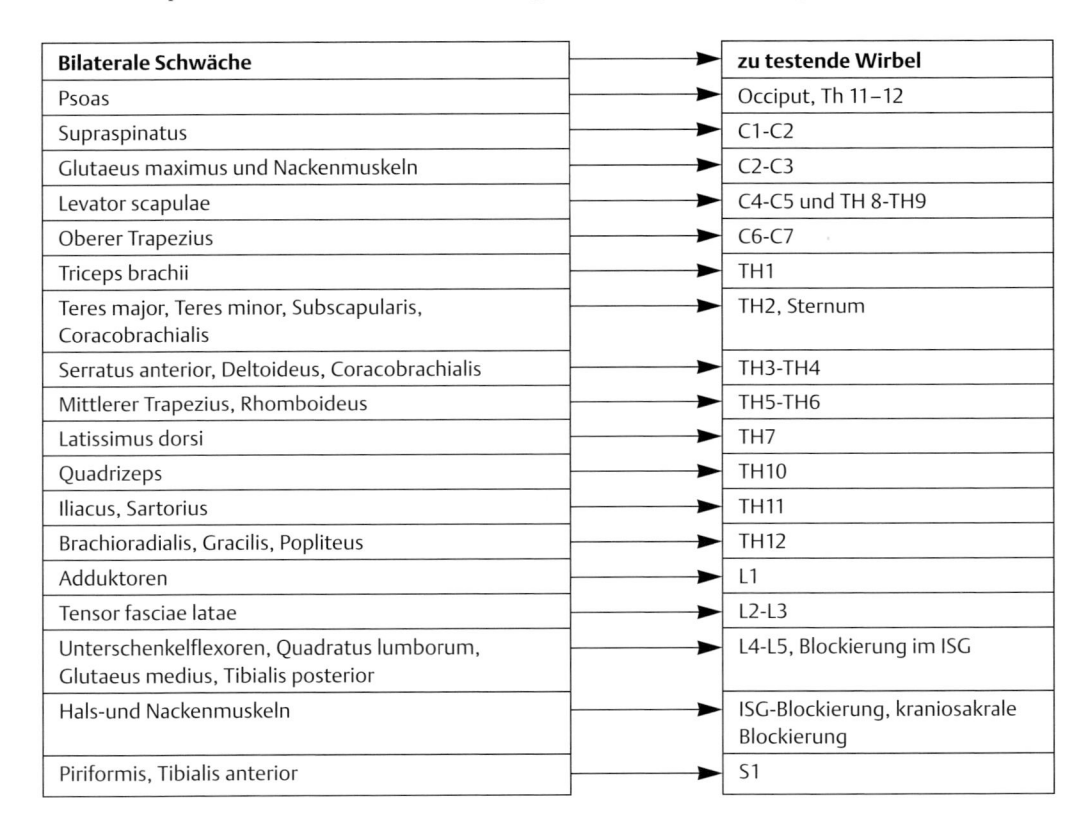

Bilaterale Schwäche	zu testende Wirbel
Psoas	Occiput, Th 11–12
Supraspinatus	C1-C2
Glutaeus maximus und Nackenmuskeln	C2-C3
Levator scapulae	C4-C5 und TH 8-TH9
Oberer Trapezius	C6-C7
Triceps brachii	TH1
Teres major, Teres minor, Subscapularis, Coracobrachialis	TH2, Sternum
Serratus anterior, Deltoideus, Coracobrachialis	TH3-TH4
Mittlerer Trapezius, Rhomboideus	TH5-TH6
Latissimus dorsi	TH7
Quadrizeps	TH10
Iliacus, Sartorius	TH11
Brachioradialis, Gracilis, Popliteus	TH12
Adduktoren	L1
Tensor fasciae latae	L2-L3
Unterschenkelflexoren, Quadratus lumborum, Glutaeus medius, Tibialis posterior	L4-L5, Blockierung im ISG
Hals-und Nackenmuskeln	ISG-Blockierung, kraniosakrale Blockierung
Piriformis, Tibialis anterior	S1

5.3 Strukturelle Zusammenhänge

Schwäche oder Hypertonus, die nur auf *einer Seite* auftreten, weisen meist auf strukturelle Ursachen wie Muskel- oder Gelenkprobleme hin. Die Angaben des Patienten dienen als Grundlage für die zu testenden Muskeln.

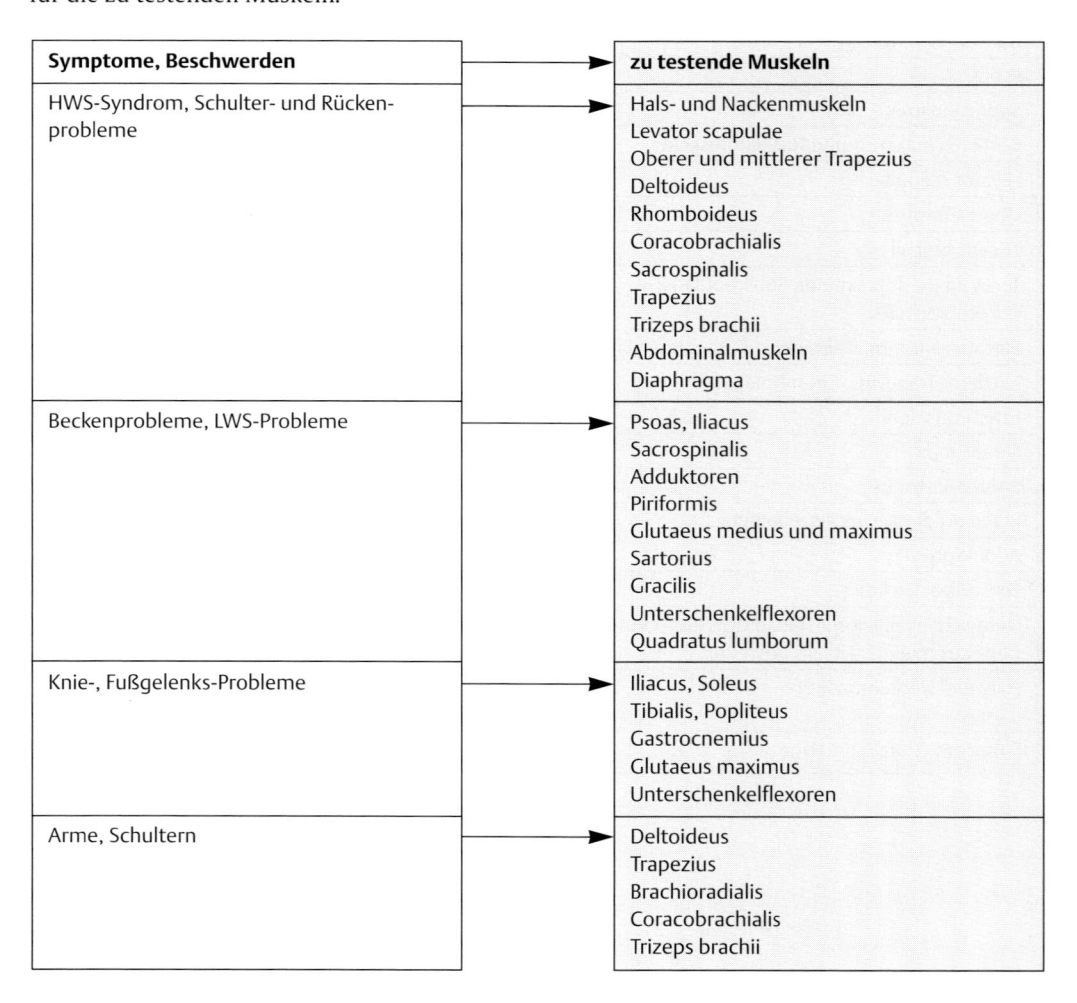

Symptome, Beschwerden	zu testende Muskeln
HWS-Syndrom, Schulter- und Rückenprobleme	Hals- und Nackenmuskeln Levator scapulae Oberer und mittlerer Trapezius Deltoideus Rhomboideus Coracobrachialis Sacrospinalis Trapezius Trizeps brachii Abdominalmuskeln Diaphragma
Beckenprobleme, LWS-Probleme	Psoas, Iliacus Sacrospinalis Adduktoren Piriformis Glutaeus medius und maximus Sartorius Gracilis Unterschenkelflexoren Quadratus lumborum
Knie-, Fußgelenks-Probleme	Iliacus, Soleus Tibialis, Popliteus Gastrocnemius Glutaeus maximus Unterschenkelflexoren
Arme, Schultern	Deltoideus Trapezius Brachioradialis Coracobrachialis Trizeps brachii

5.4 Hinweise auf Biochemie und Stoffwechsel

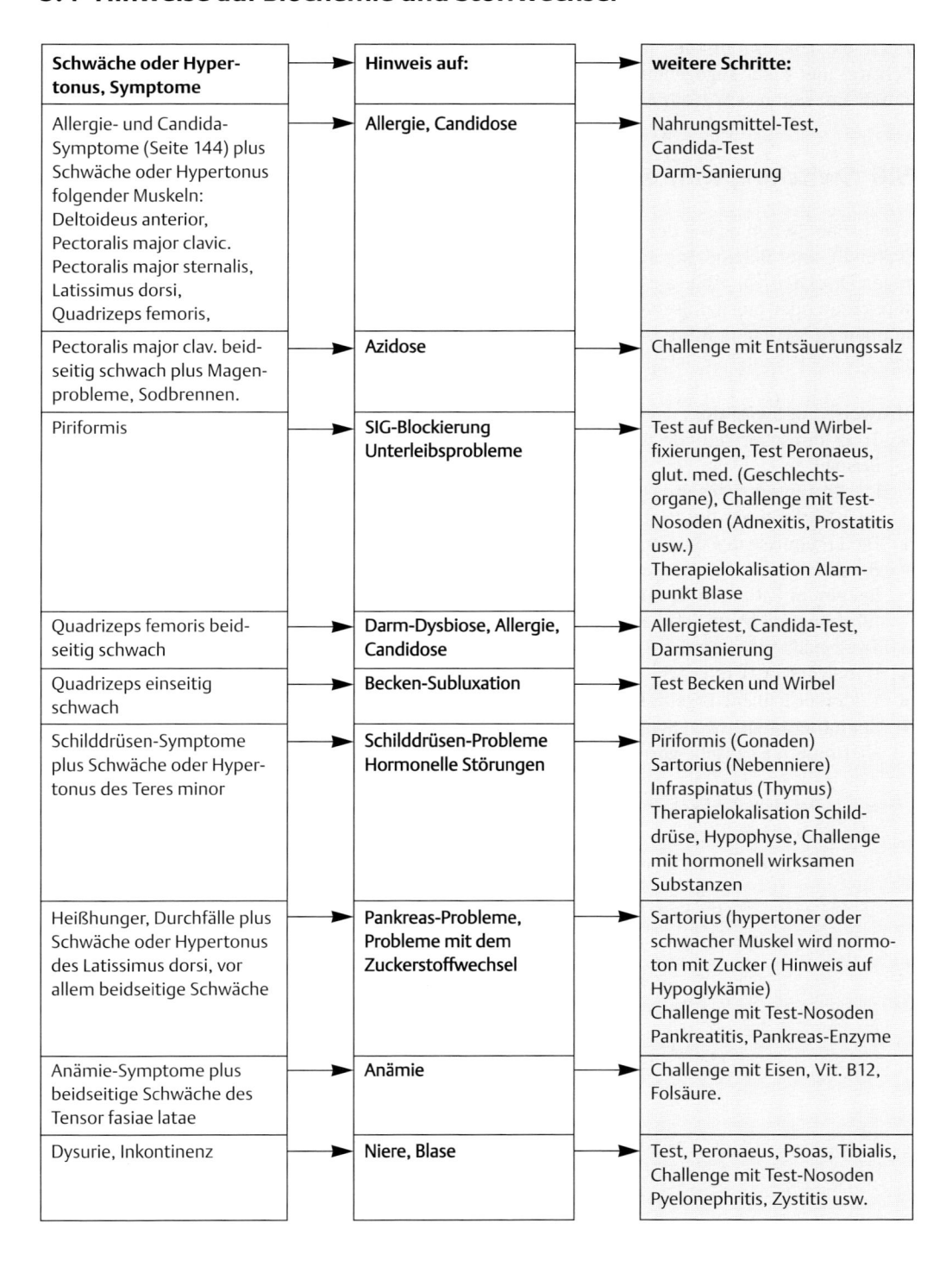

Schwäche oder Hypertonus, Symptome	Hinweis auf:	weitere Schritte:
Allergie- und Candida-Symptome (Seite 144) plus Schwäche oder Hypertonus folgender Muskeln: Deltoideus anterior, Pectoralis major clavic. Pectoralis major sternalis, Latissimus dorsi, Quadrizeps femoris,	Allergie, Candidose	Nahrungsmittel-Test, Candida-Test Darm-Sanierung
Pectoralis major clav. beidseitig schwach plus Magenprobleme, Sodbrennen.	Azidose	Challenge mit Entsäuerungssalz
Piriformis	SIG-Blockierung Unterleibsprobleme	Test auf Becken-und Wirbelfixierungen, Test Peronaeus, glut. med. (Geschlechtsorgane), Challenge mit Test-Nosoden (Adnexitis, Prostatitis usw.) Therapielokalisation Alarmpunkt Blase
Quadrizeps femoris beidseitig schwach	Darm-Dysbiose, Allergie, Candidose	Allergietest, Candida-Test, Darmsanierung
Quadrizeps einseitig schwach	Becken-Subluxation	Test Becken und Wirbel
Schilddrüsen-Symptome plus Schwäche oder Hypertonus des Teres minor	Schilddrüsen-Probleme Hormonelle Störungen	Piriformis (Gonaden) Sartorius (Nebenniere) Infraspinatus (Thymus) Therapielokalisation Schilddrüse, Hypophyse, Challenge mit hormonell wirksamen Substanzen
Heißhunger, Durchfälle plus Schwäche oder Hypertonus des Latissimus dorsi, vor allem beidseitige Schwäche	Pankreas-Probleme, Probleme mit dem Zuckerstoffwechsel	Sartorius (hypertoner oder schwacher Muskel wird normoton mit Zucker (Hinweis auf Hypoglykämie) Challenge mit Test-Nosoden Pankreatitis, Pankreas-Enzyme
Anämie-Symptome plus beidseitige Schwäche des Tensor fasiae latae	Anämie	Challenge mit Eisen, Vit. B12, Folsäure.
Dysurie, Inkontinenz	Niere, Blase	Test, Peronaeus, Psoas, Tibialis, Challenge mit Test-Nosoden Pyelonephritis, Zystitis usw.

5.5 Schmerzen und Symptome als Hinweis auf weitere Schritte

Auch die Lokalisation der Beschwerden dient als Richtlinie für weitere zu unternehmende Schritte. Bei lokal angegebenen Beschwerden identifizieren wir den *Meridian*, der diese Zone durchläuft und testen zusätzlich die *zugehörenden Muskeln*, um weitere Hinweise zu erhalten.

5.6 Switching während der Behandlung

Wir haben Switching bei der Testvorbereitung bereits kennengelernt. Switching kann aber auch während einer Behandlung auftreten. Dies kommt bei starkem Bezug der Symptome zu emotionalen Ursachen vor. Aber auch strukturelle Störungen wie Kiefergelenksprobleme, kraniosakrale Blockaden oder biochemische Ursachen wie Allergien, Stoffwechselprobleme und Intoxikationen können zu Switching führen. Wolfgang Gertz nennt dieses Phänomen das *therapeutische Switching*. Diese Art Switching kann durch Challenge der entsprechenden Therapie aufgehoben werden.

Hinweise auf Switching:
- Trotz klinischer Befunde zeigen sich keine auffälligen Muskelreaktionen.
  Beispiel:
  Ein Normotonus des Psoas bei einem Patienten mit Ischias-Syndrom
  oder Normotonus des Pectoralis major clavikularis bei akuten Magenproblemen.
- Die Ergebnisse des Challenge widersprechen eindeutigen Laborbefunden.
  Beispiel:
  Bei einem Patienten ist eine Candida-Belastung bekannt, der Challenge mit Candida-Antigen führt aber nicht zur Indikatorveränderung.
- Trotz exakt getesteter und richtig ausgeführter Korrekturen erfolgt keine Besserung.
- Hypertone oder schwache Muskeln werden durch eine toxische Substanz normoton.
- Widersprüchliche Ergebnisse bei wiederholten Tests.
- ▶ Beim therapeutischen Switching genügt die Massage der Switching-Punkte oft nicht. Hier muß die Ursache gesucht und behoben werden.

6. Muskel-Organ-Meridian-Beziehungen

Muskel	Meridian	Organ	Zusammenhänge, Symptome	Wirbel-Zuordnung	biochemische Zusammenhänge
Abdominalmuskeln	Dünndarm-Meridian	Dünndarm	Magenbeschwerden, Atembeschwerden, Diarrhoe, Candidose, Schädelfehler, Schwäche im Lendenwirbelbereich	TH5–TH12	Vit. E
Adduktoren	Kreislauf-Sexus-Meridian	Hormonhaushalt, Geschlechtsorgane	Hormonstörungen, Probleme des Lymphabflusses, Beckenschiefstand		Vit. E
Brachioradialis	Magen-Meridian	Magen	Schlaflosigkeit, seelische Anspannung, Schulter-Armprobleme		Vit. B-Komplex, Calcium, Zink
Coracobrachialis	Lungen-Meridian	Lunge	Chronischer Husten, Lungenfunktionsstörungen, Asthma, Schlaflosigkeit		Vit. C
Deltoideus anterior	Gallenblasen-Meridian	Galle	Cholezystitis und Cholelythiasis, Fett-Unverträglichkeit, Ikterus, toxische Belastung	L4, L5, S1	Vit. A, Vit. C
Deltoideus mittl. Teil	Lungen-Meridian	Lunge	chronischer Husten, Bronchitis, Asthma, HWS-Syndrom	C5, C6	Vit. C, Beta-Carotin, Wasser
Diaphragma	Lungen-Meridian	Diaphragma	Singultus, Römheld-Syndrom, Hiatus-Hernie	Diaphragma	Vit. C
Gastrocnemius	Dreifacher Erwärmer	Nebenniere	Erschöpfungszustände, Hypoglykämie, Asthma		Vit. C
Glutaeus medius und maximus	Kreislauf-Sexus-Meridian	Reproduktionsorgane	Menstruationsbeschwerden, Impotenz, Hypertonie, Hypotonie, Herzfunktionsstörungen	L4, L5, S1	Vit. E, Zink, Calcium, Magnesium, hormonell wirkende Mittel
Gracilis	Dreifacher Erwärmer	Nebenniere	Knieprobleme, Außenrotation des Fußes, Infekte, Allergien		Vit. C
Hals- u. Nackenmuskeln	Magen-Meridian	Nasennebenhöhlen, Lymphe im Kopfbereich	Nasennebenhöhlen-Infekte, Asthma, HWS-Probleme, Allergie	C1–C8	Vit. B3, B6, Niacinamide, Jod
Iliacus	Nieren-Meridian	Niere	siehe Psoas	siehe Psoas	siehe Psoas
Latissimus dorsi	Milz-Pankreas-Meridian	Bauchspeicheldrüse	Verdauungsstörungen, Diabetes, Hypoglykämie, Allergie, Beckenschiefstand, LWS-Probleme	C5, C6, C7, C8	Vit. A, Vit. F, Zink, Selen
Levator scapulae	Lungen-Meridian*	Nebenschilddrüse	HWS-Probleme, Schulterschmerzen	C3, C4, C5	Vit.-B-Komplex, Zucker meiden
Pectoralis maj. clavicularis	Magen-Meridian	Magen	Magenprobleme, Verdauungsstörungen, Sodbrennen, Blähungen, Azidose, Allergie	C5, C6, C7	Vit.-B-Komplex, Calcium, Zink, Zucker meiden
Pectoralis maj. sternalis	Leber-Meridian	Leber	Leberfunktionsstörungen, Verdauungsprobleme, rheumatische Beschwerden, mangelnde Entgiftung	C6, C7, C8, TH1	Vit. A, Lebermittel
Peronaeus	Blasen-Meridian	Blase, Geschlechtsorgane	Dysurie, Prostata-Erkrankungen, Kopfschmerzen, Sehstörungen, LWS-Probleme, PMS, Impotenz, Bettnässen	L2, L3	Vit.-B-Komplex, Calcium, meiden oxalsäurehaltiger Lebensmittel
Piriformis	Kreislauf-Sexus-Meridian	Geschlechtsorgane	Unterleibsbeschwerden, Ischialgie, seitliche Kippung des Kreuzbeins, X-Beine	L5, S1, S2	Vit. A, Vit. E, Zink, Niacin
Popliteus	Gallenblasen-Meridian	Gallenblase	Knieprobleme, Verdauungs- und Gallenprobleme	L4, S1	Vit. A, Vit. F, meiden von Fett

Muskel-Organ-Meridian-Beziehungen (Fortsetzung)

Muskel	Meridian	Organ	Zusammenhänge, Symptome	Wirbel-Zuordnung	biochemische Zusammenhänge
Psoas	Nieren-Meridian	Niere	Niereninfekte, Nierensteine, Schlafstörungen, BWS-Schmerzen, Rückenschmerzen, Ischias, Lumbalgie	L1, L2, L3, L4	Vit. A, Vit. E, Wasser, Nieren-Blasen-Mittel
Quadratus lumborum	Dickdarm-Meridian	Dickdarm	Probleme im unteren Rückenbereich, Lordose, Brust- und Bauchschmerzen, Magenprobleme		Vit. C
Quadrizeps femoris	Dünndarm-Meridian	Dünndarm	Verdauungsstörungen, Oberbauchschmerzen, Blähungen, Allergie, Candidose, Knieprobleme, Kopfschmerzen	L2, L3, L4	Vit.-B-Komplex, Calcium, Q 10, Darmsanierung
Rhomboideus	Leber-Meridian	Leber	Leberstörungen, Schulter- und Rückenprobleme		Vit. A
Sacrospinalis	Blasen-Meridian	Wirbelsäule	Lumbalgie, Bandscheibenprolaps, Spondylolisthesis	LWS	Vit. A, Vit. C, Vit. E, Calcium
Sartorius	Kreislauf-Sexus-Meridian	Nebenniere	Hypotonie, Hypoglykämie, Beckentorsion, Knieprobleme	L2, L3	Vit. C, Mangan, Vit.-B-Komplex, Magnesium
Serratus anterior	Lungen-Meridian	Lunge	Infekte der oberen Luftwege, Asthma, Grippe, Schulter-Arm-Syndrom	C5, C6, C7	Vit. C, Beta Carotin, Wasser
Soleus	Dreifacher Erwärmer	Nebenniere	Hypoglykämie, Erschöpfungssyndrom, Asthma, Allergien		Vit. C
Subscapularis	Herz-Meridian	Herz	Herzstörungen, Schwindel, Brustschmerzen, Nervosität, Schulterschmerzen	C5, C6	Vit.-B-Komplex, Vit. C, Vit. E
Supraspinatus	Konzeptions-Gefäß	Gehirn	Lern- und Konzentrationsstörungen, Schulterprobleme	C4, C5	RNS
Tensor fasciae latae	Dickdarm-Meridian	Dickdarm	Diarrhoe, Obstipation, Kopfschmerzen, rheumatische Beschwerden, LWS-Probleme	L4, L5, S1	Vit. B12, Vit. D, Eisen, Folsäure, B-Komplex, Darmsanierung
Teres major	Gouverneurs-Gefäß	Wirbelsäule	Rücken- und Schulterprobleme	C5, C6, C7	Jod, Zink, Regulierung des Säure-Basen-Haushalts
Teres minor	Dreifacher Erwärmer	Schilddrüse	Hyper- und Hypothyreose, hormonelle Störungen, Zuckerstoffwechselstörungen, Schulterprobleme	C4, C5, C6	Jod, Schilddrüsenmittel
Tibialis anterior	Blasen-Meridian	Blase	Fußprobleme	L4, L5, S1	Vit. A, Vit. E, Kalium
Tibialis posterior	Kreislauf-Sexus-Meridian*	Nebenniere	Fußprobleme	L4, L5, S1	Vit. A, Vit. E, Kalium
Trapezius mittlerer und unterer Teil	Milz-Pankreas-Meridian	Bauchspeicheldrüse	Infekte, Entzündungen, Anämie, Rückenschmerzen, Schulter-Arm-Probleme	C5, C6, C7, C8	Vit. C, Vit. F, Calcium
Trapezius oberer Teil	Nieren-Meridian	Augen und Ohr	Tinnitus, Hörsturz, Mb. Menière, Schwindel, Augenprobleme	C2, C3, C4	Vit. A, Vit. C, Vit. F, Vit. G, Calcium
Triceps brachii	Milz-Pankreas-Meridian	Bauchspeicheldrüse	Kohlenhydratempfindlichkeit, Tennisellbogen	C6, C7, C8, TH1	Vit. A, Vit. F
Unterschenkelflexoren	Dickdarm-Meridian	Dickdarm	Obstipation, Diarrhoe, Hämorrhoiden, toxische Belastungen, Blockaden der LWS	L4, L5, S1, S2, S3	Vit. E, Vit. F, Calcium, Magnesium

* Nach J. Thie ist der Levator scapulae dem Magen-Meridian, der Tibialis posterior dem Blasen-Meridian zugeordnet.

Muskel-Organ-Meridian-Beziehungen 85

Name	Vorname	Geb.Datum ....

Jetzige Anamnese   Datum

Beruf zufrieden? Überlastet? Jetzige oder frühere Belastung mit Chemikalien, Staub, Hitze, Lärm usw.	**Familie** Allein? Verheiratet? ... Kinder? ... zufrieden?	**Hobbys, Sport**
Beschwerden, Symptome		**Beginn, Verlauf** ....

Eigen-Anamnese

Frühere Krankheiten **Wann** .... **Auslandsaufenthalte**	**Operationen** **Wann** ....

Ernährung / Verdauung Blähungen ja ❏ nein ❏ Durchfall ja ❏ nein ❏ Verstopfung ja ❏ nein ❏ Vorliebe für Süßes ja ❏ nein ❏ Heißhunger ja ❏ nein ❏ Tägl. Trinkmenge .... sonstiges	**Herz/Kreislauf** Blutdruck : normal ... hoch ... niedrig ... Schwindel ja ❏ nein ❏ Kopfschmerzen ja ❏ nein ❏ Migräne ja ❏ nein ❏	**Urogenitalbereich** Wann Menstruations- beschwerden Schwangerschaften Geburten Abgänge Miktionsbeschwerden Inkontinenz
Medikamenten-Einnahme Schmerzmittel Blutdruckmittel Kortison Psychopharmaka Sonstiges	**Zahnärztlicher Befund** Eingriffe .... Amalgam-Entfernungen .... Zahnersatz	**Psychischer Befund** Schlafstörungen .... Depressionen oder depressive Zustände .... Ängste .... Phobien ....

Untersuchungsbefunde

Kopf Hals / Rachen / Ohr / Auge	**Thorax**	**Abdomen** ....
Lymphknoten	**Neurologische Untersuchung**	**Sonstiges** ....

Muskel-Organ-Meridian-Beziehungen

AK-Befunde	Datum			weitere Tests, Challenge, TL	Datum			weitere Tests, Challenge, TL	Datum			weitere Tests, Challenge, TL	Datum		
Muskeltests	n	h	s		n	h	s		n	h	s		n	h	s
Supraspinatus re																
li																
Teres major re																
li																
Deltoideus ant. re																
li																
Serratus ant. re																
li																
Pect.maj.clav. re																
li																
Pect.maj.stern re																
li																
Lat. Dorsi re																
li																
Teres minor re																
li																
Subscapularis re																
li																
Quadrizeps re																
li																
Psoas re																
li																
Tensor fasc.lat. re																
li																
Glutaeus med. re																
li																
Peronaeus re																
li																
weitere Muskeln	n	h	s	weitere Muskeln	n	h	s		n	h	s		n	h	s
Alarmpunkte																

n = normoton   h = hyperton   s = schwach (hypoton)

III
Die Therapie mit Kinesiologie

1 Korrekturtechniken

Auf der Grundlage der Diagnose werden die Ursachen auf allen vier Seiten des Tetragons beachtet und von allen vier Seiten her therapiert.
Eine allgemeingültige kinesiologische Therapie gibt es nicht. GEORGE GOODHEART führte alle Krankheiten auf fünf Systeme zurück, die er die *fünf Faktoren des Intervertebralforamens* nannte. Diese Systeme sind das Nervensystem, das lymphatische System, das vaskuläre System, das karniosakrale- und das Meridian-System. Aus dieser Sichtweise heraus entstanden die Grund-Techniken, die auch JOHN THIE in der Methode Touch for Health integrierte. Die Schüler von GOODHEART und THIE ergänzten um weitere manuelle, energetische und emotionale Korrekturen.
Die Behandlungsmethoden der AK richten sich zum einen nach dem vorhandenen Problem, zum anderen nach der »kinesiologischen« Ausbildung, den Kenntnissen und Fertigkeiten des Therapeuten.

Strukturelle Korrekturen

Die Therapie bei strukturellen Störungen kann alle Methoden der manuellen Medizin beinhalten, die **Physiotherapie, Osteopathie, kraniosakrale Therapie**.
Zur Behandlung muskulärer Störungen stehen uns neuromuskuläre Techniken wie die *Ansatz-Ursprung-Technik,* die *Spindelzell- und Golgisehnentechnik* und andere, direkt auf die Muskulatur einwirkende Techniken zur Verfügung.
Bei organischen Funktionsstörungen kann von Osteopathen die kinesiologische Behandlung sehr gut durch die **viszerale Osteopathie** ergänzt werden. Die viszerale Osteopathie ist eine sanfte Mobilisierung von Organen, vor allem der Bauchorgane. Eine entsprechende Ausbildung ist aber unerläßlich. Deshalb verzichte ich auf eine Beschreibung der Methode.

Biochemische Korrekturen

Auf der biochemischen Seite kann im Grunde jedes phytotherapeutische, allopathische oder orthomolekulare Mittel in die Therapie mit einbezogen werden.
Hier spielt vor allem die Möglichkeit des Austestens von Mangelzuständen an Vitaminen oder Spurenelementen, aber auch der Test von chemisch-toxischen Belastungen eine große Rolle.

Emotionale Korrekturen

Die Möglichkeiten auf der emotionalen Ebene reichen von **homöopathischen Hochpotenzen, Blütenessenzen, Farb-Therapie,** über **Psychokinesiologie** bis zu **NLP** (Neurolinguistisches Programmieren).

Energetische Korrekturen

Auch hier können alle energetischen Verfahren wie **Akupunktur, Akupressur, Akupunktmassage, Farb- und Laserpunktur** zur Anwendung kommen.

2 Grund-Techniken nach Touch for Health

Für die Korrektur der energetischen oder muskulären Störungen stehen uns vier Grund-Techniken zur Verfügung:
- Neurolymphatische Reflexpunkte
- Neurovaskuläre Reflexpunkte
- Akupressurpunkte
- Emotionale Streßabbautechniken

2.1 Neurolymphatische Reflexpunkte

Die Neurolymphatischen Punkte sind Reflexzonen für eine Verbesserung des Lymphabflusses. Die Massage dieser Zonen ist eine der wichtigsten und wirkungsvollsten Therapien innerhalb der AK.
Der amerikanische Osteopath CHAPMAN fand heraus, daß es einen Zusammenhang zwischen bestimmten Hautzonen und Organen gibt. Bei Störungen innerer Organe, vor allem im Zusammenhang mit lymphatischer Belastung, kommt es zu Verquellungen und Verhärtungen in den dazugehörenden Reflexzonen. CHAPMAN untersuchte diese auffälligen Hautveränderungen und erkannte, daß die Massage dieser Zonen den Lymphabfluss im dazugehörigen Organ verbessert.

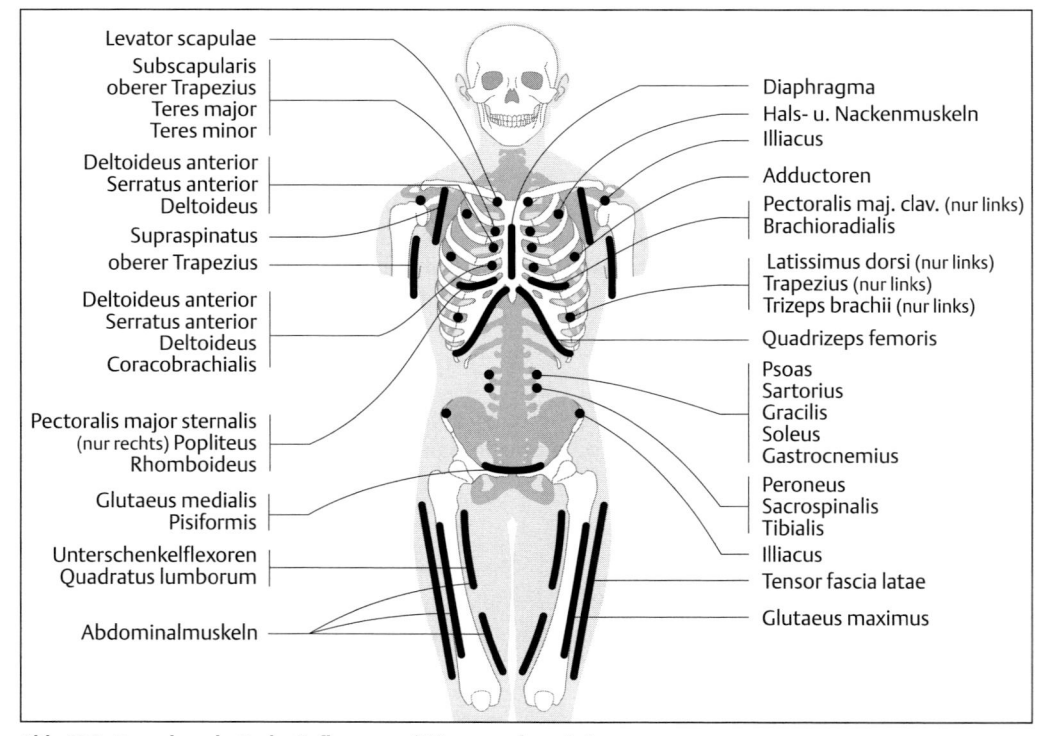

Abb. 250 Neurolymphatische Reflexzonen (Körpervorderseite)

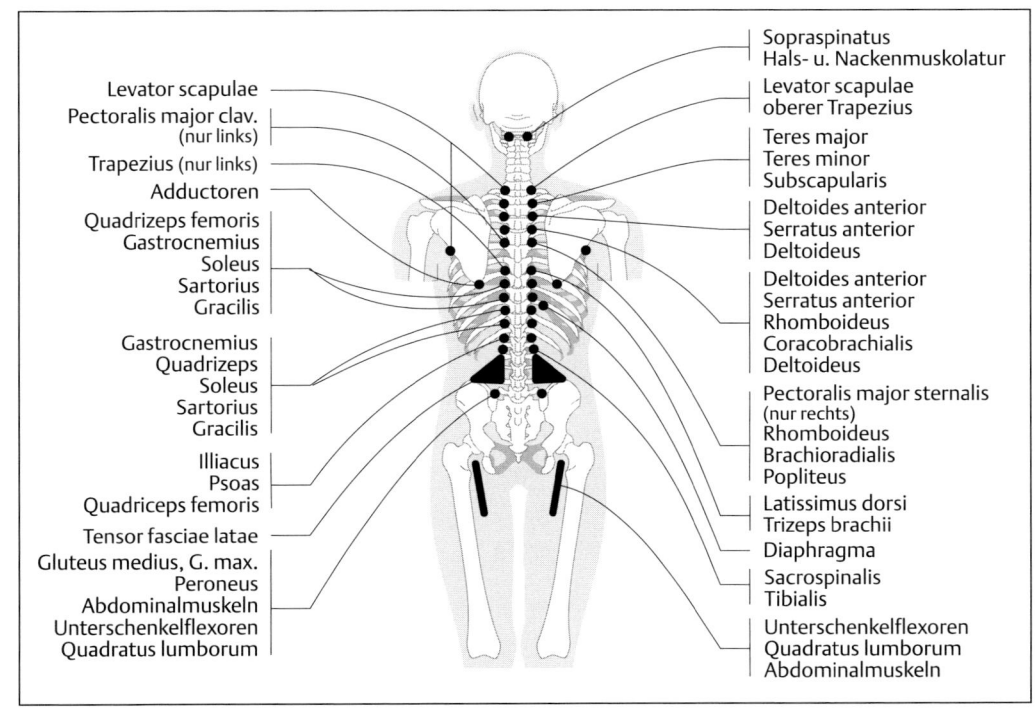

```
                          Sopraspinatus
                          Hals- u. Nackenmuskolatur
Levator scapulae          Levator scapulae
Pectoralis major clav.    oberer Trapezius
(nur links)               Teres major
Trapezius (nur links)     Teres minor
Adductoren                Subscapularis
Quadrizeps femoris        Deltoides anterior
Gastrocnemius             Serratus anterior
Soleus                    Deltoideus
Sartorius                 Deltoides anterior
Gracilis                  Serratus anterior
                          Rhomboideus
Gastrocnemius             Coracobrachialis
Quadrizeps                Deltoideus
Soleus                    Pectoralis major sternalis
Sartorius                 (nur rechts)
Gracilis                  Rhomboideus
Illiacus                  Brachioradialis
Psoas                     Popliteus
Quadriceps femoris        Latissimus dorsi
Tensor fasciae latae      Trizeps brachii
Gluteus medius, G. max.   Diaphragma
Peroneus                  Sacrospinalis
Abdominalmuskeln          Tibialis
Unterschenkelflexoren     Unterschenkelflexoren
Quadratus lumborum        Quadratus lumborum
                          Abdominalmuskeln
```

Abb. 250a Neurolymphatische Reflexzonen (Körperrückseite)

Diese Punkte sind meist schmerzhaft. Häufig sind sie als derbe Knötchen tastbar. Die meisten *Chapman-Punkte* befinden sich am **Thorax**. Sie werden mit leichtem Druck kreisförmig massiert. Bei sehr schmerzhaften Punkten ist es sinnvoll, sie zunächst nur mit leichtem Druck zu halten, bis sich der Schmerz aufgelöst hat, und dann erst sanft zu massieren. Nach einigen Tagen wird die Schmerzempfindlichkeit nachlassen und eine kräftigere Massage möglich sein.

Da, wie oben bereits erwähnt, viele Patienten unter Lymphabflußproblemen leiden, prüft man jeden schwachen oder hypertonen Muskel zuerst durch Challenge dieser Reflexzonen.

❶ Wir haben einen schwachen oder hypertonen Muskel, z.B. den Quadrizeps femoris.
❷ Der Patient berührt die zugehörige neurolymphatische Zone, während der Muskel erneut getestet wird.
❸ Wird der Muskel nun normoton, werden die Zonen wie oben beschrieben massiert.
❹ Der Muskel wird erneut getestet. Er sollte nun normoton reagieren.

2.2 Neurovaskuläre Reflexpunkte

Was die neurolymphatischen Punkte für das Lymphsystem sind, sind die neurovaskulären Punkte für die Blutversorgung. Diese Punkte wurden als *Bennett-Reflexpunkte* bekannt. BENNETT, ein amerikanischer Chiropraktiker, konnte nachweisen, daß die Stimulation dieser Zonen die Blutversorgung in bestimmten Organen verbesserte.

Die meisten dieser Punkte befinden sich am Kopf. Ebenso wie bei den neurolymphatischen Punk-

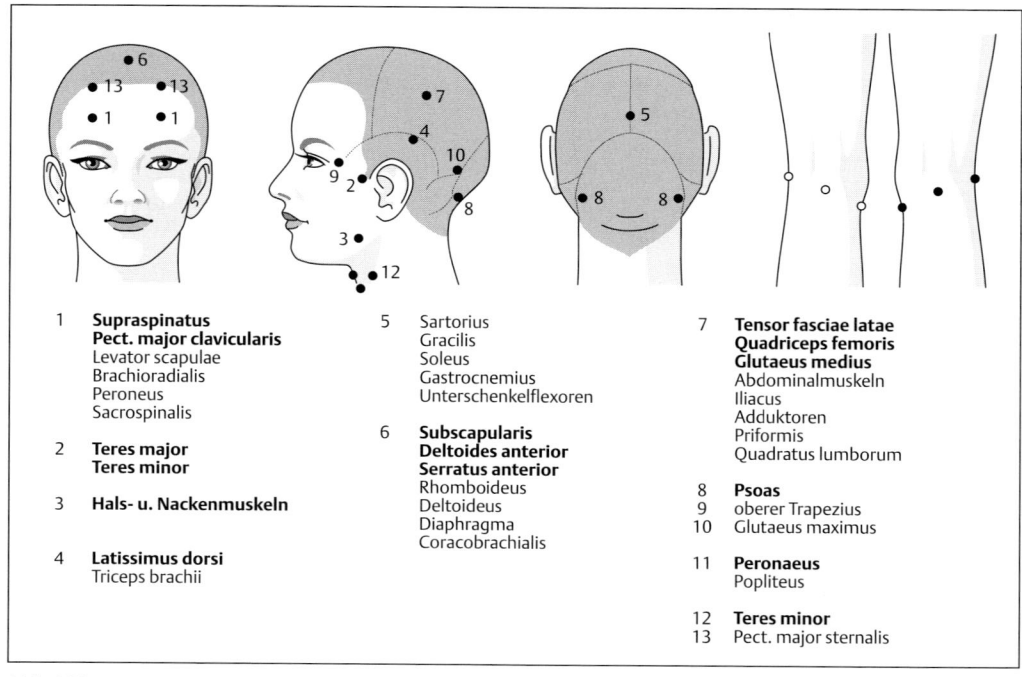

1	**Supraspinatus**	5	Sartorius	7	**Tensor fasciae latae**
	Pect. major clavicularis		Gracilis		**Quadriceps femoris**
	Levator scapulae		Soleus		**Glutaeus medius**
	Brachioradialis		Gastrocnemius		Abdominalmuskeln
	Peroneus		Unterschenkelflexoren		Iliacus
	Sacrospinalis				Adduktoren
		6	**Subscapularis**		Priformis
2	**Teres major**		**Deltoides anterior**		Quadratus lumborum
	Teres minor		**Serratus anterior**		
			Rhomboideus	8	**Psoas**
3	**Hals- u. Nackenmuskeln**		Deltoideus	9	oberer Trapezius
			Diaphragma	10	Glutaeus maximus
			Coracobrachialis		
4	**Latissimus dorsi**			11	**Peronaeus**
	Triceps brachii				Popliteus
				12	**Teres minor**
				13	Pect. major sternalis

Abb. 251

ten überprüfen wir durch Challenge, ob die Behandlung der neurovaskulären Punkte angezeigt ist. Der Patient berührt diesmal die Punkte am Kopf.

> Die neurovaskulären Punkte werden mit zwei oder drei Fingerkuppen leicht berührt und ohne Massage gehalten, bis unter den Fingerspitzen ein leichtes Pulsieren zu spüren ist.

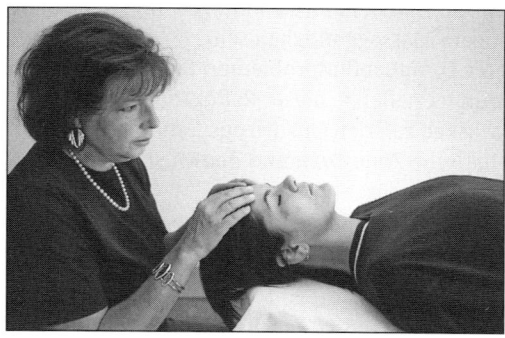

Abb. 252

Anfangs kann es schwierig sein, dieses Pulsieren wahrzunehmen. Manchmal glaubt man, bei diesem Puls das Pulsieren der eigenen Fingerspitzen zu spüren. Aber mit etwas Übung und zunehmender Erfahrung lernt man, den eigenen Puls vom Puls des Patienten zu differenzieren. Wichtig bei dieser Methode ist die Konzentration des Behandlers. Bilateral vorhandene Punkte werden auch mit zwei Händen gleichzeitig berührt. Dabei kann es anfangs zu unterschiedlichen Pulsqualitäten der beiden Seiten kommen. Die Behandlung ist dann abgeschlossen, wenn das Pulsieren auf beiden Seiten gleich stark und im gleichen Rhythmus zu spüren ist.

2.3 Akupressurpunkte

GEORGE GOODHEART befaßte sich neben der Chiropraktik auch mit der Akupunktur. Er beobachtete, daß es einen direkten Zusammenhang zwischen Akupunkturmeridianen, Muskeln und Organen gibt.
Bei einer Schwäche oder bei Hypertonus eines Muskels kann davon ausgegangen werden, daß im dazugehörenden Meridian eine Energiefluss-Störung vorliegt. Die Wahl der Touch for Health-Akupressurpunkte ergibt sich aus der chinesischen Elemente-Lehre (Seite 162)
Vorgehen:

❶ Über die Alarmpunkte (Seite 76) wird getestet, ob es sich um *Über-* oder *Unterenergie* handelt. **Unterenergie** wird mit den **Stärkungspunkten, Überenergie** mit den **Sedierungspunkten** behandelt.
❷ Die bei den jeweiligen Muskeln mit Nr. 1 gekennzeichneten Akupunkturpunkt-Kombinationen werden für ein bis zwei Minuten mit leichtem Druck gehalten.
❸ Im nächsten Schritt werden die mit Nr. 2 gekennzeichneten Punkt-Kombinationen wie bei ❷ behandelt.

Beispiel:
Wir haben fünf schwache oder hypertone Muskeln: Psoas, Quadrizeps, Teres minor, Latissimus dorsi und Peronaeus.
Beim Test der Alarmpunkte zeigen die Alarmpunkte Niere und Milz-Pankreas an (Hinweis auf Überenergie).
Wenn beim Challenge die Akupressurpunkte als Therapie anzeigen, werden beim Nieren- und Milz-Pankreas-Meridian die Sedierungspunkte, bei den anderen die Tonisierungspunkte behandelt.

▶ Bei sehr schmerzhaften Punkten wird der Druck verringert, aber solange beibehalten, bis sich der Schmerz auflöst. Es kann dabei zunächst zu einer Schmerzverschlimmerung kommen.

TFH-Akupressurpunkte

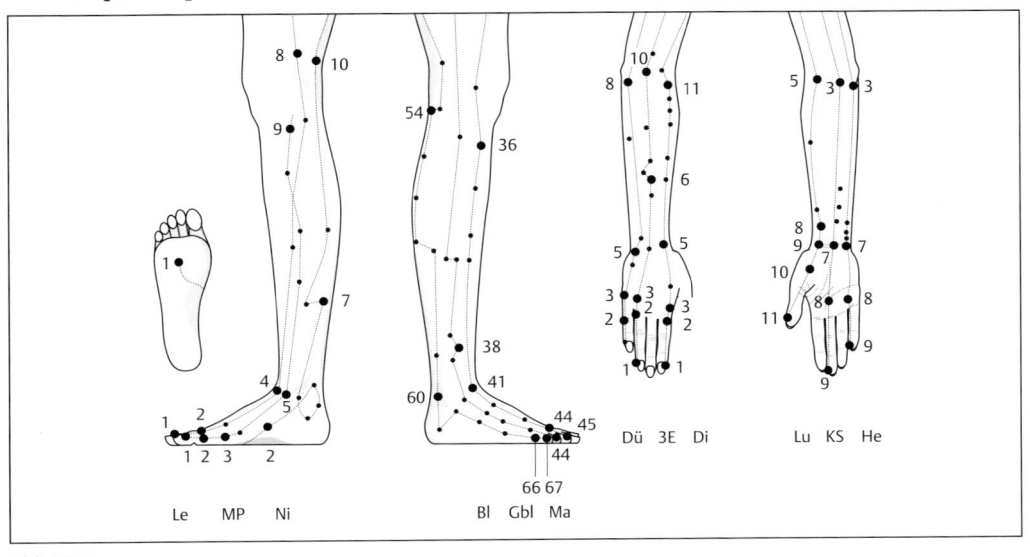

Abb. 253

2.4 Emotionaler Streßabbau

Zum Lösen emotionaler Ursachen wird in TFH die **»ESR«-Technik** verwendet. ESR bedeutet **E**motional **S**treß **R**elease. Der Patient oder der Therapeut berührt die Stirnbeinhöcker (neurovaskuläre Reflexzonen des Magenmeridians des Patienten), während der Patient an das ihn belastende Thema denkt. Der Umgang mit der ESR-Technik wird im Kapitel »Emotionen« genauer behandelt.

3 Weitere Korrekturen

Die weiteren Korrekturen richten sich nach den Symptomen und Beschwerden.
Beispielsweise müssen wir bei Rückenschmerzen zusätzlich zu den Grundtechniken sehr wahrscheinlich Wirbelkorrekturen oder kraniosakrale Techniken anwenden. Bei Magen- und Verdauungsbeschwerden werden *Allergie-* und *Candida-Tests* durchgeführt usw.

Zusätzliche Korrektur-Methoden in der AK

Strukturell	Biochemisch	Energetisch	Emotional
Lösen von Wirbelfixationen, Becken-Korrekturen, Kraniosakral-Therapie, Spezielle Muskeltechniken Hyperton-X-Methode	Test von Allergien, Mykosen, Feststellen toxischer und Schwermetallbelastung und Austesten der geeigneten Substanzen zur Nahrungsergänzung und zur Ausleitung	Neuraltherapie Lo-Punkte Tapping-Punkte Farb-Punktur Laser-Punktur	Homöopathie (Hochpotenzen) Bach-/Blüten und andere Blütenessenzen Lösen von emotionalen Blockaden nach »Tools of the Trade« oder »Psychokinesiologie«

3.1 Strukturelle Techniken

Strukturelle Probleme, Veränderungen und Schmerzen können ihre Ursachen sowohl im muskulären, als auch im biochemischen und emotionalen Bereich haben. Gleichgültig, welches Problem bearbeitet wird, wir nutzen immer das ganze Spektrum der Korrekturmethoden von neurolymphatischen, neurovaskulären und Akupunkturpunkten über orthomolekulare Behandlung bis zur Arbeit mit den Strukturen selbst, also Bewegungs-, Dehnungs- und Mobilisierungstechniken.

Muskel-Techniken	Hyperton-X-Methode
• Massage von Ansatz und Ursprung • Spindelzell-Technik • Golgisehnen-Technik • Faszien-Behandlung • Strain-counter-strain-Technik • Reaktive Muskeln	• Entspannen hypertoner Muskeln • Beckenentspannung • Hand- und Fußsensoren **Kraniosakrale Korrekturen** **Kiefergelenks-Korrekturen**

Der Skelettmuskel besteht aus dem Muskelbauch, dem Ansatz und dem *Ursprung*. Ursprung wird der proximale, also der zur Körpermitte hin lokalisierte Teil, *Ansatz* wird der distale Teil genannt. Ansatz und Ursprung gehen in die Sehnen über.
Hauptaufgabe der Muskeln ist es, den Körper bzw. Körperteile zu bewegen und zu stützen.
Da ein Muskel immer nur in eine Richtung Zug ausüben kann, ist für eine Bewegung ein Gegenspieler notwendig. Muskeln mit entgegengesetzter Wirkung nennt man *Antagonisten*, wirken mehrere Muskeln gleichsinnig, spricht man von *Synergisten*.
Beispiele für antagonistisch arbeitende Muskeln sind: Flexoren (Beuger) und Extensoren (Strecker), Abduktor (Anzieher) und Adduktor (Abzieher), Innen- und Außenrotatoren.
Sowohl im Muskelbauch, als auch an den beiden Enden befinden sich Zellen, sog. *Propriozeptoren*, die den Spannungszustand und die Dehnung eines Muskels überwachen und ständig an das Gehirn weitergeben.

3.2 Muskel-Techniken

3.2.1 Massage von Ansatz und Ursprung

Diese Methode ist bei Muskelschmerzen oder nach Überanstrengung eines Muskels sehr hilfreich.
Ansatz und Ursprung werden **ca. 30 Sek.** lang kräftig massiert oder an den Knochen gepreßt.

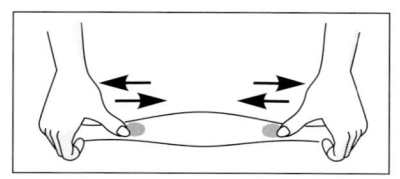

Abb. 254

3.2.2 Die Spindelzell-Technik

Spindelzellen sind Propriozeptoren, die sich im Muskelbauch befinden und die Länge und Längenveränderungen eines Muskels überwachen. Mit dieser Technik prüfen wir, ob ein Muskel normoton ist. Als Therapie wird diese Technik bei allen Muskelverspannungen, bei Verletzungsfolgen und bei reaktiven Muskeln eingesetzt.
Wir unterscheiden zwei Möglichkeiten, um mit den Spindelzellen zu arbeiten:

- **Entspannen eines verkrampften Muskels:**
Der Muskelbauch wird mit den Daumen zusammengedrückt. Dadurch erhält das Gehirn die Information eines zu sehr verkürzten Muskels. Als Reaktion erfolgt eine Entspannung.

- **Stärken eines schwachen Muskels:**
Der Muskelbauch wird mit den Daumen in Richtung Ansatz und Ursprung auseinandergezogen. Dadurch erhält das Gehirn ein Überdehnungs-Signal. Als Reaktion erfolgt eine Verkürzung und damit Stärkung des Muskels.
Die geeignete Korrektur wird durch Challenge herausgefunden.

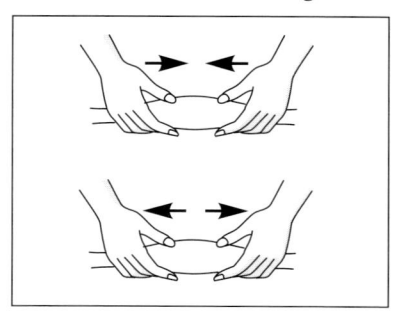

Abb. 255

3.2.3 Die Golgisehnen-Technik

Golgisehnen befinden sich an den Muskelenden. Sie registrieren den Muskeltonus.
Die Technik kann ebenfalls bei Traumata oder Muskelschmerzen erforderlich sein, was allerdings seltener vorkommt. Kann aufgrund der Symptome von Muskelverkrampfungen ausgegangen werden, aber dennoch durch Spindelzell-Challenge keine Änderung hervorgerufen wird, müssen wir Challenge mit der Golgisehnen-Methode wiederholen.
Auch hier unterscheiden wir zwei Möglichkeiten:

- **Entspannen eines Muskels:**
Die Muskelenden werden auseinandergezogen. Das Gehirn erhält so die Information eines hypertonen Muskels, als Reaktion erfolgt eine Entspannung.

- **Stärken eines Muskels:**
Die beiden Muskelenden werden in Richtung Muskelbauch zusammengedrückt. Dadurch erhält das Gehirn die Information eines hypotonen Muskels. Als Reaktion erfolgt eine Kontraktion.

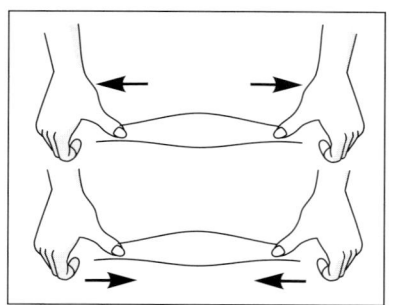

Abb. 256

3.2.4 Faszien-Behandlung (Muskelstreck-Reaktion)

Die Behandlung der Faszien ist bei Haltungskorrekturen, bei ständiger einseitiger sportlicher oder anderer Belastung, aber auch nach Sportverletzungen angezeigt. Nach Verletzungen kann es vorkommen, daß die Faszien ihre Struktur verändern, daß sie dichter oder kürzer werden oder daß es zu Verklebungen zwischen Muskel und Faszie kommt. Dies führt zu einer Beeinträchtigung der Muskelbeweglichkeit, zu Störungen im Blut- und Lymphabfluß und zu chronischen Schmerzen.

Test der Muskelstreckreaktion
1. Ein Hinweis auf eine Muskelstreckreaktion können normotone Muskelreaktionen im schmerzhaften Bereich sein (normalerweise würde man hier hypertone oder schwache Muskeln erwarten). Lymphabflußprobleme können ebenfalls ein Hinweis dafür sein, da die unterstützende Muskelpumpe nicht genügend aktiv ist.
2. Der vermutete (normotone) Muskel wird langsam bis an das Maximum des Bewegungsspielraumes gedehnt.
3. Sofort darauf wird derselbe Muskel nochmals getestet. Wenn er jetzt schwach reagiert, handelt es sich um eine *positive* Muskelstreckreaktion.

Korrektur:
Als Korrektur wird der Muskel 4 bis 5 Mal mit sehr kräftigem Druck in Faserrichtung massiert.
▶ Wichtig dabei ist, daß nur in *eine* Richtung massiert wird.
Dabei ist es vorteilhaft, in Richtung des venösen Flusses, also in Richtung Herz zu massieren (bei den Muskeln PMC, PMS und Pectoralis minor fließt das venöse Blut in Richtung Schulter). Die Verwendung eines Massageöls erleichtert das Vorgehen.

3.2.5 Strain counter strain

Wenn keine Muskelstreckreaktion anzeigt, wird zusätzlich auf Strain counter strain getestet. Mit dieser Technik werden Fehl- oder Überbelastungen des Bewegungsapparates behandelt, die durch plötzliche Haltungsveränderung nach einer über längere Zeit eingenommenen unnatürlichen Körperposition entstehen. Wenn zum Beispiel jemand über Stunden am Bildschirm arbeitet, am Steuer sitzt oder gebückt im Garten arbeitet und sich dann unvermittelt aufrichtet, wird dies zu starken Schmerzen und zu Bewegungseinschränkungen führen, die unter Umständen Jahre anhalten können. Als Reaktion auf die lange eingenommene veränderte Haltung wird das Gehirn mit einer Art Schutzmechanismus reagieren und die neue Haltung einspeichern. Die plötzliche Veränderung kann über die Propriozeptoren nicht schnell genug registriert werden, es kommt zu Dysbalancen, Bewegungsbeeinträchtigungen, Schmerzen.

Strain-counter-strain-Test
Wenn ein Muskel trotz angegebener Schmerzen oder Bewegungseinschränkung normoton ist, sollte auf SCS getestet werden.
1. Der Patient kontrahiert den vermuteten Muskel und der Untersucher verstärkt mit leichtem Druck die Kontraktion für **ca. 3 Sekunden**. Danach wird der Muskel in die neutrale Lage gebracht.
2. Sofort darauf wird derselbe Muskel wie gewöhnlich getestet. Wenn er jetzt mit Schwäche reagiert, wird die Strain-counter-strain-Technik angewendet.

Korrektur

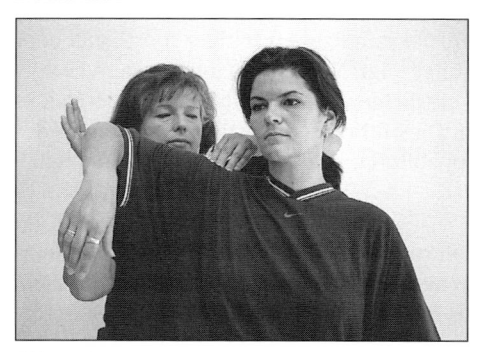

Abb. 257

❶ Suchen Sie den maximalen Schmerzpunkt im Muskel. Er kann sich sowohl im Muskelbauch als auch im Ansatz- oder Ursprung-Bereich befinden.

❷ Der Punkt wird mit starkem Druck gehalten, während der Muskel durch den Untersucher langsam passiv kontrahiert wird. Diese Position wird ca. **30 Sek.** bei gleichzeitigem Druck auf den Schmerzpunkt gehalten. Befindet sich der Schmerzpunkt in Sehnen-Nähe, wird gleichzeitig die Spindelzell-Technik ausgeübt, indem der Druck auf den Schmerzpunkt in Richtung Muskelmitte erfolgt. Dies wird einige Male wiederholt.

Muskeln auf der Körpervorderseite werden in Flexion (Beugung), Muskeln auf der Körperrückseite in Extension (Streckung) behandelt. Wenn sich der Schmerzpunkt bzw. der Muskel seitlich am Körper befindet, ist es sinnvoll, in die Behandlung eine Drehung des Körpers mit einzubeziehen.

❸ Der Muskel wird wieder langsam und passiv in seine neutrale Position gebracht. Der Patient darf dabei keine aktive Bewegung ausführen.

Beispiel:
Eine 50jährige Patientin, seit 2 Jahren Schmerzen in der Leiste. Beim Nachfragen erinnert sie sich, damals beim Renovieren ihrer Wohnung mehrere Stunden auf den Knien gearbeitet zu haben. Beim Aufstehen habe sie einen starken Schmerz in den Oberschenkeln und in der Leiste verspürt, der sich zwar besserte, aber niemals ganz verschwunden sei.
Psoas und Quadrizeps waren normoton, der Test war aber schmerzhaft. Zunächst behandelten wir den Ansatz des Psoas (bei angezogenem Oberschenkel) mit Druck auf den schmerzenden Punkt in der Leiste. Ebenso den Quadrizeps am Ursprung des Rectus femoris.
Schon nach der Behandlung hatte sich der Schmerz um 80% verringert. Beide Muskeln wurden daraufhin noch mit der Entspannung nach Hyperton-X behandelt.

3.2.6 Hyperton-X

Eine weitere Möglichkeit, schmerzende Muskeln oder Bewegungseinschränkungen zu behandeln ist Hyperton-X. Diese Methode wurde von FRANK MAHONY zusammengestellt. Seiner Auffassung nach bewirkt ein hypertoner Muskel außer Bewegungsbeeinträchtigungen die Beeinträchtigung der Verarbeitung sensorischer Informationen im zentralen Nervensystem und Störungen in der Zirkulation der Zerebrospinalflüssigkeit. Er arbeitete viel mit lernbehinderten Schülern und mit Sportlern. MAHONY legte den Schwerpunkt seiner Arbeit auf die hypertone Muskulatur. Allerdings testet er nicht den hypertonen Muskel selbst, er testet über einen Indikatormuskel, inwieweit die Dehnung oder bestimmte Dehnungsgrade eines Muskels körperlichen Streß verursachen. Dieses Vorgehen ist vor allem bei **Sportlern** sinnvoll. So können genau eine bestimmte Bewegung oder ein bestimmter Bewegungsradius herausgefunden werden, die Streß bereiten.
Die Faktoren, die zu muskulären Hypertonien führen, sind ähnlich wie bei strain-counter-strain: Sich ständig wiederholende muskuläre Beanspruchungen, Fehl-und Überbelastungen wie einseitige sportliche oder sonstige Tätigkeiten und Traumata, die zu Schmerz und Bewegungseinschränkung führen.

Bei Bewegungseinschränkung und Schmerz sollte auch ein Challenge mit bestimmten Haltungen durchgeführt werden. Klagt ein Tennisspieler beispielsweise über Schulterschmerzen, testen wir einen Indikatormuskel, während er die Haltung einnimmt, die ihm Schmerzen bereitet. Alle möglicherweise beteiligten Muskeln werden dann in Extension getestet.

Ich möchte das Vorgehen exemplarisch für den Quadrizeps femoris und den vorderen Deltoideus beschreiben. Für die Anwendung bei den anderen Muskeln empfehle ich Mahony's Workshop-Buch »Hyperton X.« Wenn man die Muskeln und ihre Funktion kennt, ist es einfach, die Methode bei anderen Muskeln anzuwenden.

Hyperton-X-Test:
Der Muskel wird in Extension gebracht, während gleichzeitig der Indikator getestet wird. Führt dies zu einer Indikator-Änderung, bedeutet dies einen Hypertonus.

Korrektur:
1. Der Behandler fixiert den Muskel in der gedehnten Stellung.
2. Der Patient drückt in der **Ausatmungs-Phase ca. 5–6 Sekunden** lang mit maximal einem Viertel seiner Kraft gegen die Hand des Untersuchers. Dann entspannt der Patient bewußt den Muskel. Der Bewegungsradius hat sich durch die Korrektur vergrößert, der Muskel läßt sich mehr dehnen. Die Korrektur wird 2–3 mal, jeweils ausgehend von der neuen maximalen Dehnung, wiederholt.
3. Anschließend wird der Muskel erneut in Extension gebracht und der Indikatormuskel getestet. Er sollte jetzt stark sein.

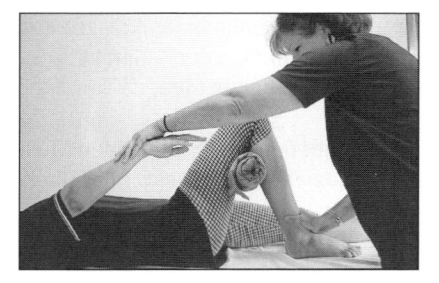

Abb. 258a

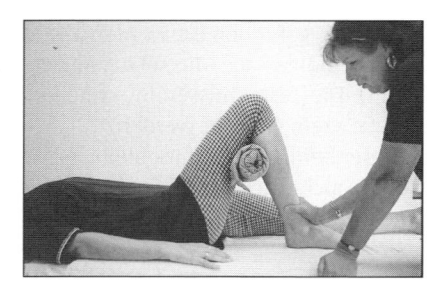

Abb. 258b

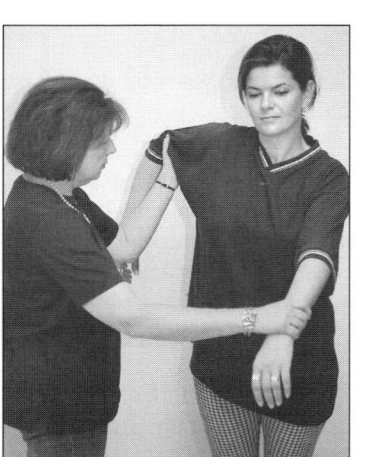

Abb. 259a

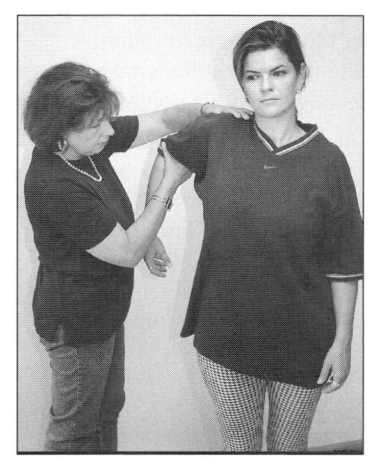

Abb. 259b

3.2.7 Reaktive Muskeln

Bei jeder Bewegung sind immer mehrere Muskeln, bzw. Muskelgruppen beteiligt. Verschiedene Muskeln sind so um die Gelenke gruppiert, daß sie entweder gleichsinnig, d. h. als *Synergisten* oder gegensinnig, d. h. als *Antagonisten* wirken können. Damit sich ein Muskel zusammenziehen kann, muß sich ein anderer oder eine Gruppe von gegenspielenden Muskeln entspannen, um die Bewegung zu ermöglichen. Dieses Wechselspiel kann durch falsche Haltung infolge Verletzungen oder durch Überbeanspruchung bestimmter Muskelgruppen gestört sein. Wir sprechen dann von *reaktiven Muskeln*. Reaktive Muskeln kommen häufig bei einseitigen körperlichen Belastungen im Beruf oder im Sport vor. Zeichen für reaktive Muskeln können Muskelzuckungen, Krämpfe, anhaltende Schmerzen, Gelenkschwächen sein.

▷ Typisch für dieses Muskel-Reaktionsmuster ist, daß die beteiligten Muskeln stark sind, wenn sie isoliert getestet werden, aber einige schwach reagieren, wenn sie unmittelbar hintereinander getestet werden. Deshalb werden immer zwei Muskeln in rascher Folge hintereinander getestet.

Test:

❶ Durch Anamnese (Schmerzen, Bewegungseinschränkung) und/oder Haltungsanalyse wird der vermutete Reaktor herausgefunden.

❷ Zuerst testen wir den Muskel A, der stark reagiert, dann den Muskel B. Wenn Muskel B jetzt schwach ist, wäre Muskel A der Reaktor, der den Muskel B in seiner Reaktion behindert.
Wenn Muskel B aber stark bleibt, wird Muskel A nochmals getestet. Ist A jetzt stark, wäre B der Reaktor. Das bedeutet, B ist der Reaktor und A der reaktive Muskel.

❸ Wenn der Reaktor gefunden ist, werden alle Muskeln, die im Verdacht stehen, reaktiv zu sein, in rascher Reihenfolge nach Muskel A getestet. Also erst A, dann B, dann wieder A, dann C, wieder A, dann D. Die Tests müssen in schneller Reihenfolge durchgeführt werden, da sonst die Muskeln nur einzeln getestet werden.
Der Muskel, der beim Testen stark bleibt, ist der Reaktor, er erlaubt den gegenspielenden Muskeln (Reaktive) nicht, sich zum richtigen Zeitpunkt zusammenzuziehen. Der Reaktor hat Überenergie und muß sediert werden.

Korrektur

Behandelt wird der Reaktor, also der Muskel, der die anderen in ihrer Funktion blockiert.

❶ Die Korrektur geschieht durch die *Spindelzell-Technik*. Der Muskelbauch wird zusammengedrückt und der Muskel dadurch sediert.

❷ Beim anschließenden Test sollten die reaktiven Muskeln stark sein. Falls dies nicht der Fall ist, kann die Sedierung durch die *Golgisehnen-Methode* wiederholt werden.

In Touch for Health-Seminaren wird bei dieser Technik der sogenannte *Verweil-Modus* eingesetzt, da es Ungeübten nicht möglich ist, die Muskeln in der nötigen schnellen Reihenfolge zu testen. Die **Theorie des Verweilmodus** besagt, daß mit einer bestimmten Bewegung nicht nur die mit der Bewegung zusammenhängenden Impulse, sondern alle gleichzeitig ankommenden Informationen zum Gehirn gelangen und »verschmolzen« werden. Die Bewegung wird sozusagen *angehalten* und die Information dadurch gespeichert, und zwar solange, bis die Haltung wieder verändert wird.

Ich beschreibe den Test der reaktiven Muskel hier noch einmal mit Verwendung des Verweil-Modus.

Test

❶ Anhand von Anamnese oder Haltungsanalyse werden die möglichen reaktiven Muskeln herausgefunden und notiert.
❷ Der vermutete Reaktor wird getestet und in den Verweilmodus gebracht. Dies geschieht, indem der Tester seine Beine ca. 45° auseinander bewegt und in dieser Position bleibt.
❸ Dann werden alle Muskeln getestet, die beteiligt sein könnten. Alle, die nicht halten, sind reaktiv in Bezug auf den Reaktor-Muskel.
❹ Verweilmodus verlassen (Beine wieder zusammenbringen).

Korrektur

❶ Der Reaktor (der starke Muskel) wird mit der Spindelzell-Technik sediert.
Dann wird dieser Muskel in den Verweilmodus gebracht.
❷ Die reaktiven Muskeln werden durch einen kräftigen Muskeltest neu eingestellt und der Verweilmodus verlassen.
❸ Überprüfung aller beteiligten Muskeln, sie sollten jetzt stark sein.

Liste häufig vorkommender reaktiver Muskeln

	reaktive (schwache) Muskeln	Reaktor (hyperaktive, starke Muskeln)
Schulter, Hals	Halsmuskeln Deltoideus Supraspinatus Rhomboideus	gegenüberliegender Psoas Rhomboideus Rhomboideus Deltoideus, Serratus anterior, Supraspinatus
Arme, Thorax	Pect. maj. clav. Serratus anterior Bizeps Trizeps Oberer Trapezius Diaphragma	Glutaeus medius Rhomboideus Trizeps, oberer Trapezius Bizeps Latissimus dorsi, gegenüberl. Oberer Trapezius Psoas
Rücken, Bauch	gerade Bauchmuskeln schräge Bauchmuskeln Latissimus dorsi Sacrospinalis	Quadrizeps, Glutaeus medius Sacrospinalis gegenüberliegender oberer Trapezius, gegenüberliegende Unterschenkelflexoren schräge Bauchmuskeln, Glutaeus maximus, Unterschenkelflexoren
Becken, Beine	Psoas Glutaeus medius Glutaeus maximus Unterschenkelflexoren Tensor fasciae latae Adduktoren Quadrizeps Piriformis Sartorius Popliteus Tibialis anterior Peronaeus	gegenüberliegende Halsmuskeln, Zwerchfell gerade Bauchmuskeln Sacrospinalis, Pectoralis maj. Clav. Sacrospinalis, gegenüberlieg. Latissimus dorsi, Quadrizeps, Poplitues Adduktoren, Peronaeus Tensor fasciae latae Gastrocnemius, Unterschenkelflexoren, gerade Bauchmuskeln Nackenmuskeln Tibialis anterior, Quadrizeps Gastrocnemius, Unterschenkelflexoren Sartorius Tensor fasciae latae

3.3 Haltungsanalyse und Korrektur

Nur durch das Zusammenspiel aller für die Statik zuständigen Muskeln ist eine optimale Körperhaltung möglich. Sobald auch nur ein Muskel durch Schwäche oder Hypertonus in seiner Funktion beeinträchtigt ist, wird sich dies über Muskelketten auf das gesamte Körpergleichgewicht auswirken. Nicht nur die Haltung verändert sich, es kommt zu Schmerzen, zu Schonhaltungen und damit zu weiteren Einschränkungen und Schmerzen.

Optimale Körperhaltung

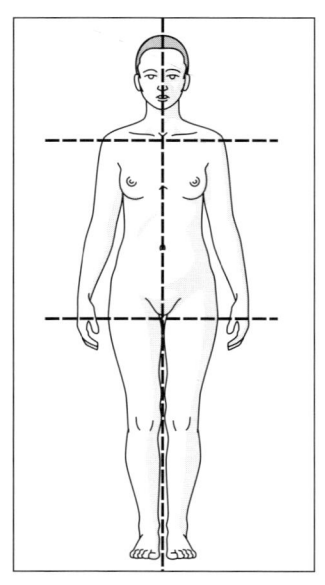

Abb. 260
Nase, Halsmitte, Brustbein und Nabel liegen auf der Körpermitte.
Mitte Oberschenkel, Kniemitte und Knöchel bilden eine senkrechte Linie.
Hüfte, Schultern, Augen und Ohren bilden jeweils eine waagrechte Linie.

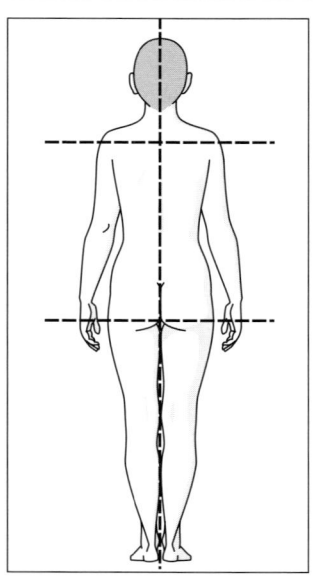

Abb. 261
Wirbelsäule und Mitte des Hinterkopfes bilden eine senkrechte Linie
Arme und Beine sind gleich lang.

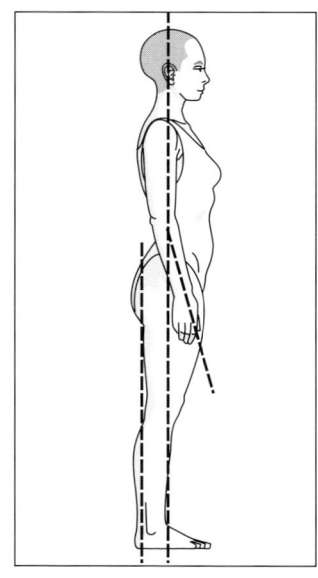

Abb. 262
Ohr, Halsmitte, Schultern, Mitte Oberschenkel, Knie und Vorderkante Knöchel bilden eine senkrechte Linie.
Der Unterarm ist leicht nach vorn abgewinkelt, der Daumen weist nach innen, die Hand ist zum Oberschenkel hin gewölbt.

Haltungsanalyse und Test
❶ Die Abweichungen werden registriert.
  - Beobachten Sie den Patienten, lassen sie ihn herumgehen und seinen Körper wahrnehmen. Achten Sie auf die Stellung der Füße, die Bewegungen usw.
  - Prüfen Sie Beckenschiefstand (Seite 111).
  - Notieren Sie alle Auffälligkeiten und Abweichungen.
❷ Challenge der beteiligten Muskeln (nächste Tabelle) mit folgenden Methoden:
  - Massage von Ansatz und Ursprung
  - Spindelzell-Technik

- Golgisehnen-Technik
- evtl. reaktive Muskeln
- evtl. Muskelstreckreaktion und strain counter strain prüfen

Korrektur

① Emotionaler Streßabbau. Dieser Punkt ist besonders wichtig. Allein schon die Körpersprache kann uns sehr viel über die Ursache der Haltungsabweichung sagen. »Was lastet auf Deinen Schultern?« oder »Was kannst Du nicht (er)tragen?«
Der Patient nimmt eine möglichst korrekte Haltung ein, während er oder der Behandler die ESR-Punkte auf der Stirn (Seite 172) berührt. Oder man sucht die mit diesem Problem assoziierte Emotion über die Meridian-Emotionen (Therapeuten mit *Three-in-one*-Ausbildung werden eher das »*Verhaltensbarometer*« benutzen). Der Patient denkt an das Wort, während er die Punkte berührt. Wenn Emotionen auftauchen, wird nach der ESR-Technik die Blockade gelöst.

② Korrektur mit den Methoden, die durch Challenge angezeigt wurden.

③ Anschließend geht der Patient nochmals herum. Was hat sich am Gangbild verändert. Welche Veränderungen nimmt er selbst wahr? Vergleichen Sie den jetzigen Zustand mit den zuvor notierten Abweichungen.

Es ist verblüffend, wie schnell sich Veränderungen in der Haltung einstellen.

Beispiel:
Bei Schulterhochstand testen wir Latissimus dorsi, Trapezius und Glutaeus medius. Wenn ein oder mehrere Muskeln hyperton oder schwach sind, testen wir mit Challenge, welche Methode sie wieder in den Normotonus bringt. Der Patient zieht bewußt die hängende Schulter hoch, läßt die höhere Schulter sinken oder denkt an die zu behandelnde Abweichung, wenn die Eigenkorrektur nicht möglich ist (z.B. bei Skoliose), während er selbst oder der Behandler die ESR-Punkte des Patienten berührt. Korrigieren Sie dann die Muskeln entsprechend des Challenge.

Haltungsabweichungen	Damit verbundene Muskeln
Schulterhochstand, hängende Schulter	Latissimus dorsi, Hals- und Nackenmuskeln, Glutaeus medius, Oberer Trapezius
Schultern verdreht	Levator scapulae
Beckentorsion	Psoas, Tensor fasciae latae, Sartorius, Abdominalmuskeln
Beckenhochstand	Glutaeus maximus, Tensor fasciae latae, Glutaeus medius
Beckenkippung nach vorne mit Lordose	Glutaeus maximus, Sacrospinalis, Unterschenkelflexoren
Lordose	Abdominalmuskeln, Piriformis, Psoas
O-Beine	Adduktoren, Tensor fasciae latae, Glutaeus medius
X-Beine	Gracilis, Sartorius
durchgestreckte Knie	Popliteus, Gastrocnemius, Quadrizeps
Skoliose	Abdominalmuskeln, Sacrospinalis, Latissimus dorsi
Innenrotation des Fußes	Psoas, Tibialis anterior, Soleus, Peronaeus
Außenrotation des Fußes	Piriformis, Adduktoren, Unterschenkelflexoren, Peroneus, Psoas, Gracilis
Schwierigkeiten beim Armheben	Serratus anterior, Rhomboidmuskeln, Levator scapulae, Deltamuskeln, Abdominalmuskeln, Teres minor, Pectoralis major clavicularis

3.3.1 Hals- und Schulterprobleme

Beim HWS-Syndrom werden hauptsächlich die Hals- und Nackenmuskeln getestet. Die Schmerzen entstehen bei einseitiger Belastung, z. B. bei der Arbeit am Computer. Oft sind allerdings emotionale Probleme die Hauptursache für die Schmerzen.
▶ Bei Schwäche dieser Muskelgruppen sollte auch an Herde im HNO-Bereich gedacht werden.

Vorgehen bei HWS-Problemen
❶ Test der beteiligten Muskeln

• Hals-und Nackenmuskeln • Levator scapulae • Oberer und mittlerer Trapezius • Deltoideus • Rhomboideus • Latissimus dorsi	• Coracobrachialis • Sacrospinalis • Trapezius • Trizeps brachii • Diaphragma

❷ Challenge mit den Faktoren aller vier Seiten des Tetragons
- energetisch:
  - Challenge mit Akupressurpunkten
  - Prüfen elektromagnetischer Belastung
- strukturell:
  - Neurolymphatische, neurovaskuläre Punkte, Muskeltechniken
  - TL der beteiligten Wirbel:
    Hals-und Nackenmuskeln C1–C3
    Muskeln des Schultergürtels C3–C6
  - Test auf Beckenfehler
  - Strain counter strain (Seite 97)
  - Faszien-Technik (Seite 97)
  - Test Kiefergelenk
  - Test kraniosakrale Blockierungen
- biochemisch:
  - Allergie-Test
  - Candida-Test
  - Azidose-Test (Challenge mit Entsäuerungs-Salz)
  - Test mit orthomolekularen Substanzen (Calcium, Magnesium, Vitamine, Antioxydantien)
  - Test auf toxische Belastung (Nosoden)
- emotional:
  - Wenn emotionaler Challenge anzeigt, lösen der emotionalen Blockade mit Austesten der Meridian-Emotion (oder des Barometer-Wortes und Halten der ESR-Punkte).

3.3.2 Occiput-Release

Diese Technik aus der kraniosakralen Osteopathie ist sehr hilfreich beim HWS-Syndrom. Die Auswirkungen von Blockierungen der Schädelbasis reichen von Problemen der Nebenhöhlen, des Kiefergelenks, des Beckens und der Wirbelsäulenprobleme bis zu extremen psychischen Symptomen wie Autismus und Epilepsie.

Vorgehen:
Der Kopf des Patienten ruht auf den Händen des Behandlers. Die Fingerkuppen liegen am unteren Rand des Hinterhauptbeines. Durch das Eigengewicht des Kopfes löst sich die Verspannung. Die Muskulatur wird weich und die Fingerkuppen können den Atlas palpieren.

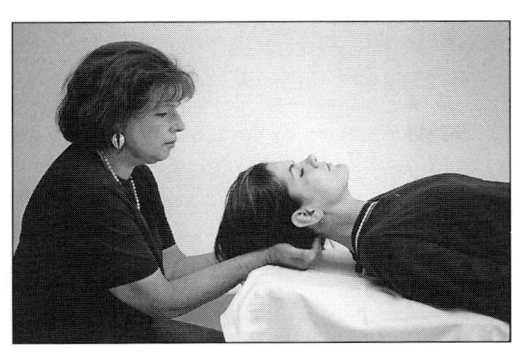

Abb. 263

4 Rückenprobleme

Bei Rückenproblemen stehen Wirbelfixierungen und Fehlstellungen im Vordergrund. Zusätzlich sollten alle möglicherweise beteiligten Muskeln getestet und korrigiert werden. Oft sind auch schwache Abdominalmuskeln bei Rückenproblemen beteiligt.

4.1 Die Wirbelsäule

Fehlstellungen oder Wirbelblockierungen können, über die aus dem jeweiligen Wirbelkörper austretenden Nerven, zu Veränderungen in anderen Strukturen, Geweben und Organen führen. Viele sogenannte »Verschleißerscheinungen« haben ihren Ausgangspunkt in Rotationsblockaden im Bereich der Lendenwirbel L4, L5 und S1. Blockaden in diesem Bereich führen, durch ihre Verbindung über das Ligamentum iliofemorale zum Becken, zu Beckentorsionen und damit zu Beinlängendifferenzen. Der größte Teil aller Beinlängendifferenzen ist somit muskulär bedingt und somit auch reversibel. Durch die Überlastung und spätere Kompensierung der entstandenen Schon- oder Fehlhaltung kommt es zu degenerativen Veränderungen der Knochenstrukturen, obwohl die Ursache rein muskulär ist.

Des weiteren können Irritationen der Wirbelsäule vegetative Störungen, z. B. Veränderung der Magensäureproduktion, Blasenfunktionsstörungen oder die Anfälligkeit für Infektionskrankheiten unterhalten. Umgekehrt können erkrankte Organe durch ständige Afferenzen eine Überlastung des betroffenen Nervensegmentes auslösen. Irritationen des Dünn- und/oder Dickdarms führen beispielsweise zu lumbalen Schmerzen.

Lang anhaltende Blockaden führen zu Stoffwechselablagerungen, zu Myogelosen und Verhärtungen. Solche Hautveränderungen sind meist schon ein Hinweis auf die Lokalisation.

Sanfte manuelle Techniken an der Wirbelsäule sprechen die kutiviszeralen Verbindungen, also die Verbindungen zwischen Rückenmarksnerven, Hautzonen und Organen an und bewirken eine Lymphdrainage und die Entstauung von Gefäßen.

4.1.1 Wirbelsubluxationen

Feststellen von Wirbelsubluxationen

❶ **Therapielokalisation der Wirbelsäule:**
Bei Verdacht auf Wirbelfehlstellungen wird die gesamte Wirbelsäule durch Berührung einzelner Abschnitte geprüft, indem der Patient oder der Behandler mit der ganzen Hand die einzelnen Regionen berührt. Als Testmuskeln sind die Unterschenkelflexoren geeignet. Gegebenenfalls muß der Test mit einer Surrogat-Person durchgeführt werden. Wenn eine Region zu einer Indikatorveränderung führt, muß genauer differenziert werden.

❷ **Therapielokalisation einzelner Wirbel:**
Wir identifizieren durch TL genau die betroffenen Wirbel (ein normotoner Indikatormuskel wird durch die Berührung des fixierten Wirbels schwach oder hyperton).

❸ **Challenge:**
Wir untersuchen mit Challenge, welche Korrekturtechniken die positive TL aufheben.
- Neurolymphatische Zonen (der zugeordneten Muskeln)
- Neurovaskuläre Zonen
- Akupressurpunkte
- Emotionaler Challenge. Die Berührung der ESR-Punkte hebt die negative TL auf

- Doppel-TL zur Prüfung somatoviszeraler Zusammenhänge.
  Die gleichzeitige Berührung des zugeordneten Organs hebt die negative TL zum Wirbel auf.

Beispiel:
Die Berührung der Wirbel TH 6, TH 7, TH 8 führt zur Indikatorveränderung (dieser Bereich hat Verbindung zum Dünndarm). Nun berührt der Patient gleichzeitig den Dünndarm-Bereich auf dem Bauch. Wenn nun die vorherige Reaktion aufgehoben wird, liegt die Störung im Dünndarm. Vor der Wirbelkorrektur wird durch Challenge die genaue Störung gesucht und später ggf. therapiert (Candida, Ileozökalklappe usw.).

❸ **Challenge durch Mobilisierung des Wirbels**
Es wird die Therapierichtung gesucht, welche die positive TL aufhebt:
Dazu drückt der Behandler, den Dornfortsatz des zuvor ausgetesteten Wirbels sanft in die vermutete Korrekturrichtung, während gleichzeitig der Indikatormuskel getestet wird. Wenn der zuvor schwache Muskel jetzt normoton reagiert, wird in diese Richtung korrigiert, andernfalls wird der Test mit der entgegengesetzten Richtung wiederholt.

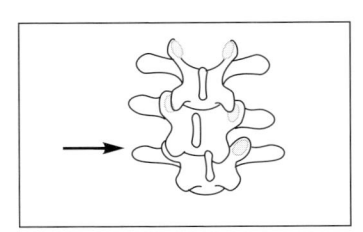

Abb. 264

Korrektur
❶ Die Korrektur ist dieselbe wie der Test. Es wird ein sanfter Druck in die ausgetestete Richtung ausgeübt. Dies wird **vier bis fünf Mal** wiederholt.
Die Behandlung wird durch Zuhilfenahme des Atems effektiver. Wir testen, welche Atemphase benötigt wird, indem der Patient zunächst tief einatmet und der Challenge wiederholt wird. Ist der positive Challenge jetzt aufgehoben, geschieht die nachfolgende Korrektur in der Einatem-Phase. Erfolgt in der Einatem-Phase keine Änderung, wird die Korrektur in der Ausatmungs-Phase durchgeführt.
❷ Korrektur bei somatoviszeralen Ursachen:
Der Processus Transversus des betroffenen Wirbels und die zugeordnete Organ-Zone werden gleichzeitig berührt, bis ein leichtes, synchrones Pulsieren zu spüren ist.
❸ Die anderen Korrekturen werden durchgeführt.
❹ Korrektur bei emotionalem Challenge: Suchen Sie die zugehörige Emotion über die 5 Elemente oder das Barometerwort. Berühren sie die ESR-Punkte des Patienten, während dieser über das Wort nachdenkt. Die Behandlung ist beendet, wenn unter den Fingerspitzen das Pulsieren oder ein Wärmegefühl entsteht. Wenn Emotionen auftauchen, muß die Emotion gezielt verarbeitet werden (siehe Verarbeitung Seite 174).
Alternativ kann auch eine Bach-Blüten- oder eine andere Blütenessenz ausgetestet werden.
❺ Die Therapielokalisation des Wirbels wird wiederholt. Sie sollte nun **negativ** sein.

Fallbeispiel:
Ein 40jähriger Patient, seit zwei Jahren ständiger Drehschwindel, vor allem morgens nach dem Aufstehen. Blutdruck normal, keine Kopfschmerzen. Laborwerte normal.
Vor Jahren hatte er einen Bandscheibenvorfall, der aber keine Beschwerden mehr verursacht, gelegentlich hatte er Schmerzen in HWS-Bereich. Beim Test der Grundmuskeln reagierten Tensor fasc. lat., Glutaeus med. hyperton, die Nackenmuskeln schwach. Außerdem wurde eine Beinlängendifferenz festgestellt.
Da der Tensor Bezug zu den Wirbeln L4–L5 hat, testeten wir zusätzlich die Unterschenkelflexoren, sie waren schwach. Die TL der LWS und der Halswirbel war positiv.

108 Rückenprobleme

▷ Wir korrigierten zunächst das Becken (siehe Seite 111), dann wurden die Wirbel einzeln durch TL getestet. L4, C7 und C2 hatten eine Fehlstellung und wurden korrigiert. Der Schwindel trat nicht mehr auf. Weitere Korrekturen waren in diesem Fall nicht nötig.

4.1.2 Wirbelsäulen-Fixationen

Wenn sich beim Test der Hauptmuskeln eine bilaterale Schwäche (Hypotonus) eines oder mehrerer Muskeln zeigt, deutet dies auf eine Fixation eines Wirbelsäulen-Bereiches hin. Es handelt sich dabei um eine Störung der Wirbelsäulenmuskulatur, bei der aber keine Fehlstellung der Wirbel vorhanden ist. Meist sind zwei oder drei Wirbel betroffen.

Feststellen und Lösen von Wirbelsäulen-Fixationen
Siehe Abb. 266
❶ **Bilaterale Muskelschwäche** (siehe die zugeordneten Muskeln auf Seite 78). Sie ist der erste Hinweis auf eine Fixation. Wir schauen nach, welche Wirbelbereiche betroffen sein könnten und machen hier die TL.
❷ **Therapielokalisation**: Im Unterschied zur TL bei Wirbelfehlstellungen wird die Therapielokalisation bei vermuteter Fixation mit gleichzeitiger Mobilisierung durchgeführt, d. h. zusätzlich zur Berührung durch den Patienten wird eine Bewegung der Wirbelsäule verursacht. Dies geschieht durch schütteln der Testzone. Sofort darauf wird der Indikatormuskel getestet (In Bauchlage die Unterschenkelflexoren, im Sitzen der Quadrizeps oder der Piriformis). Dabei wird idealerweise ein normotoner IM verwendet. Wenn kein normotoner Muskel vorhanden ist, geht man von einem schwachen oder hypertonen Muskel aus. Jede Veränderung bedeutet eine positive TL.
❸ **Challenge der erforderlichen Korrekturen** (TFH-Grundtechniken).
❹ **Challenge des Therapie-Drucks** durch Mobilisierung der intervertebralen Muskeln.
Der Druck erfolgt auf die Querfortsätze, und zwar gleichzeitig diagonal auf jeweils zwei gegenüberliegende Querfortsätze zweier übereinander gelegener Wirbel. Der Druck wird kurz ausgeübt, dann **losgelassen** und sofort ein Indikatormuskel nachgetestet.
Die Kombination, die den Indikator **schwächt,** wird therapiert. (Der Challenge bei dieser Technik, also der kurze Druck, führt zu einer Irritation des Interspinalmuskels, was die Schwächung verursacht. Im Gegensatz zur Korrektur der Fehlstellung arbeiten wir hier in die Richtung, die den IM geschwächt hat).
❹ **Korrektur:**
Auch bei dieser Korrektur nehmen wir den Atem zu Hilfe. Wir testen, welche Atemphase benötigt wird, indem der Patient zunächst tief einatmet und der Challenge der Querfortsätze wiederholt wird. Ist der positive Challenge jetzt aufgehoben, geschieht die nachfolgende Korrektur in der Einatmungs-Phase. Erfolgt in der Einatem-Phase keine Änderung, wird die Korrektur in der Ausatmungs-Phase durchgeführt.
▷ Zur Korrektur wird während der Ein- bzw. Ausatemphase ein sanfter Druck auf die beiden Querfortsätze ausgeübt, die den IM zuvor geschwächt haben.
Evtl. die weiteren, zuvor ausgetesteten Korrekturen (emotional, Akupressur usw.) durchführen.

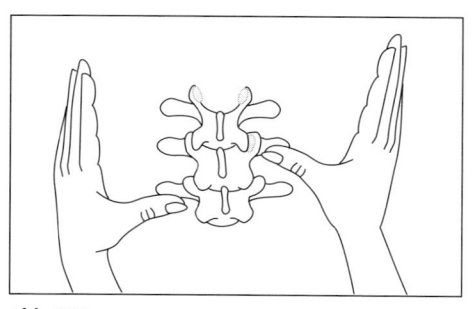

Abb. 265

❺ Die bilateral schwachen Muskeln werden nachgetestet. Sie sollten nun normoton sein.
❻ Die Therapielokalisation sollte negativ sein.

> John F. Thie (Begründer von Touch for Health) hat die bilaterale Muskelschwäche als **blockierte Haltungsreflexe** interpretiert.
> Als Korrektur empfiehlt er eine sanfte Auf-und Ab-Massage der Haut über den Dornfortsätzen. Es wurden auch mit dieser Methode schon gute Resultate erzielt.

▶ Sehr gut läßt sich Challenge und Therapielokalisation auch in die **Wirbelsäulen-Methode nach Dorn** und andere manuelle Therapieformen integrieren. Über die Muskelreaktion kann man die jeweilige Mobilisierungsrichtung exakt feststellen.

Fallbeispiel:
26jährige Patientin, im 6. Monat schwanger. Sie kam wegen *Oligurie,* da sie keine chemischen Medikamente einnehmen wollte. Sonst hatte sie keinerlei Beschwerden.
Psoas und Tensor fasc. Lat. waren beidseitig schwach, Teres major hyperton.
Die TL zur Niere war negativ. Challenge mit den Grundtechniken brachte keine Änderung, auch der emotionale Challenge zeigte nicht an.
Erst die TL zur Wirbelsäule. Die Wirbel TH 12 – L2 reagierten auf Challenge mit Mobilisierung. Nach Korrektur der Wirbelsäulenfixation löste sich der Harnstau. Sie konnte noch in der Praxis zur Toilette gehen.
Das Beispiel zeigt, daß wirklich alle Komponenten berücksichtigt werden müssen.

4.1.3 Wirbel und assoziierte Organe

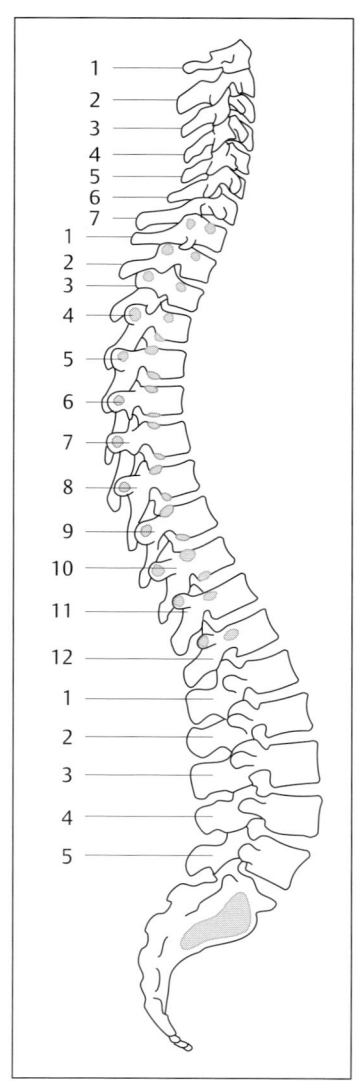

Abb. 266

Wirbel	Muskeln	Auswirkungen
Occiput	Psoas	**Gehirn.** Mangelnde Hirndurchblutung, Lernstörungen, Kopfschmerzen, Gedächtnisstörungen
C1–2	Supraspinatus	Kopfschmerzen, Hypertonie, Migräne, Augen, Gedächtnisstörungen, Neuralgien
C2–3	Glutaeus maximus, Nackenmuskeln	**Nebenhöhlen, Ohren.** Nebenhöhlenbeschwerden, Allergien, Augenprobleme, Taubheit, Ohrenschmerzen, Gesichtsneuralgien, Tinnitus, Zahnschmerzen
C4–5	Levator scapulae	Heuschnupfen, Allergien, Gehörverlust, Polypen, Infektneigung, Heiserkeit, Halsschmerzen, Kehlkopfentzündung
C6–7	Oberer Trapezius	**Schilddrüse, Tonsillen.** Angina, Krupp, HWS-Syndrom, Oberarmschmerzen, Schilddrüsenerkrankungen, Schleimbeutelentzündungen der Schulter, Migräne
TH1	Trizeps	**Lunge.** Asthma, Atembeschwerden, Unterarm- und Handschmerzen, Tennisarm, Sensibilitätsstörungen der Finger
TH2 + Sternum	Teres major, Teres minor, Subscapularis, Coracobrachialis	**Herz, Lunge.** Herzbeschwerden, Rhythmusstörungen Ängste, Brustschmerzen
TH3–4	Serratus anterior, Deltoideus	**Lunge.** Bronchitis, Grippe, Rippen-und Lungenfellentzündung, Asthma, Mamma-Ca.
TH4	Deltoideus anterior	**Gallenblase.** Gallensteine, Gallenleiden, Ikterus, Schläfenkopfschmerz
TH5–6	Mittlerer Trapezius	**Magen.** Magenbeschwerden, Verdauungsstörungen, Diabetes, Leber, Blut, Leukämie
TH7	Latissimus dorsi	**Dünndarm, Milz.** Duodenalgeschwüre, Magenbeschwerden, Pankreasprobleme
TH8–9	Levator scapulae	**Leber.** Milzprobleme, Abwehrschwäche, Allergien, Neurodermitis
TH10	Quadrizeps	**Niere.** Nierenprobleme, Ödeme, Arteriosklerose
TH11	Illiacus, Sartorius	Niere, Hauterkrankungen
TH11–12	Psoas, Brachioradialis, Gracilis, Popliteus	Blähungen, rheumatische Erkrankungen, Wachstumsstörungen, Sterilität, Störungen im Lymphabfluß
L1	Adduktoren	**Dickdarm.** Dickdarmstörungen, Obstipation, Diarrhoe, Ileus
L2–3	Tensor fasciae latae	**Blase, Ovarien.** Appendizitis, Azidose, Varizen, Schwangerschafts- und Menstruationsstörungen, klimakterische Beschwerden, Blasenleiden, Impotenz, Bettnässen
L4–5	Unterschenkelflexoren, Quadratus lumborum	Ischias, Lumbalgie, Prostatastörungen, Miktionsstörungen
L5	Glutaeus medius, Tibialis post.	arterielle und venöse Durchblutungsstörungen der Unterschenkel und Füße, Wadenkrämpfe
Sacrum	Piriformis, Tibialis anterior, Nackenmuskeln	**Kraniosakrale Blockierungen** KDG-Probleme
Coccyx		Hämorrhoiden, Schmerzen beim Sitzen

5 Das Becken

Beckenfehler sind eine sehr häufig beobachtete Erscheinung. Die Ursachen reichen von körperlicher Überlastung, Geburtstraumata, Unfällen bis hin zu seelischen Ursachen. Das Becken trägt die Wirbelsäule. Ist diese Basis nicht im Gleichgewicht, kommt es zu muskulärer Schonhaltung, die zu verschiedenen Symptomen wie Skoliosen der Wirbelsäule, Kopfschmerzen, Schulter- und Nackenschmerzen, Bandscheibenvorfällen, Knieschmerzen und zu Auswirkungen im Schädelbereich führen kann. Die sog. *Beinlängendifferenz* ist in den meisten Fällen Folge eines Beckenschiefstandes, der die Beine optisch kürzer erscheinen läßt.
Auswirkungen von **Beckenfehlern** können über den Plexus pelvicus zu Funktionsstörungen von Blase und Dickdarm führen.
Zum Feststellen von Beckenfehlern ist zunächst die Inspektion und Palpation von größter Wichtigkeit.
- Im Stehen: Beide Darmbeinstachel auf gleicher Höhe?
- Ist auf einer Seite eine zweite Glutealfalte vorhanden?
- Glutealfalten, Michaelisraute auf gleicher Höhe?
- In Bauchlage: Beide Sitzbeine auf gleicher Höhe?
- In Rückenlage: Beide Darmbeinstachel auf gleicher Höhe?
- Beinlängen-Prüfung

Die Becken-Korrekturen innerhalb der AK gehen auf die **Cranio-occipital-Technik** (S.O.T) von Dr. DeJarnette zurück.
In dieser Methode werden drei **Kategorien von Beckenfehlern** unterschieden:
- Die Becken-Torsion (Category I)
- Die Becken-Subluxation bzw. -Blockierung (Cat. II)
- Akute Lumbalsubluxation mit starken Schmerzen (Cat. III)

Korrektur von Beckenfehlern
Für die Korrektur stehen uns folgende Möglichkeiten zur Verfügung:
- Grund-Korrekturen (Neurolymphatische, neurovaskuläre Punkte und Akupressurpunkte).
- Muskel-Techniken
  - Spindelzell-Technik
  - Golgisehnen-Technik
- Behandlung reaktiver Muskeln
- Lagerungs-Korrektur
- Becken-Entspannung nach Hyperton-X
- Kraniosakrale Techniken
- Lösen emotionaler Blockaden

5.1 Die Becken-Torsion (Category I)

Bei folgenden Beschwerden sollte auf Beckentorsion getestet werden:
- Rückenschmerzen
- Beinlängen-Differenz (Verkürzung auf der nach posterior gedrehten Seite).
- Schmerzhafte und/oder verkürzte Achillessehne.
- Schmerzen in der Hüfte beim längeren Gehen oder Stehen

Beim Test weist die Schwäche folgender Muskeln auf eine Beckentorsion hin:
- Glutaeus maximus
- Piriformis
- Psoas (meist hyperton)
- Sacrospinalis

Test und Korrektur der Becken-Torsion:

❶ Test der beteiligten Muskeln.
  - Challenge mit den Grund-Korrekturen (neurolymphatische, neurovaskuläre Reflexzonen, Akupressurpunkte, emotionaler Challenge).
  - Test auf kraniosakrale Blockierungen
  - Therapielokalisation von L4, L5 und S1 und Test auf Rotationsläsionen oder Wirbelfixationen und Korrektur (siehe Kapitel »Wirbelsäule«).

❷ **TL der Ileosakralgelenke**
Der Test erfolgt durch gleichzeitige Therapielokalisation *beider* Ileosakralgelenke. Der Test wird, wenn möglich, in Bauchlage durchgeführt. Als Indikatormuskel werden die Unterschenkelflexoren verwendet. Wenn kein normotoner Indikator zur Verfügung steht, ist die TL auch mit den beteiligten Muskeln möglich. Die zuvor schwachen Muskeln werden bei gleichzeitiger Berührung der ISG normoton.

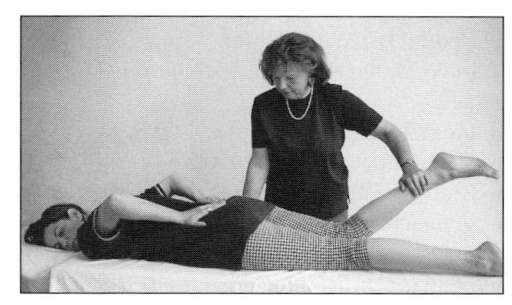

Abb. 267

Wenn die TL nicht anzeigt, obwohl alle Symptome für einen Beckenfehler sprechen, sollte die TL im Sitzen, also bei Belastung des Beckens durchgeführt werden. Als IM wird dann der Deltamuskel verwendet.

❸ Bei positiver TL wird das betroffene Ileosakralgelenk (ISG) differenziert, indem die TL durch die Berührung **eines ISG mit beiden Händen gleichzeitig** durchgeführt wird.

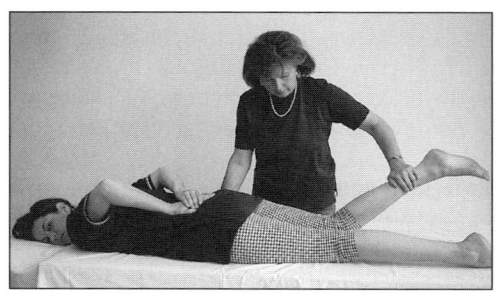

❸ Beinlängen-Test

Abb. 268

❹ **Korrektur in Bauchlage**
Die Korrektur geschieht in Bauchlage unter Zuhilfenahme von Blöcken oder zusammengerollten Handtüchern. Der Block für das kürzere Bein liegt unter dem Trochanter major und zeigt schräg nach oben in Richtung diagonale Spina iliaca. Der andere liegt unter der Spina iliaca posterior superior und in Richtung des anderen Blocks. Die exakte Position der Blöcke oder eines zusammengerollten Handtuchs wird durch Challenge überprüft. Die zuvor negative Therapielokalisation muß aufgehoben sein.

▷ Der Block bleibt ca. 10 Minuten liegen. Die frei liegenden Strukturen können sich nun durch das Eigengewicht in die richtige Position regulieren.

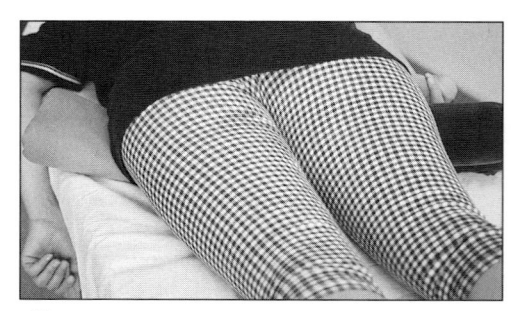

Abb. 269

❺ Gleichzeitige Mobilisierung
Der Patient hält sich mit beiden Händen an der Liege fest, hebt den Kopf und streckt die Füße. Der Therapeut berührt dabei das Occiput und das Kreuzbein und verstärkt mit sanftem Zug nach kranial bzw. kaudal die Dehnung.
❻ Weitere Korrekturen gemäß Challenge.

5.2 Die Becken-Subluxation (Category II)

Dieser Beckenfehler wird auch als **KDG-Blockierung** bezeichnet. Hinweise sind Schmerzen, die sich durch Bewegung bessern, Knieschmerzen (Innenseite), Schmerzen am seitlichen Oberschenkel.

Test von Becken-Blockierungen

❶ Therapielokalisation in Rücken- oder Bauchlage.
Bei Becken-Subluxationen verändert sich der Indikatormuskel bei Berührung **eines ISG mit einer Hand** (im Gegensatz zur Becken-Torsion, wo der Test beidseitig durchgeführt wird). Wenn trotz vorliegender Symptome der Test negativ ist, sollte er im Sitzen, also unter Belastung des Beckens durchgeführt werden.
❷ Challenge weiterer Korrekturen (emotional, Wirbel, energetisch [Akupressur] neurolymphatische, neurovaskuläre kraniosakrale Blockierungen usw.)
❸ Beinlängen-Test

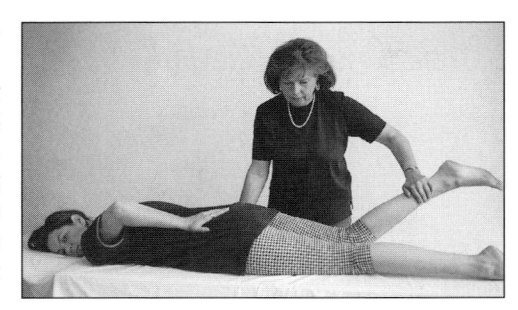

Abb. 270

Korrektur in Rückenlage

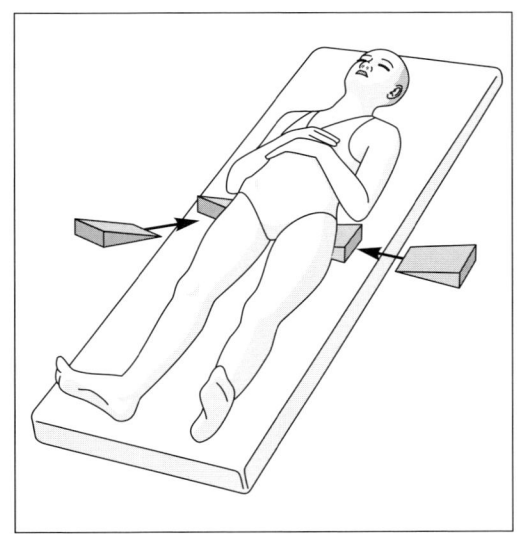

Abb. 271

❶ Die Korrektur erfolgt in Rückenlage. Der Block für das kürzere Bein liegt unter der christa iliaca posterior und zeigt zur Körpermitte. Der andere liegt unter dem Trochanter major und zeigt schräg nach oben.
▷ Die Blöcke bleiben ca. 10 Minuten liegen. Durch das Eigengewicht korrigieren sich die Strukturen sanft in die richtige Richtung.

❷ **Gleichzeitige Mobilisierung**
Bei der Becken-Subluxation wird gleichzeitig eine Dura-Dehnung durchgeführt. Der Therapeut hält mit einer Hand das Stirn- und Jochbein, mit der anderen das Hinterhauptbein des Patienten. In der Einatem-Phase bewegt der Patient die Füße nach kranial, in der Ausatem-Phase nach kaudal, der Therapeut verstärkt am Kopf sehr sanft die Bewegung.

Hinweis zur Lagerungs-Korrektur:
Wenn keine klare Beinlängen-Differenz festgestellt werden kann, zeigt der Challenge mit den Blöcken die richtige Lagerung. Wichtig ist nur, daß durch exakte TL festgestellt wurde, ob es sich um eine Becken-Torsion (Cat.I oder um eine Becken-Subluxation (Cat. II) handelt. Bei richtiger Lagerung werden hypertone oder schwache Indikatoren normoton.

❸ Weitere Korrekturen gemäß Challenge.

Es kann auch vorkommen, daß beide Beckenfehler vorhanden sind. In diesem Fall muß zuerst der Cat. II-Fehler korrigiert werden.

5.3 Beckenentspannung

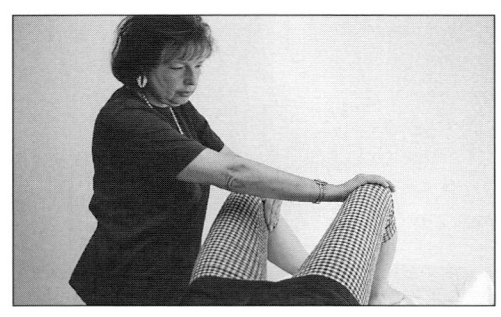

Abb. 272

Diese Korrektur löst Blockierungen der Symphyse und dient der Entspannung der Muskeln im Beckenbereich, vor allem der Adduktoren, der unteren Abdominalmuskeln sowie aller am Schambein und hinterem Beckenbereich ansetzenden Muskeln.

Der Patient liegt auf dem Rücken, die Knie sind angewinkelt und gespreizt. Der Tester stützt nun die Knie von der Innenseite ab, während der Patient beim Ausatmen gegen die Hände des Testers drückt. Zwei bis drei mal wiederholen.

6 Knie

Knie-Probleme können sowohl strukturelle Ursachen wie Becken- oder Kiefergelenks-Fehler, kraniosakrale Blockaden aber auch emotionale und biochemische Ursachen haben.
Vor allem bei Arthritis und Arthrosen im Kniegelenk muß wie bei Arthrosen der Schulter an Azidose, Candidose und Nahrungsmittelunverträglichkeiten, besonders Milch, gedacht werden.
Knie-Probleme hängen sehr oft mit der **Gallenblase,** sowohl energetisch als auch organisch zusammen. Die Vorgehensweise ist dieselbe wie die bei den Schulter-Armproblemen beschriebene.

Vorgehen bei Knie-Problemen

❶ Test der beteiligten Muskeln

• Iliacus	• Popliteus
• Soleus	• Gastrocnemius
• Tibials	• Unterschenkelflexoren
• Glutaeus maximus	

❷ Challenge mit den Faktoren aller vier Seiten des Tetragons
  ▶ energetisch: Challenge mit Akupressurpunkten
                   Prüfen elektromagnetischer Belastung
  ▶ strukturell: Neurolymphatische, neurovaskuläre Punkte, Muskeltechniken
                   Beteiligte Wirbel: TH 7-TH 8
                   Test auf Beckenfehler
                   Test Kiefergelenk
                   Test kraniosakrale Blockierungen
  ▶ biochemisch: Allergie-Test
                   Candida-Test
                   Azidose-Test (Challenge mit Entsäuerungs-Salz)
                   Test mit orthomolekularen Substanzen (Calcium, Magnesium)
                   Test auf toxische Belastung (Nosoden)
                   Test auf Herde, besonders Kieferhöhle, Tonsillen
  ▶ emotional: Wenn emotionaler Challenge anzeigt: Lösen der emotionalen Blockade mit Austesten des Barometer-Wortes (Seite 175) und Halten der ESR-Punkte.

Bei ständig rezidivierenden Meniskus-Problemen, bei Knie-Arthrose oder Arthritis immer an Herde und Azidose denken! Meist finden wir auch eine Dysbalance im Nieren-Meridian.

7 Kiefergelenk

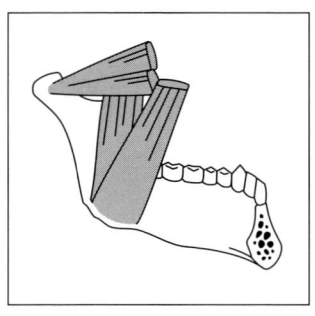

Abb. 273

Bei chronischen HWS-, Rücken- und Lendenwirbel-Beschwerden sowie bei Lernproblemen sollte auch das Kiefergelenk und die Kaumuskulatur in die Tests mit einbezogen werden. So kann z. B. ein schwacher Latissimus dorsi oder Psoas normoton werden, wenn als Challenge die Bißhöhe oder -position verändert wird. Umgekehrt können Kopf- oder Kieferschmerzen mit einen Beckenschiefstand zusammenhängen.
Minimale Bißveränderungen können zu strukturellen Beschwerden führen.
Durch Challenge kann schon vor dem Einsetzen einer Brücke, Prothese oder eines kieferorthopädischen Gerätes der exakte Biß ermittelt oder nach dem Einsetzen das Einschleifen erleichtert werden.

Durch die Doppel-TL kann festgestellt werden, ob das Kiefergelenk mit anderen strukturellen Problemen korrespondiert.
Wenn beispielsweise die beidhändige TL zum ISG eine Indikatorveränderung eintritt, berührt der Patient während des erneuten Tests die Kiefergelenke. Wenn die TL aufgehoben wird, besteht ein Zusammenhang zwischen dem Beckenfehler und dem Kiefergelenk.

Test der Kiefergelenksmuskulatur

❶ Der Test wird im Sitzen durchgeführt. Der Patient hat den Mund geschlossen, die Zähne haben aber keinen Kontakt. Nun berührt er beide Kiefergelenke gleichzeitig, während der Quadrizeps getestet wird. Ein normotoner Muskel wird schwach oder hyperton. Eine zuvor aufgetretene positive TL zu einem anderen Gebiet wird aufgehoben, wenn ein muskulärer Streß des Kiefergelenks besteht.

❷ Wenn die TL zur Indikatorveränderung geführt hat, werden durch Kieferbewegungen die einzelnen Muskeln getestet.
   • Der Patient öffnet während des Tests den Mund
   • Der Unterkiefer wird nach links verschoben.
   • Der Unterkiefer wird nach rechts verschoben.

Die Richtungen, die zur erneuten Veränderung des IM führen, müssen korrigiert werden.

Korrektur

| Positiver Challenge beim Öffnen des Mundes: |

❶ Die Kaumuskeln und die M. Temporalis werden beidseitig durch die Spindelzell-Technik sediert.

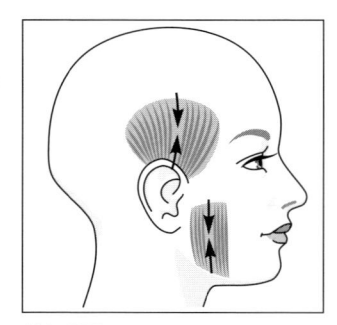

Abb. 274

Kiefergelenk   117

Abb. 275

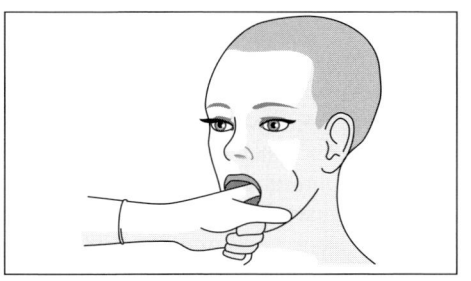

❷ Der M. Pterigoideus medialis wird mit dem kleinen Finger ausgestrichen (Latex-Handschuhe).

❸ Korrektur nach Mahony:

Der Patient öffnet den Mund und stabilisiert mit einem Finger den Unterkiefer hinter den Schneidezähnen. Während der Ausatemphase versucht er, gegen den Widerstand seines Fingers den Mund zu schließen. Drei bis vier mal wiederholen.

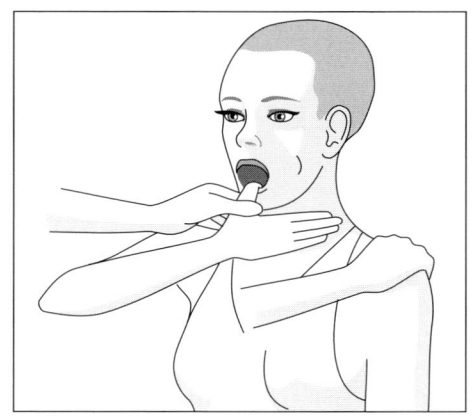

Abb. 276

Bei positivem Challenge der Unterkieferbewegung nach links oder rechts:

❶ Challenge durch *Spindelzell-Technik* des M. Temporalis: Der M. Temporalis wird **nur auf einer Seite** durch die Spindelzell-Technik kurz sediert und sofort darauf der IM getestet.
Wenn der IM stark bleibt, ist dies die erforderliche Korrektur, d. h. der Muskel wird einige Male durch Zusammendrücken in Richtung Muskelbauch sediert. Wenn der IM schwach oder hyperton reagiert, wird die Spindelzell-Technik am M. Temporalis der anderen Seite durchgeführt und ggf. korrigiert.
❷ Der **gegenüberliegende** M. Pterigoideus lateralis wird ausgestrichen.
❸ Korrektur nach Mahony:
Wenn die Unterkieferbewegung nach **links** zum positiven Challenge geführt hat, stabilisiert der Tester den nach links geschobenen Unterkiefer von rechts, während der Patient beim Ausatmen gegen den Widerstand versucht, den Kiefer nach rechts zu schieben.
Wenn die Unterkieferbewegung nach **rechts** zum positiven Challenge geführt hat, stabilisiert der Tester von links, die Bewegung des Patienten erfolgt gegen den Widerstand nach links.
❹ Wiederholen der beidhändigen TL am Kiefergelenk. Der IM sollte normoton oder die gleichzeitige TL zu einem anderen Gebiet sollte jetzt negativ sein.

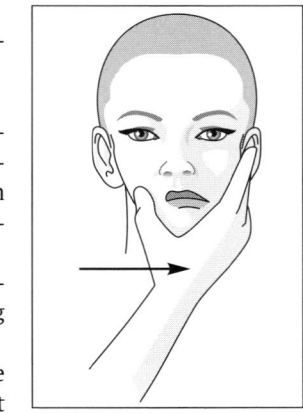

Abb. 277

8 Zungenbein

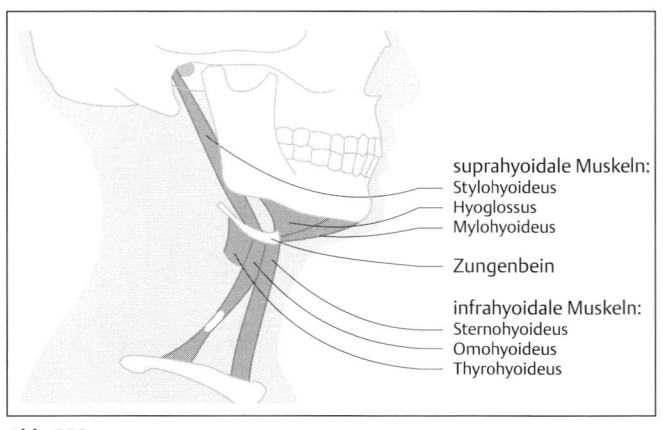

Abb. 278

suprahyoidale Muskeln:
- Stylohyoideus
- Hyoglossus
- Mylohyoideus

Zungenbein

infrahyoidale Muskeln:
- Sternohyoideus
- Omohyoideus
- Thyrohyoideus

Ebenso wie das Kiefergelenk ist das Zungenbein durch die am Unterkiefer und Schlüsselbein ansetzende Muskulatur mit dem gesamten Halte- und Bewegungsapparat verbunden und kann für viele Dysfunktionen verantwortlich sein. Nach der Kiefergelenks-Korrektur ist die Prüfung des Hyoids sinnvoll.

▶ Der Test des Zungenbeins empfiehlt sich außerdem bei allen **Lernblockaden** und bei **Sprachstörungen**.

Test der Zungenbeinmuskulatur
1. Das Zungenbein wird mit Daumen und Zeigefinger vorsichtig hin- und herbewegt. Wenn eine Indikatorveränderung erfolgt, werden die einzelnen Bewegungsrichtungen getestet.
2. Das Zungenbein wird nacheinander nach links, nach rechts, nach kranial und kaudal gehalten, während jeweils der IM getestet wird.
3. Wenn eine Richtung positiv reagiert, werden die einzelnen Muskeln durch TL getestet. Zuerst werden die suprahyoidalen, dann die infrahyoidalen Muskeln getestet, indem sie berührt und leicht gedehnt werden.

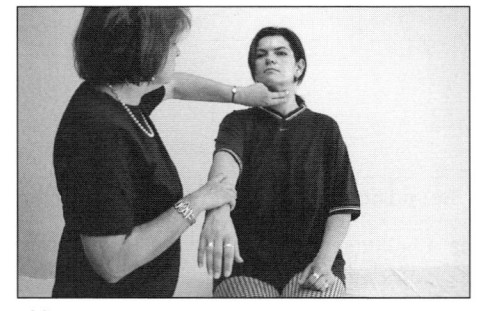

Abb. 279

Beim positiven Challenge nach rechts sind meist die linken, beim positiven Challenge nach links die rechten Muskeln betroffen.

Korrektur
1. Die Muskeln, die einen IM-Wechsel hervorgerufen haben, werden durch den Spindelzell-Mechanismus sediert (sanftes Drücken des Muskelbauches in Faserrichtung, 2–3 mal).
2. Nachtest der betroffenen Muskeln durch TL
3. Nachtest durch Hin- und Herbewegen des Hyoid.

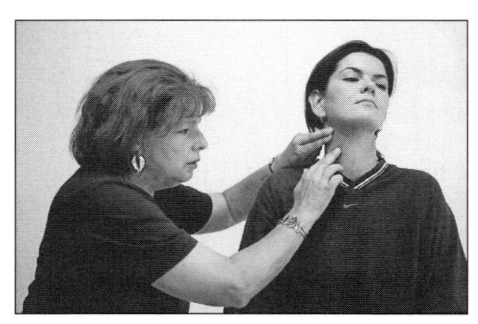

Abb. 280

9 Kraniosakrale Therapie

Die Erkenntnisse und Techniken der kranialen Osteopathie sind eine wichtige und wertvolle Ergänzung der angewandten Kinesiologie. W. C. SUTHERLAND, ein englischer Osteopath, erkannte die Auswirkungen kranialer Störungen auf das gesamte Körpersystem und entwickelte Mobilisierungs- und Entspannungstechniken für Schädel, Wirbelsäule und Kreuzbein. Erfahrene Osteopathen können Störungen innerhalb des kraniosakralen Systems mit den Händen wahrnehmen und durch sehr sanfte Techniken behandeln. Innerhalb der AK verwenden wir den Muskeltest, um solche Blockaden zu diagnostizieren. Die Mobilisierungs-Techniken der AK sind mehr auf knöcherne Läsionen bezogen, während die klassischen kraniosakralen Techniken eher die membranösen Strukturen behandeln. Die klassische kraniosakrale Behandlung ist sehr sanft, mit einem Kraftaufwand von nur wenigen Gramm, die Mobilisierung geschieht eher energetisch während die kraniosakralen Techniken innerhalb der AK eher manuelle Techniken mit stärkerem Druck sind. Zum Verständnis der beschriebenen Techniken ist es unerläßlich, entsprechende Seminare zu besuchen und die Literatur zu diesem Thema zu studieren. Im folgenden Kapitel kann nur die Behandlung der wichtigsten Störungen beschrieben werden.

> Ein in kraniosakraler Therapie ausgebildeter Therapeut kann alternativ selbstverständlich auch die Techniken der klassischen kraniosakralen Therapie anwenden. Eine weitere Möglichkeit besteht darin, die sanften, energetischen Techniken zusätzlich zu den in der AK verwendeten Korrekturen anzuwenden, beispielsweise am Schluß einer Behandlung, sozusagen als letzten »Schliff«.

9.1 Theorie des kraniosakralen Systems

Bestandteile des Kraniosakralsystems

- Meningealmembranen (Dura mater, Pia mater, Arachnoidea) und die daran befestigten Knochenstrukturen, Wirbelsäule und Kreuzbein.
- Bindegewebige Strukturen
- Zerebrospinalflüssigkeit
- Strukturen, die das Hirnwasser produzieren und beinhalten (Ventrikel, Duraschlauch)

Die kraniosakrale Osteopathie geht von einer rhythmischen, fluktuierenden, physiologischen Bewegung des Hirnwassers aus. Diese freie Fluktuation ist nur möglich, wenn die Meningen, die 22 Schädelknochen und das Sacrum beweglich bleiben.

Der Liquor cerebrospinalis wird im Plexus choroideus gebildet. Da die Bildung schneller geschieht als der Abfluß, entsteht ein hydrostatischer Druck, der zu einer fast unmerklichen rhythmischen Dehnung der Schädelnähte führt, die entgegen früherer Lehrmeinungen nicht fest verwachsen, sondern elastisch sind. Die Bewegung setzt sich über den Duraschlauch, und damit auf die Wirbelsäule, auf Sacrum und Becken und schließlich auf den gesamten Körper fort.

Strukturelle und funktionelle Veränderungen in einem der Körper-Systeme können das Kraniosakralsystem beeinflussen. Störungen innerhalb des Kraniosakralsystems haben Auswirkungen auf das Nervensystem und damit auf Gehirn, Rückenmark und andere Strukturen.

▷ Alle Faktoren des kraniosakralen Systems stehen in Verbindung mit dem Nerven-, dem Muskel-Skelett-, dem Gefäß-, dem Lymph- und dem Respirationssystem. Dies erklärt auch die vielfältigen Symptome bei Störungen innerhalb dieses Systems.

Die kraniosakrale Bewegung:

Die Bewegung wird in zwei Phasen eingeteilt:
- **Die Flexions-Phase** oder Beugung, während der die Dilatation und Druckzunahme in den Ventrikeln stattfindet.
  In der Flexions-Phase wird der Kopf breiter, da sich das Schläfenbein und das Scheitelbein nach außen dehnen. Der gesamte Körper wird breiter und nach außen gedreht. Die Distanz der beiden Spinae ilica anterior verbreitert sich.
  Das Sphenoid bewegt sich kranial, das Sacrum nach ventral.
- **Die Extensions-Phase** oder Streckung, während der die Kontraktion und Druckabnahme in den Ventrikeln stattfindet.
  Der Kopf wird in dieser Phase wieder schmäler und länger. Die Körper-Extremitäten gehen in dieser Phase in eine Innenrotation. Das Sphenoid bewegt sich nach kaudal, das Sacrum nach dorsal.

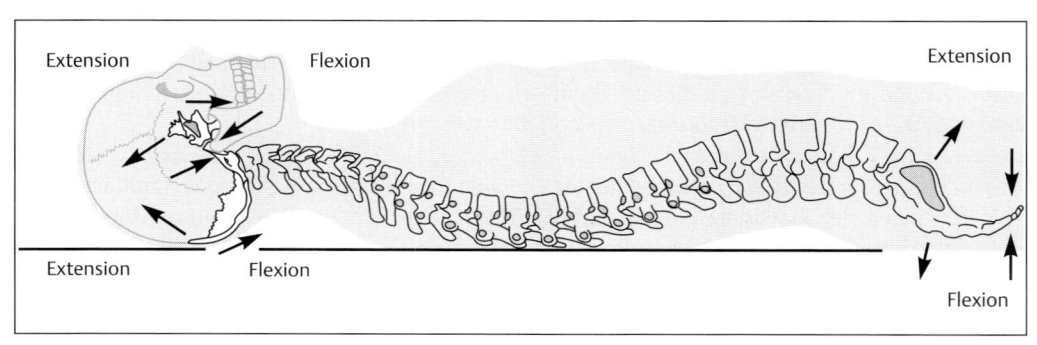

Abb. 281

Sind diese physiologischen Bewegungen beeinträchtigt, entstehen Restriktionen in Bindegeweben, Faszien und Membranen.

Der kraniosakrale Rhythmus:

Es gibt Puls-Rhythmen, die in jedem Körperteil wahrnehmbar sind:
- Der herzschlagsynchrone Puls mit 50–60 Frequenzen/min.
- Der atemsynchrone Puls mit 18 Frequenzen/min.
- Der kraniosakrale Puls mit 12–14 Frequenzen/min. Die kraniosakralen Bewegungen erfolgen in einem eigenständigen Rhythmus. Nach einiger Übung kann bei der Palpation dieser Rhythmus vom Puls- und Atemrhythmus unterschieden werden.

Einflüsse, die die Frequenz des kraniosakralen Rhythmus verändern:

- Akute Infekte erhöhen, chronische Erkrankungen senken die Frequenz
- Sauerstoffmangel
- Traumata, Geburtstraumata
- Nach Apoplex fehlt die Frequenz auf der betroffenen Seite, ebenso unterhalb einer Lähmung
- psychiatrische Erkrankungen, geistige Behinderung, Schizophrenie (weniger als 4/min).
- Emotionale Einflüsse können zum Aussetzen der Frequenz führen.

Läsionen im kraniosakralen System

Da Schädel und Sacrum durch den Duraschlauch verbunden sind, beeinträchtigen sich beide Systeme gegenseitig. Meist treten Sacrum-Fehler und Schädelfehler kombiniert auf. Nachfolgend werden die häufigsten Fehler und ihre Behandlung beschrieben.

> **Bitte beachten!**
> Die Mobilisierungen sind so sanft als nur möglich durchzuführen! Die kraniosakrale Therapie ist keine Chiropraktik, sondern gibt den Strukturen lediglich Impulse, sich selbst zu regulieren.

Der Atem als Hinweis auf kraniosakrale Störungen
In der klassischen kraniosakralen Therapie erfolgt die Diagnose durch Palpation der Schädel- und Sacrum-Bewegungen. In der angewandten Kinesiologie werden Therapielokalisation und Challenge verwendet. Zusätzlich geben Muskelreaktionen auf verschiedene Atemphasen Hinweise auf Schädel- und Sacrumfehler. Goodheart entdeckte unterschiedliche Muskelreaktionen bei Ein- bzw. Ausatmung und konnte sie einzelnen Störungen im kraniosakralen System zuordnen.
Er unterscheidet 6 Atemphasen, die normale Ein- oder Ausatmung, die wir bereits bei den Wirbelkorrekturen kennengelernt haben. Für die Diagnose der in diesem Kapitel beschriebenen Fehler sind noch folgende Atem-Muskelreaktionen von Bedeutung:

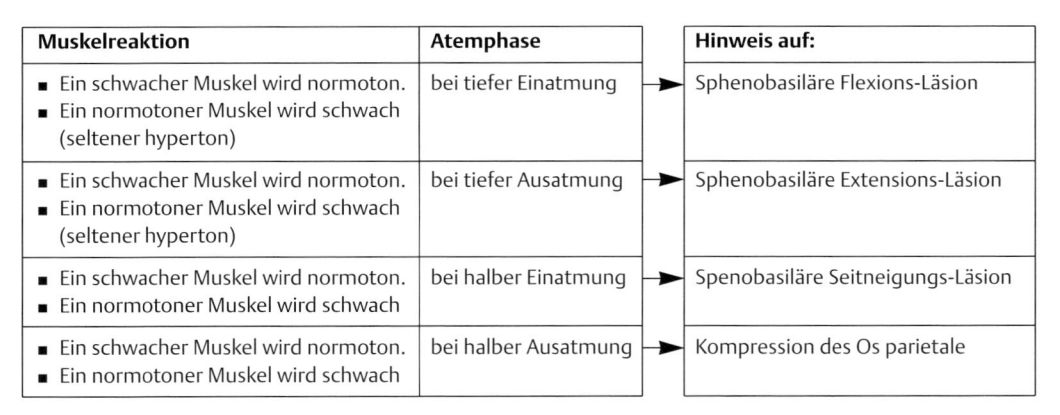

Muskelreaktion	Atemphase	Hinweis auf:
■ Ein schwacher Muskel wird normoton. ■ Ein normotoner Muskel wird schwach (seltener hyperton)	bei tiefer Einatmung	Sphenobasiläre Flexions-Läsion
■ Ein schwacher Muskel wird normoton. ■ Ein normotoner Muskel wird schwach (seltener hyperton)	bei tiefer Ausatmung	Sphenobasiläre Extensions-Läsion
■ Ein schwacher Muskel wird normoton. ■ Ein normotoner Muskel wird schwach	bei halber Einatmung	Spenobasiläre Seitneigungs-Läsion
■ Ein schwacher Muskel wird normoton. ■ Ein normotoner Muskel wird schwach	bei halber Ausatmung	Kompression des Os parietale

Bei Verdacht auf kraniosakrale Fehler werden ein oder mehrere beliebige Muskeln in Verbindung mit den verschiedenen Atemphasen getestet und bei positiver Reaktion die entsprechenden Fehler weiter differenziert.

Beispiel:
Ein Patient mit *Kopfschmerzen,* die durch Wirbelkorrekturen und andere Maßnahmen nicht vollständig beseitigt werden konnten. Der M. Pectoralis maj. clav. ist schwach. Nun atmet der Patient tief ein und hält den Atem an, während der Muskel erneut getestet wird. Ein anderer Muskel, z. B. der Quadrizeps ist normoton. Der Patient atmet wieder tief ein, hält den Atem an, während erneut getestet wird.
Wenn der normotone Muskel schwach und der schwache normoton reagiert, besteht Verdacht auf eine sphenobasiläre Flexions-Läsion. Der weitere Schritt wäre in diesem Falle die TL am Mastoid.
Wenn keine Reaktion erfolgt, wird der Test mit der Ausatmung, bzw. mit halber Ein- oder Ausatmung wiederholt.

9.2 Läsionen der Sphenobasilären Synchrondrose (SBS)

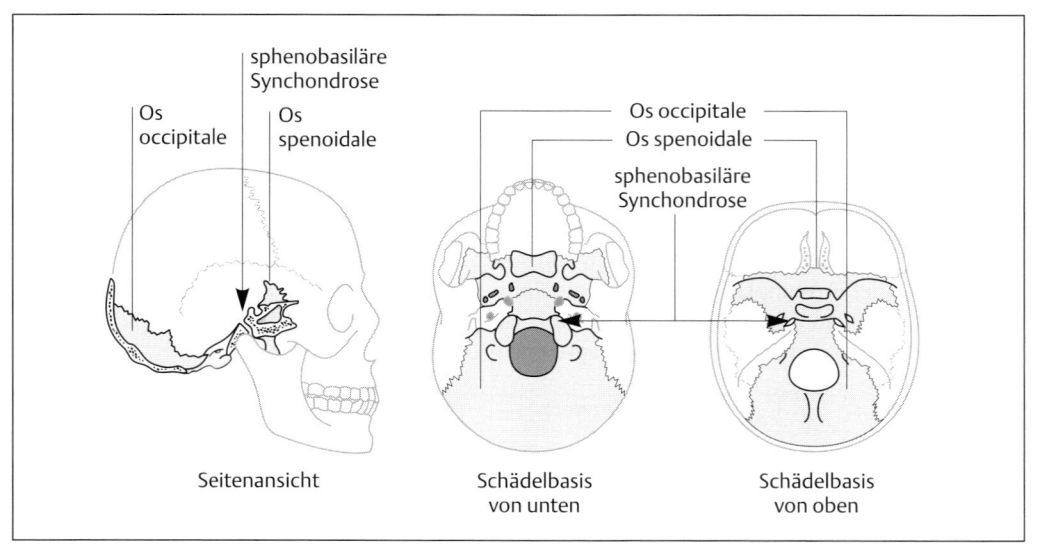

Abb. 282

Die sphenosbasiläre Synchondrose, die knorpelige Verbindung zwischen Keilbein und Hinterhauptbein, ist die zentrale Region des kraniosakralen Systems. Sie steht in Verbindung zum willkürlichen Nervensystem und den Basalganglien. Störungen in der Beweglichkeit des Sphenobasilargelenks können sowohl durch Traumata sowie durch alltägliche Belastungen entstehen. Meist stehen sie im Zusammenhang mit einer Schwäche im Becken und ISG-Bereich. Durch die Behandlung werden der Thalamus, der Hypothalamus und die Seitenventrikel beeinflußt.

Symptome bei Läsionen der sphenobasilären Synchondrose:
- Kopfschmerzen
- Migräne
- Myopie, Astigmatismus
- Bluthochdruck, Schwindel
- Facialis-Paresen
- Hohes Fieber
- Nasennebenhöhlenprobleme
- Kiefergelenksstörungen
- Lumbo-sakrale Probleme
- Endokrine Probleme

9.3 Sphenobasiläre Flexions-Läsion

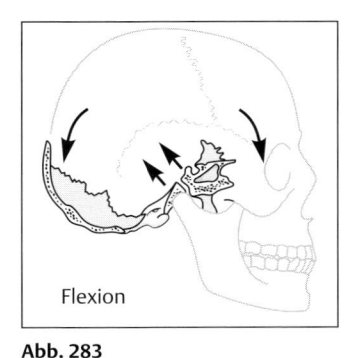

Flexion

Abb. 283

In der Flexions-Phase findet eine Bewegung von Os sphenoidale und Os occipitale nach kaudal, in der Extensionsphase nach cranial statt. Bei der Flexions-Läsion ist die kaudale Bewegung beeinträchtigt.

Die Flexions-Läsion tritt häufig im Zusammenhang mit Beschwerden im unteren Lendenwirbelbereich, mit endokrinen Störungen und allergisch bedingten Nasennebenhöhlenentzündungen auf. Auch bei Migräne-Patienten liegt häufig eine Flexions-Läsion vor.

Test:
1. Therapielokalisation am Mastoid:
   Der Patient berührt mit zwei Fingern den Warzenfortsatz. Ein normotoner Indikator wird schwach oder hyperton.

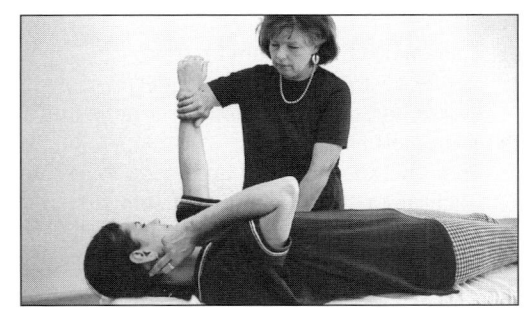

Abb. 284

2. Therapie-Challenge:
   Vom Therapeuten wird an beiden Warzenfortsätzen von vorn ein sanfter Druck nach dorsal (vom Ohr weg) ausgeübt und sofort darauf ein normotoner IM getestet. Er sollte nun wieder normoton reagieren. Der Probedruck wird mit gleichzeitigem Ausatmen wiederholt, der IM sollte normoton reagieren. Wenn dies nicht der Fall ist, den Test mit leichter Änderung der Druck-Richtung nach lateral oder medial wiederholen. Wenn keine normotone Reaktion erfolgt, auf Extensions-Läsion testen.

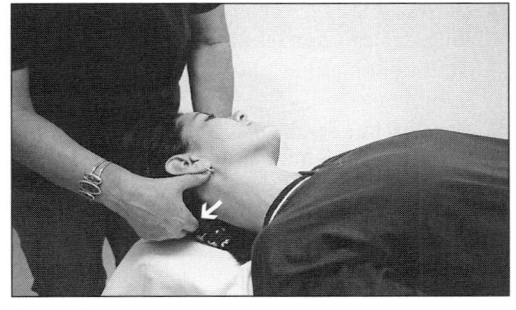

Abb. 285

Korrektur:
1. Die Korrektur geschieht durch Wiederholung des sanften Schubs, während der Patient tief ausatmet. Dies wird **3–5 mal wiederholt**.
2. Der anschließende Test mit TL am Mastoid sollte nun negativ sein.

9.4 Sphenobasiläre Extensions-Läsion

Diese Art der Läsion kann sich ebenfalls in Migräne oder Kopfschmerzen, häufiger aber in Beschwerden der Muskulatur zeigen. Die kraniale Bewegung von Occiput und sphenoid sind beeinträchtigt.

Extension

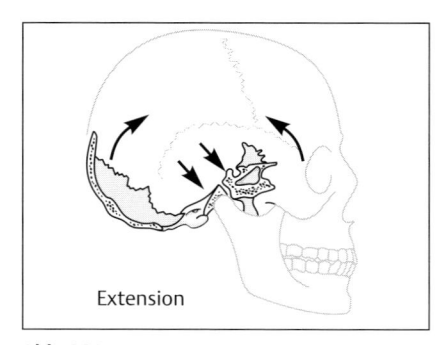

Abb. 286

Test:
❶ Therapielokalisation am Mastoid:
Der Test ist derselbe wie bei der Flexions-Läsion. Der Patient berührt mit zwei Fingern den Warzenfortsatz. Ein normotoner Indikator wird schwach oder hyperton.
❷ Therapie-Challenge:
Vom Therapeuten wird an beiden Warzenfortsätzen von hinten ein sanfter Druck nach vorn (Richtung Ohr) ausgeübt und sofort darauf der IM getestet. Er sollte nun wieder normoton reagieren. Der Probedruck wird mit gleichzeitigem Ausatmen wiederholt, der IM sollte normoton reagieren. Wenn dies nicht der Fall ist, den Test mit leichter Änderung der Druck-Richtung wiederholen.

Korrektur:
❶ Die Korrektur geschieht durch Wiederholung des sanften Schubs, während der Patient tief einatmet. Dies wird 3–5 mal wiederholt.
❷ Der anschließende Test mit TL am Mastoid sollte nach der Korrektur negativ sein.

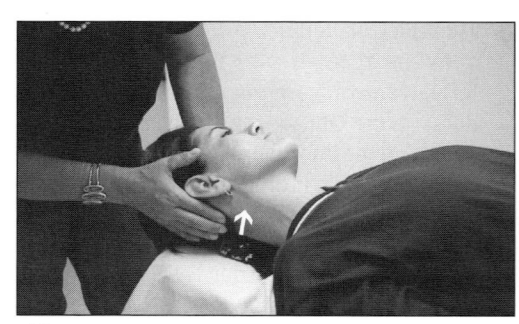

Abb. 287

9.5 Sphenobasiläre Lateral-Läsion (lateral strain)

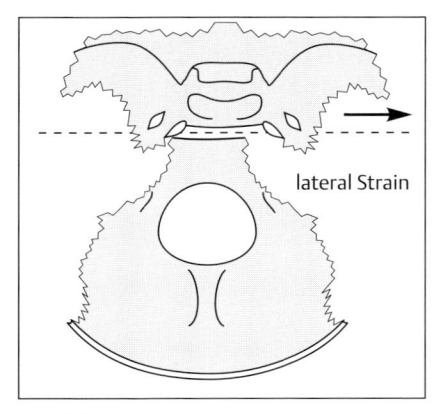

Geburtstraumata und spätere, oft nicht beachtete Prellungen sind die Ursache von seitlichen Verschiebungen der sphenobasilären Synchondrose. Sie zeigt sich oft durch eine mehr oder weniger ausgeprägte einseitige Vorwölbung der Stirn.

Abb. 288

Test:
❶ Der Test erfolgt durch einen Bewegungs-Challenge. Der Therapeut mobilisiert mit den Fingern einer Hand sanft die Ala major des Schläfenbeins nach medial, mit der anderen Hand das Occiput in entgegengesetzter Richtung. Sofort darauf wird ein Indikator getestet. Wenn keine Muskeländerung erfolgt, wird der Test in entgegengesetzter Richtung wiederholt.
Beim Test der entsprechenden Verschiebung wird der IM schwach (seltener hyperton).
❷ Dann wird die Atemphase gesucht, die den Challenge wieder aufhebt. Dazu atmet der Patient ein und hält den Atem an, während der Challenge wiederholt wird. Wenn die Einatemphase keine Änderung bringt, wird der Test in der Ausatemphase wiederholt.

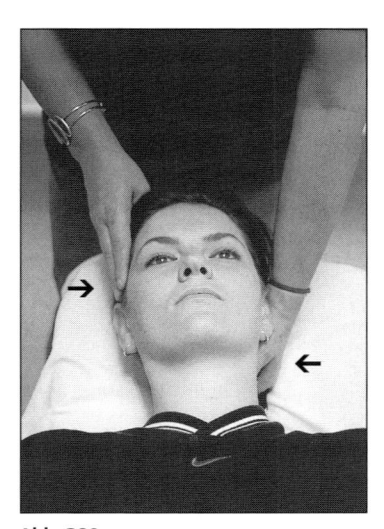

Abb. 289

Korrektur:
❶ Die Korrektur geschieht durch dieselbe Mobilisierung wie beim Challenge, in Verbindung mit der Atemphase, die den positiven Challenge aufgehoben hat. Das heißt, der sanfte Druck wird jeweils beim Ein- bzw. Ausatmen ausgeübt. Dies wird **4–5 mal wiederholt**.
❷ Der Challenge sollte nun negativ sein.

9.6 Sphenobasiläre vertikale Läsion (vertical strain)

vertical Strain (Sphenoid tief)

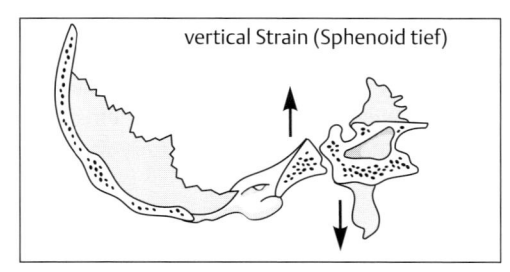

Abb. 290

Bei der vertikalen Verschiebung der SBS handelt es sich meist um sekundäre Störungen, die durch Spannungen der am Keilbein und Hinterhauptbein befestigten Membranen bedingt sind. Ursachen sind auch hier frühere Traumata, meist Geburtstraumata die Ursache. Bei Kindern mit Lernstörungen, Schlafstörungen und bei Strabismus ist auf vertical strain zu untersuchen.

Test:
❶ Der Test ist wieder ein Challenge durch Mobilisierung. Der Therapeut hält mit Daumen und Finger einer Hand die beiden Ala major des Sphenoid, mit der anderen das Occiput und schiebt sanft das Sphenoid nach kranial, das Occiput nach kaudal. Sofort darauf wird ein IM getestet. Wenn keine Änderung erfolgt, wird der Test wiederholt, indem das Sphenoid nach kaudal und das Occiput nach kranial verschoben werden
❷ Dann wird wieder die Atemphase gesucht, die den positiven Challenge aufhebt, indem der Test mit Ein- bzw. Ausatmen wiederholt wird.

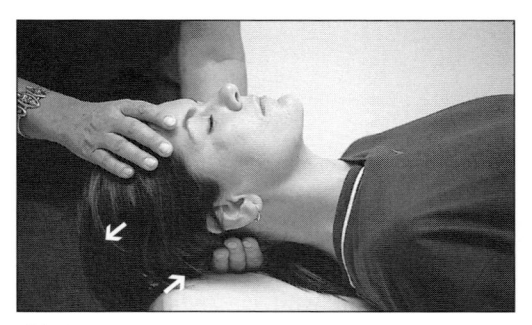

Abb. 291

Korrektur:
❶ Die Therapie-Richtung ist dieselbe wie beim Challenge. Der Schub wird in die Richtung ausgeübt, die den IM verändert hat. Dazu wird die Atemphase benutzt, die den Challenge aufgehoben hat. Dies wird **3–5 mal wiederholt**.
❷ Der Challenge sollte negativ sein.

9.7 Sphenobasiläre Seitneigungs-Läsion (Side-Bending)

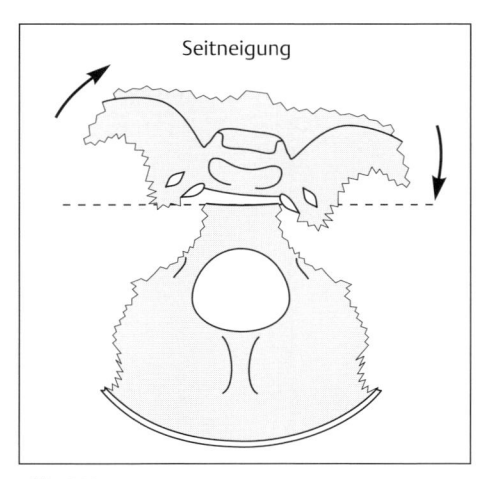

Die Seitneigungs-Läsion findet sich oft bei Kiefergelenksstörungen. Meist ist das Os temporale mit beteiligt. Die Läsion kann äußerlich am tiefer stehenden Ohr und/oder Auge erkennbar sein.
Eine Muskelreaktion bei halber Ein- bzw. Ausatmung ist ein Hinweis auf eine Seitneigungs-Läsion.

Abb. 292

Test:
1. Therapielokalisation:
   Der Patient berührt mit den Fingern einer Hand den äußeren Gehörgang, während ein IM, am besten der Quadrizeps getestet wird. Auf der anderen Seite wiederholen. Ebenso führt die TL zum Schläfenbein zur Indikator-Veränderung.

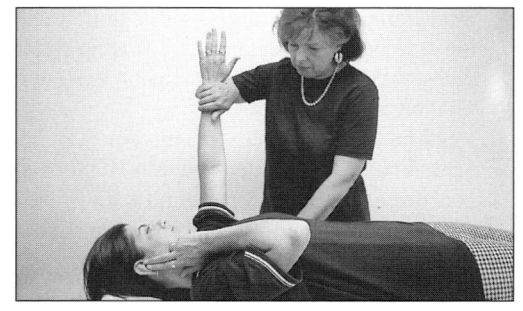

Abb. 293

2. Challenge:
   Der Therapeut hält mit einer Hand die beiden Ala major des Os temporale und stützt mit der anderen Hand das Occiput. Die Hand am Occiput bleibt stabil, die Hand an den Schläfen verstärkt sanft die Seitneigung in die Richtung des positiven Challenge. Der sofort darauf getestete IM wird schwach oder hyperton reagieren.

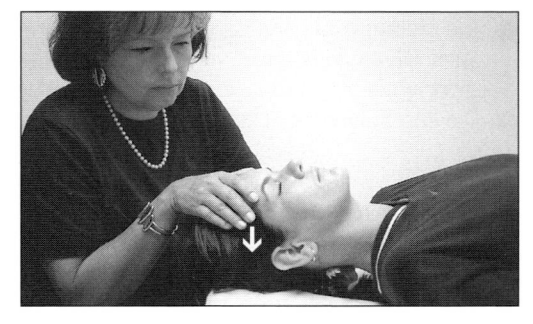

Abb. 294

Korrektur:
1. Zur Korrektur wird die Seitneigungsbewegung jeweils während einer halben Ausatmungsphase **5–6 mal wiederholt**.
2. Die Therapielokalisation an Ohr und Schläfenbein sollten nun negativ sein.

9.8 Die sphenobasiläre Rotations-Läsion

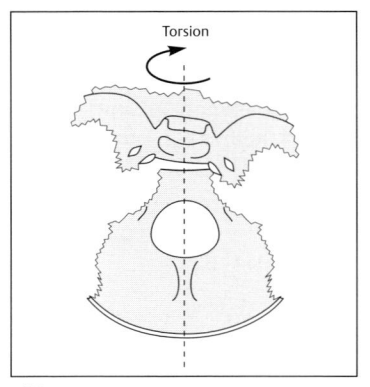

Die seitliche Drehung oder Torsion des Sphenoid kann sich als Muskel- oder Gelenkschmerzen, Kopfschmerzen, endokrine Störungen, Biß-Anomalien oder motorische Störungen zeigen.

Abb. 295

Test:
1. Zur Therapielokalisation berührt der Patient mit beiden Händen die beiden Lamdanähte am Hinterkopf, während der IM getestet wird. Bei Rotations-Läsion wird der Muskel schwach.
2. Challenge:
   Der Therapeut stabilisiert mit einer Hand die Stirn an den Schläfenbeinen, mit der anderen Hand bewegt er das Occiput zusammen mit dem Warzenfortsatz in einer seitlich kippenden Bewegung (ventral) erst zur einen, dann zur anderen Seite. Die Richtung, die den IM **schwächt,** wird therapiert.
3. Es wird die Atemphase gesucht, die den positiven Challenge aufhebt.

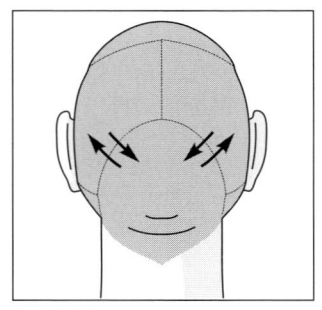

Abb. 296

Korrektur:
1. Die Mobilisierung bei der Korrektur ist dieselbe wie beim Challenge. Eine Hand stabilisiert die Stirn. Die Mobilisierung von Occiput zusammen mit dem Mastoid geschieht während der entsprechenden Atemphase. **5–6 mal wiederholen.**
2. Die anschließende TL an der Lamdanaht sollte nun negativ sein.

9.9 Sphenobasiläre Kompression

Diese Läsion haben wir schon beim generellen Hypertonus kennengelernt. Ein einfacher Test kann auf diese Läsion hinweisen. Der Patient berührt mit jeweils einer Hand eine beliebige Zone rechts und links der Körper-Mittellinie, z. B. am Bauch oder Brust. Ein normotoner Muskel wird schwach oder hyperton, ein hypertoner oder schwacher Muskel werden normoton. Bei generalisiertem Hypertonus kann diese Muskelreaktion allerdings fehlen.
▶ Die Korrektur ist in diesem Falle auf jeden Fall anzuraten (Seite 78).

9.10 Kompression des Os parietale (Parietal lift)

Bei der Blockierung des Scheitelbeins ist meist die Beweglichkeit der Sutura squamosa beeinträchtigt. Meist ist die Blockierung die Folge von Innenrotationsstörungen des Schläfenbeins bei Seitneigungsläsionen der sphenobasilären Synchondrose.
Die Korrektur des Parietale hat einen starken Drainage-Effekt und wirkt deshalb bei Nasen-Nebenhöhleninfekten und bei Kopfschmerzen sehr unterstützend.

Test:
1. Therapielokalisation:
   Der Patient berührt mit einer Hand das Scheitelbein, mit der anderen die Halsmuskulatur. Wenn die TL nicht anzeigt, wird dies auf der anderen Seite wiederholt.
2. Challenge:
   Der Therapeut hebt mit den Fingerspitzen das Scheitelbein der betroffenen Seite nach kranial, sofort darauf wird der IM getestet.

Korrektur:
1. Die Korrektur wird beidseitig ausgeführt. Der Therapeut sitzt am Kopfende des Patienten, die Daumen sind über der Sagittalnaht gekreuzt. Die Finger liegen auf den Asterien. Zunächst wird ein sehr sanfter Schub (5g) nach medial ausgeübt, und einige Sekunden gehalten, um die Suturen zu lösen. Dann wird jeweils während einiger Ausatemphasen ein Zug nach kranial ausgeübt. Bei der letzen Mobilisierung sollten die Finger noch einige Sekunden in der kranialen Position gehalten werden, um ein Zurückgleiten der Strukturen in die Kompression zu verhindern.
2. Die nachfolgende TL am Os parietale und den Halsmuskeln sollte nun negativ sein.

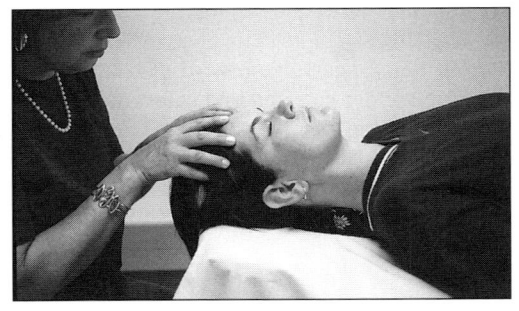

Abb. 297

9.11 Innenrotation des Os temporale

Diese Läsion kommt häufig bei Autismus, Mutismus, Lern- und Konzentrationsstörungen, aber auch bei Kiefergelenksproblemen vor. Bei Beteiligung des Kiefergelenks sind zusätzlich Kiefergelenks-Korrekturen erforderlich.

Test:
Der Test auf Restriktion des Os temporale erfolgt durch leichten Zug an den Ohren nach lateral, posterior und leicht kranial. Ein schwacher oder hypertoner IM wird normoton.

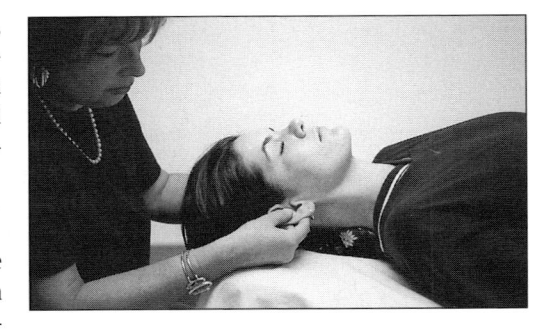

Abb. 298

Korrektur:
Die Korrektur wird auch als »*Ohr-Zieh-Technik*« bezeichnet. Die Korrektur ist dieselbe wie der Challenge. Man sitzt am Kopfende des Patienten und nimmt beide Ohrmuscheln des Patienten zwischen Daumen und Zeigefinger und zieht sehr sanft, langsam und gleichmäßig nach hinten in Verlängerung des äußeren Gehörganges. Ein zu schnelles und festes Ziehen bewirkt eine Widerstandsreaktion der Strukturen.

9.12 Suturen-Fehler

Restriktionen können an allen Schädelnähten auftreten. Die wichtigsten und in der Praxis am häufigsten vorkommenden Fehler sind Restriktionen der Sutura sagittalis, squamosa und coronaria. Test und Korrektur sind bei allen gleich.

Test:
1. Therapielokalisation:
   Die Berührung einer Schädelnaht bewirkt eine Indikatorveränderung.
2. Challenge:
   Mit den Fingerspitzen wird die Naht sanft auseinander gezogen und sofort darauf der IM getestet. Der Muskel wird wieder normoton.
3. Es wird die Atemphase gesucht, die die positive TL aufhebt.

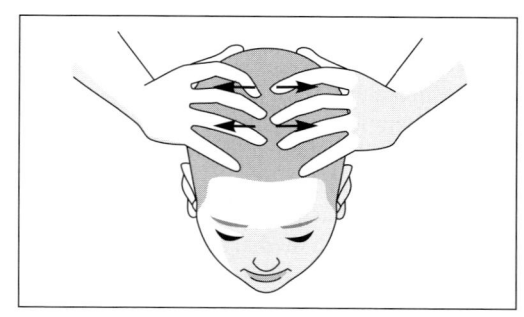

Abb. 299

Korrektur:
1. Die Naht wird während der entsprechenden Atemphase sanft auseinandergezogen. Einige Male wiederholen.
2. Die anschließende TL sollte nun negativ sein.

10 Sacrum-Fehler

Kraniale Läsionen sind meist verbunden mit **Läsionen am Sacrum**. Wenn eine der oben genannten Korrekturen am Schädel notwendig war, ist es ratsam, auch nach korrespondierenden Sacrum-Läsionen zu suchen. Primäre Sacrum-Läsionen sind meist auf Geburtstraumata, auf die nicht genügend entwickelte Beweglichkeit wegen Kaiserschnitt-Geburt oder später durch Sturz auf das Steißbein zurückzuführen.

▷ Bei Kindern mit neurologischer Dysorganisation und bei Kindern mit emotionalen Schwierigkeiten wie Aggressivität oder Unfähigkeit, Gefühle wie Wut auszudrücken, finden wir häufig Blockierungen im Sacrum-Bereich.

10.1 Extensions-Sacrum-Fehler

Der laterale Sacrum-Fehler tritt zusammen mit der sphenobasilären Extensions-Läsion auf und sollte auch zusätzlich geprüft werden.

Test:
Challenge: Bei sanftem Druck auf die Sacrum-Spitze wird ein schwacher oder hypertoner Muskel normoton.

Korrektur:
Die Korrektur erfolgt durch mehrmaligen sanften Druck auf die Sacrum-Spitze während der Einatmung.

10.2 Flexions-Sacrum-Fehler

Er tritt ebenfalls gemeinsam mit der spenobasilären Flexions-Läsion auf.

Test:
Bei Druck gegen die Sacrum-Basis wird ein schwacher oder hypertoner Muskel normoton.

Korrektur:
Während der Ausatmung wird ein sanfter Druck gegen die Sacrum-Basis nach ventral ausgeübt.

10.3 Lateral-Sacrum-Fehler

Die laterale Läsion des Sacrums tritt meist zusammen mit der sphenobasilären Lateral-Läsion auf.

Test:
❶ Challenge:
Mit einer Hand wird ein sanfter Druck seitlich gegen das Steißbein nach medial, mit der anderen Hand von der Gegenseite seitlich gegen die Sacrumspitze nach medial ausgeübt. Ein schwacher oder hypertoner Muskel wird durch die Mobilisierung normoton. Wenn der Test negativ ist, wird er in die entgegensetzte Richtung wiederholt.
❷ Es wird die Atemphase gesucht, während der der IM normoton bleibt.

Korrektur:
Die Korrektur ist wieder dieselbe wie beim Challenge. Der Druck wird einige Male während der gefundenen Atemphase gleichzeitig gegen Kreuzbein und Steißbein ausgeübt.

11 Trauma-Release

Trauma-Release ist ein Thema der *Health-Kinesiologie* bzw. *Touch for Health*. Diese Technik ist sowohl im strukturellen als auch im emotionalen Bereich anzusiedeln. Die theoretische Grundlage ist die Tatsache, daß Verletzungen vom Nervensystem gespeichert werden und sich der Körper an die dabei entstandenen muskulären Spannungen »erinnert.«

Jede Verletzung ist körperlicher Streß und ist daher auch mit Anspannung bestimmter Muskeln infolge der Kampf-Flucht-Reaktionen des Körpers verbunden. Je nach der Position, die der Patient während des Traumas innehatte sind entweder bestimmte Flexoren oder Extensoren beteiligt. Es können alle Muskeln betroffen sein, meist sind es jedoch Muskeln im Fußgelenk, Rückenmuskulatur und Nackenmuskeln. Wenn dieser »eingespeicherte« Streß nicht gelöst wird, kann es zur Anfälligkeit für weitere Verletzungen kommen.

Wenn Patienten von ständigen Unfällen oder Verletzungen berichten, ist der Test auf eingespeicherte Traumata angezeigt. Ebenso nach einer Narbenentstörung.

Ziel des Trauma-Release ist das Lösen dieser neurologischen Speicherung. Da aber jede Verletzung auch ihre »Geschichte« oder »Vorgeschichte« hat, kann es bei dieser Arbeit zu heftigen emotionalen Reaktionen kommen.

▶ Bei der Trauma-Release-Korrektur geht es darum, die Körperposition, die der Patient während der Verletzung innehatte, nachzustellen und ohne Streß nochmals zu durchleben.

Ich habe der Trauma-Release-Technik, die den Streß nur mit den ESR-Punkten abbaut, um die erweiterte »*Injury Recall Technique*« von Richard Maldener (siehe Literaturverzeichnis) hinzugefügt, die direkt die betroffenen Strukturen behandelt und mit dieser Kombination gute Erfahrungen gemacht.

Vorgehen:

❶ Der Patient erzählt den Unfallhergang in möglichst vielen Details, um möglichst viele der gespeicherten emotionalen und neurologischen Informationen wachzurufen.

❷ Feststellen, ob das betroffene Gewebe neurologisch noch aktiv ist. Auch bei diesem Test werden eingespeicherte Informationen wachgerufen.
- Ein schwacher oder hypertoner Muskel wird normoton, wenn die Haut über der früheren Verletzung gerieben wird (z. B. Narbengebiet, Haut über früheren Brüchen). Oder: ein normotoner Muskel wird hyperton oder schwach, wenn die Haut über der betreffenden Stelle gezwickt wird.
- Die beteiligten Gelenke (Fuß, Knie, Schulter, Ellbogen, Hand, Nacken) werden zuerst in Extension, danach in Flexion gebracht, während ein normotoner IM getestet wird. Eine Reaktionsänderung des IM zeigt, daß noch Streß in diesem Bereich vorhanden ist.

Korrektur

❶ Trauma-Release: Der Patient stellt möglichst genau und Schritt für Schritt die Körperpositionen nach, die er während des Unfalls eingenommen hatte.

Evtl. sind zwei oder sogar mehr Personen zur Hilfestellung nötig, damit jede Körperhaltung möglichst genau eingenommen werden kann, z.B. die verschiedenen Positionen bei einem Sturz.

Bei jeder Änderung der Körperhaltung wird der IM getestet.

Bei Indikatormuskelwechsel werden der Testperson die ESR-Punkte gehalten und dieselbe Position nochmals nachgetestet.

❷ Der Patient berührt die Hautzone der früheren Verletzung, während der Therapeut das zuvor getestete Gelenk sanft in die Richtung der IM-Veränderung beugt oder streckt.

Fallbeispiel:
Eine Patientin kam mit LWS-Beschwerden. Wir stellten einen Beckenschiefstand und Schulterhochstand fest und korrigierten Becken und Wirbelsäule. Die Beschwerden besserten sich, verschwanden aber nicht ganz. In der nächsten Sitzung entstörten wir Narben am Fußgelenk, die von einer früheren Verletzung herrührten. Bei einem Fahrrad-Unfall wurde ihr Fuß in die Speichen des Rades eingeklemmt. Der Fuß bereitete zwar keine Probleme, sie hatte aber ständig kleinere Unfälle mit Beteiligung der Füße oder der Beine. Das Reiben der Haut über dem Gebiet führte zur IM-Veränderung. Wir entschlossen uns zum Trauma-Release. Mit Hilfe der ESR-Technik versetzte sie sich wieder in die Zeit des Unfalles. Wir stellten möglichst genau alle Positionen des Unfallherganges nach. Der größte Streß bereitete der Moment, als der Fuß in die Speichen geriet und verdreht wurde. Sie behielt diese Position bei, während ihr die Stirnpunkte berührt wurden (es flossen Tränen). Dann machten wir den Bewegungs-Challenge des Gelenks und bewegten es – während des Haltens der Stirnpunkte in die schwach getestete Richtung.
▷ Im Bewegungsablauf und der Körperhaltung der Patientin vollzog sich eine sichtbare Änderung. Die LWS-Beschwerden verschwanden. Später erzählte sie, daß sie nie gern Fahrrad gefahren sei. Jetzt machte es ihr wieder Freude.

12 Störfelder, Herde, Narben

Jede chronische Krankheit kann störfeldbedingt sein. Ebenso kann jede Körperstelle zum Störfeld werden. Das Störfeld, das eine Krankheit auslöst, kann sich in jeder Körperregion befinden. Rund 90% der Störfelder befinden sich jedoch im Kopfbereich. Nicht ausgeheilte Entzündungen, frühere Erkrankungen, die unterdrückend mit Antibiotika oder Kortison behandelt wurden oder Operations-Gebiete können zu Störfeldern werden.
Grundlage für das Verständnis von der Wirkungsweise von Herden und Störfeldern ist das System der Grundregulation nach PISCHINGER (siehe Literaturverzeichnis).
Dieses System ist Träger von Informationen und Steuerung von Regelkreisen und umfaßt die folgenden vier Bestandteile:
- Die Grundsubstanz einschließlich der extrazellulären Flüssigkeiten
- die verschiedenen Bindegewebszellen
- die Gefäße
- die vegetativ-nervösen Endgeflechte (terminales Retikulum)

Organe und Organsysteme sind funktionell miteinander verbunden. Störungen in einem Bereich wirken sich zwangsläufig auch auf andere Systeme aus. Die Fernwirkung oder Streuung erfolgt hämatogen, lymphogen, nerval, endokrin, mesenchymal und energetisch.
Nicht jeder Herd muß zwangsläufig zum Störfeld werden. Wir müssen in potentielle und aktive Herde unterscheiden. Potentielle Herde sind lokale Veränderungen, die noch nicht zu Fernwirkungen geführt haben. Die lokale Abwehr des Gewebes ist noch intakt. Meist machen sie auch örtlich keine Beschwerden. Ein potentieller Herd wird erst aktiv, wenn durch zusätzliche Belastungen die Abwehr geschwächt wird. Diese Belastungen können Infekte sein, toxische, aber auch psychische Einflüsse. Hier begegnen wir wieder der ganzheitlichen Sichtweise des »Tetragons« der Gesundheit. Aktive Herde stören den gesamten Organismus.
Die häufigsten Herde sind:
▷ Zähne (wurzelbehandelt, devital, vereitert, implantiert)
▷ Tonsillen (chronische Tonsillitis und Tonsillektomie)
▷ Narben
▷ Appendix
▷ Geschlechtsorgane (Prostatitis, Adnexitis, Operationen)
▷ Lunge (Asthma, Pneumonie, TBC)
▷ Nieren (Infektionen)
▷ Leber
▷ Gallenblase
▷ Blase

12.1 Herd-Diagnostik mit AK

Die Testmethoden der AK sind wertvolle Instrumente, die Herde und Störfelder zu erkennen.
- Mittels Therapielokalisation kann die Lokalisation der Störfelder ermittelt werden. Durch die Berührung der TL-Punkte am Kopf werden Störzonen der verschiedenen Nebenhöhlen festgestellt, durch TL am Körper können organische Blockaden festgestellt werden (siehe Seite 74).
  → Zur TL von Organen, Nebenhöhlen, Zähnen, Narben usw. geht man am besten von einem normotonen Muskel aus. Er wird bei Berührung der betreffenden Zone schwach oder hyperton. Wenn kein normotoner Muskel zur Verfügung steht, kann man auch von einem hypertonen Muskel ausgehen, er wird durch die TL zu einer gestörten Zone meist schwach.

In beiden Fällen kann dann sofort zum Challenge übergegangen werden, um die Substanz oder die Methode zu finden, die als Therapie geeignet ist.
- Mit Challenge kann die Art der Belastung herausgefunden werden. Hierzu werden Nosoden verwendet, z. B. Test-Nosode »wurzelbehandelter Zahn«, oder »Tonsillitis.« Hypertone oder schwache Muskeln werden normoton.
- Ebenso zeigt Challenge die erforderliche Therapie.
  → beim Challenge zum Finden der Therapie geht man am besten von einem hypertonen oder schwachen Muskel aus. Das Mittel oder die Methode, die den Muskel wieder in seinen normotonen Zustand versetzt, ist als Therapie geeignet.

Beispiel:
Eine Patientin mit rheumatischen Kniebeschwerden. Gracilis und Popliteus sind schwach. Hals- und Nackenmuskeln sind schwach (Hinweis auf Nebenhöhlen). Pect. maj. sternalis, Pect. maj. clav., Tensor fasc. Lat. und Quadrizeps sind hyperton. Wir verwenden den normotonen Deltoideus anterior als Indikator. Die TL am Knie ist schwach.
Die TL wird erst mit gleichzeitiger Berührung des Testpunktes Nasennebenhöhle, dann mit der Testnosode »Sinusitis« wiederholt. Die TL ist nun negativ. Als Gegenprobe machen wir die TL zur Testzone Nebenhöhle mit dem normotonen Deltoideus. Er wird schwach.
Zum Auflösen des Herdes kommen homöopathische Mittel wie **Hepar sulfuris, Myristica, Kalium bicr.** oder das entsprechende **Konstitutionsmittel** in Frage. Das Mittel, das alle schwachen oder hypertonen Muskel wieder in den normotonen Zustand versetzt, ist als Therapie geeignet (der Patient hält das Mittel während der Tests in der Hand oder hält es auf die TL-Zone).

12.1.1 Herde im Kopfbereich

Die meisten Herd-Lokalisationen befinden sich im Kopf. Bei allen chronischen Erkrankungen sollte an Herdgeschehen in Tonsillen und Nebenhöhlen gedacht werden.

Test:
Bei Verdacht auf Herde werden mittels TL die Testpunkte für Tonsillen und Nebenhöhlen getestet. Hierzu wird ein normotoner Muskel verwendet. Er wird bei Berührung des entsprechenden Punktes schwach oder hyperton.

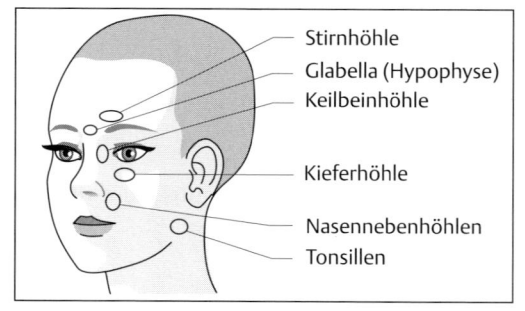

Stirnhöhle
Glabella (Hypophyse)
Keilbeinhöhle
Kieferhöhle
Nasennebenhöhlen
Tonsillen

Abb. 300

Therapie:
Mittels Challenge wird die geeignete Therapie gesucht.
- Neuraltherapie
- Akupunktur
- Farbpunktur
- Homöopathie
- Fachmedizinische Behandlung (Spülung, Tonsillektomie)
  ▷ Oft ist es allerdings so, daß die Entfernung von Tonsillen keinen Einfluß auf das Krankheitsgeschehen hat. Dies ist nur so zu erklären, daß der Herd zwar beseitigt, die Information der Störung aber weiter bestehen bleibt. Auch bei Operation ist deshalb unbedingt zusätzlich energetisch und/oder homöopathisch zu behandeln.

12.2 Zähne

Alle Veränderungen an Zähnen, Alveolen und Kieferknochen können zu Herden werden. Von besonderer Bedeutung sind Zähne mit Karies, Pulpitis, devitale und wurzelbehandelte Zähne sowie Zahn- und Kieferzysten, aber auch die im Rahmen einer prothetischen oder konservierenden Zahnbehandlung verwendeten zahnärztlichen Werkstoffe.

Test:
❶ **Therapielokalisation**:
Der Patient berührt zunächst mit dem Finger eine komplette Zahnreihe, während der IM getestet wird. Es sollte dabei ein Kontakt sowohl zum Zahn als auch zum Zahnfleisch bestehen. Bei positiver TL wird der Zahn identifiziert, indem der Patient während des Tests die einzelnen Zähne berührt.

❷ **Challenge:**
Bei Indikatorveränderung muß die Art der Störung differenziert werden.
- → Challenge durch sanfte Mobilisierung des Zahnes. Der Zahn wird erst von außen nach innen (Richtung Gaumen), von innen nach außen (Richtung Wange) und gegen die Kaufläche mobilisiert und jeweils der IM getestet.
Wenn die positive TL durch eine Mobilisierung aufgehoben wird, handelt es sich um eine Störung im Zahnhalteapparat. Diese Störung wird in der AK als neurologischer Zahn bezeichnet.
- → Wenn der Challenge durch Bewegung des Zahnes keine Änderung bewirkt, wird mittels Testnosoden die Art der Störung ermittelt.
Dazu nimmt der Patient eine Testampulle, z. B. »Kieferzystitis«, »wurzelbehandelter Zahn« oder »Silberamalgam«, während er den Zahn berührt.
Der Muskel wird bei der entsprechenden Nosode wieder normoton.

> *Variante*
> Alternativ kann eine Doppel-TL zum betroffenen Organ durchgeführt werden.

Beispiel:
Die TL zum Herz testet schwach. Beim erneuten Test mit gleichzeitiger TL des Zahnes wird die Schwäche wieder aufgehoben. Die Ursache ist in diesem Falle in den Zähnen zu suchen.

Therapie:
Neurologischer Zahn:
Es wird die Atemphase gesucht, welche die positive TL aufhebt, d. h. der Therapeut drückt erneut gegen den Zahn, während der Patient ein- bzw. ausatmet. Während der Atemphase, bei der der IM normoreaktiv war, wird der Zahn in die gefundene Richtung sanft gedrückt. Dies wird **vier bis fünf mal wiederholt.**

Herd oder Materialunverträglichkeit:
Je nach Art der Störung muß eine Überweisung zum Zahnarzt erfolgen. Evtl. kann durch Neuraltherapie oder Homöopathie begleitend behandelt werden.
Bei positivem Test auf Amalgam ist die Entfernung der Füllung anzustreben.
Nach Amalgam-Entfernung muß die Ausleitung mit Selen oder anderen homöopathischen oder orthomolekularen Mitteln erfolgen.

Vorgehen bei Verdacht auf Zahn-Herde

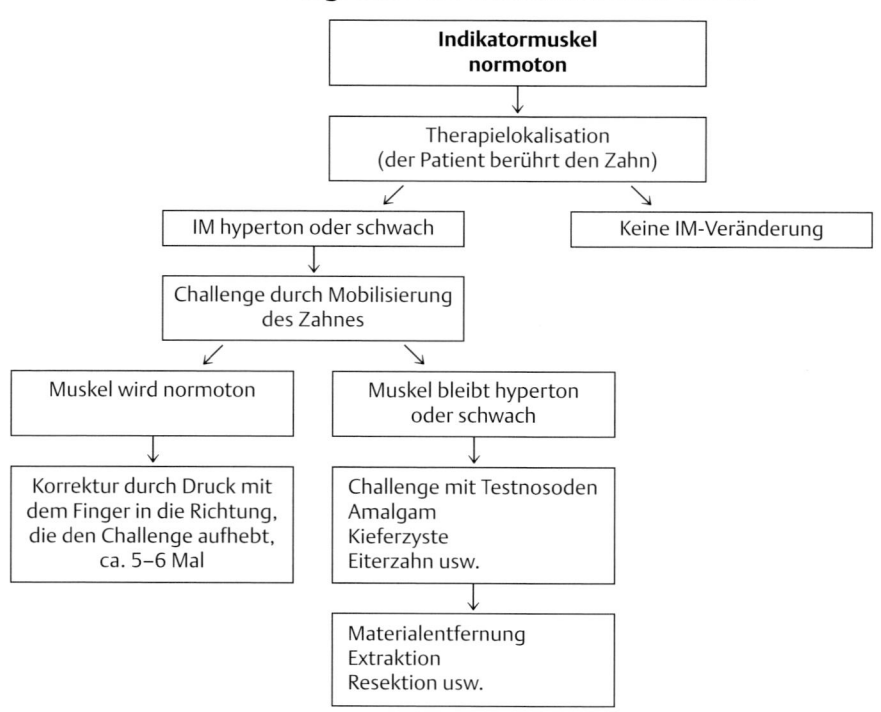

```
        Indikatormuskel
           normoton
               ↓
      Therapielokalisation
   (der Patient berührt den Zahn)
         ↙           ↘
IM hyperton oder schwach    Keine IM-Veränderung
         ↓
Challenge durch Mobilisierung
        des Zahnes
      ↙           ↘
Muskel wird      Muskel bleibt hyperton
normoton         oder schwach
   ↓                  ↓
Korrektur durch   Challenge mit Testnosoden
Druck mit dem     Amalgam
Finger in die     Kieferzyste
Richtung, die     Eiterzahn usw.
den Challenge           ↓
aufhebt,          Materialentfernung
ca. 5–6 Mal       Extraktion
                  Resektion usw.
```

▶ Bei Zahnproblemen sollte auch immer an die Zahn-Meridian-Organ-Beziehung gedacht werden.
(TL zugeordnetes Organ, Challenge Akupressur).

Test von zahnärztlichen Materialien

Beim Test von zahnärztlichem Füllungsmaterial, Goldlegierungen sollte die Substanz auch im Mund getestet werden, da die mögliche Reaktion mit dem Speichel und die Reaktion mit schon im Mund vorhandenem Material von großer Bedeutung sein kann. Amalgam wird selbstverständlich nicht im Mund getestet. Um eine Amalgam-Belastung festzustellen wird, ausgehend vom hypertonen oder schwachen Muskel, mit einer Testnosode Silberamalgam gearbeitet. Ein Test auf Verträglichkeit von Amalgam-Füllungen kommt in einer naturheilkundlichen Praxis ohnehin nicht vor. Wenn dies doch gewünscht wird, muß die fertige Legierung in der Hand getestet werden.

> Im Rahmen dieses Buches können nicht alle Tests und Korrekturen für Zähne und Kiefer erläutert werden. Zahnärzte, die kinesiologisch arbeiten möchten, sollten spezielle Seminare besuchen.

Übersicht Zähne und Fernwirkungen

	18	17	16	15	14	13	12	11	21	22	23	24	25	26	27	28
Endokrinum	Hypophysen-vorderlappen	Epiphyse, Nebenschilddr., Nebennieren	Hypophyse Schilddrüse	Schilddrüse Thymus	Hypophysen-Hinterlappen	Hypophyse, Nebenhoden	Epiphyse	Epiphyse	Epiphyse	Epiphyse	Hypophyse, Nebenhoden	Hypophysen-Hinterlappen	Schilddrüse Thymus	Hypophyse Schilddrüse	Epiphyse, Nebenschilddr. Nebennieren	Hypophysen-vorderlappen
Gelenke	Finger, Hand, Ellbogen, Schulter hi., Zehe, KDG	Hüfte vorn, Knie vorm oberes Sprunggelenk, Kiefergelenk	Hüfte vorn, Knie vorm oberes Sprunggelenk Kiefergelenk	Fuß, Großzehe Hand radial, Schulter Ellbogen radial	Fuß, Großzehe Hand radial, Schulter Ellbogen radial	Knie, Hüfte Sprunggelenk	Fuß, Knie hinten	Fuß, Knie hinten	Fuß, Knie hinten	Fuß, Knie hinten	Knie, Hüfte Sprunggelenk	Fuß, Großzehe, Hand radial, Schulter Ellbogen radial	Fuß, Großzehe, Hand radial, Schulter Ellbogen radial	Hüfte vorn, Knie vorm oberes Sprunggelenk Kiefergelenk	Hüfte vorn, Knie vorm oberes Sprunggelenk Kiefergelenk	Finger, Hand, Ellbogen, Schulter hi., Zehe, KDG
Gewebe	Gefäße	Bindegewebe	Bindegewebe	Haut, Haare	Haut, Haare	Muskeln, Sehnen	Knochen	Knochen	Knochen	Knochen	Muskeln, Sehnen	Haut, Haare	Haut, Haare	Bindegewebe	Bindegewebe	Gefäße
Nebenhöhlen	Mittelohr Mastoid	Kieferhöhle	Kieferhöhle	Kieferhöhle Siebbeinzellen	Kieferhöhle Siebbeinzellen	Keilbeinhöhle	Keilbeinhöhle, Stirnhöhle	Keilbeinhöhle, Stirnhöhle	Keilbeinhöhle, Stirnhöhle	Keilbeinhöhle, Stirnhöhle	Keilbeinhöhle	Kieferhöhle, Siebbeinzellen	Kieferhöhle, Siebbeinzellen	Kieferhöhle	Kieferhöhle	Mittelohr Mastoid
Wirbel	C8, Th1-Th7, S1-S3	L4-L5, C5-C7, Th2-Th4	L1, Th11, Th12	L4-L5, C5-C7, Th2-Th4	L4-L5, C5-C7, Th2-Th4	Th8-Th10	L2-L3, S3-S5	L2-L3, S3-S5	L2-L3, S3-S5	L2-L3, S3-S5	Th8-Th10	L4-L5, C5-C7, Th2-Th4	L4-L5, C5-C7, Th2-Th4	L1, Th11, Th12	L1, Th11, Th12	C8, Th1-Th7, S1-S3
Sinnesorgane	Innenohr Zunge	Mund Zunge	Mund Zunge	Nase (Geruch)	Nase (Geruch)	Auge	Ohr	Ohr	Ohr	Ohr	Auge	Nase	Nase (Geruch)	Zunge Mund	Zunge Mund	Innenohr Zunge
Element (Meridian)	Feuer (Herz/Dünndarm)	Erde (Magen/Milz-Pankreas)	Erde (Magen/Milz-Pankreas)	Metall (Lunge/Dickdarm)	Metall (Lunge/Dickdarm)	Holz (Leber/Galle)	Wasser (Niere/Blase)	Wasser (Niere/Blase)	Wasser (Niere/Blase)	Wasser (Niere/Blase)	Holz (Leber/Galle)	Holz (Leber/Galle)	Metall (Lunge/Dickdarm)	Erde (Magen/Milz-Pankreas)	Erde (Magen/Milz-Pankreas)	Feuer (Herz/Dünndarm)
Organe	Dünndarm Herz	Larynx, Pharynx, Ösophagus, Magen, Pankreas, Milz	Larynx, Pharynx, Ösophagus, Magen, Pankreas, Milz	Bronchien Lunge Trachea Dickdarm re.	Leber, Colon, Magen, Dickdarm	Gallenblase Gallengänge	Niere, Blase, Harnleiter, Geschlechtsorgane	Niere, Blase, Harnleiter, Geschlechtsorgane	Niere, Blase, Harnleiter, Geschlechtsorgane	Niere, Blase, Harnleiter, Geschlechtsorgane	Gallenblase Gallengänge	Leber, Colon, Magen, Dickdarm	Bronchien, Lunge Trachea Dickdarm re.	Larynx, Pharynx Pankreas Magen (Pylorus, Corpus)	Oropharynx Larynx Pankreas Magen (Pylorus, Corpus)	Herz Dünndarm

Zielgebiet Zahn

	48	47	46	45	44	43	42	41	31	32	33	34	35	36	37	38
Organ	Herz Dünndarm	Lunge, Dickdarm Magen, Pankreas Bronchien Ileozäkalgebiet, Coecum	Lunge, Dickdarm Magen, Pankreas Bronchien Ileozäkalgebiet, Coecum	Magen (Pylorus, Corpus) Oropharynx, Larynx Pankreas Milz	Leber Gallenblase Gallengänge	Leber Gallenblase Gallengänge	Urogenital-Organe	Urogenital-Organe	Urogenital-Organe	Urogenital-Organe	Leber Gallenblase Gallengänge	Leber Gallenblase Gallengänge	Oropharynx Larynx Pankreas Magen (Pylorus, Corpus)	Lunge, Dickdarm Magen, Pankreas Bronchien Ileozäkalgebiet, Coecum	Lunge, Dickdarm Magen, Pankreas Bronchien Ileozäkalgebiet, Coecum	Herz Dünndarm
Element (Meridian)	Feuer (Herz/Dünndarm)	Metall (Lunge/Dickdarm)	Metall (Lunge/Dickdarm)	Erde (Magen/Milz-Pankreas)	Holz (Leber/Galle)	Holz (Leber/Galle)	Wasser (Niere/Blase)	Wasser (Niere/Blase)	Wasser (Niere/Blase)	Wasser (Niere/Blase)	Holz (Leber/Galle)	Holz (Leber/Galle)	Metall (Lunge/Dickdarm)	Metall (Lunge/Dickdarm)	Metall (Lunge/Dickdarm)	Feuer (Herz/Dünndarm)
Sinnesorgan	Zunge Mittelohr	Nase (Geruch)	Nase (Geruch)	Mund, Zunge (Geschmack)	Auge	Auge	Ohr, Nase (Geruch)	Ohr, Nase (Geruch)	Ohr, Nase (Geruch)	Ohr, Nase (Geruch)	Auge	Auge	Mund Zunge (Geschmack)	Nase (Geruch)	Nase (Geruch)	Zunge Mittelohr
Wirbel	C8, Th5-Th7, S1-S3	L4-L5, C5-C7, Th2-Th4	L4-L5, C5-C7, Th2-Th4	Th11-Th12 L1	Th8-Th10	Th8-Th10	L2-L3, S4-S5	L2-L3, S4-S5	L2-L3, S4-S5	L2-L3, S4-S5	Th8-Th10	Th8-Th10	Th11-Th12 L1	L4-L5, C5-C7 Th2-Th4	L4-L5, C5-C7 Th2-Th4	C8, Th5-Th7, S1-S3
Nebenhöhlen	Mastoid	Siebbeinzellen	Siebbeinzellen	Kieferhöhle	Keilbeinhöhle	Keilbeinhöhle	Stirnhöhle, Keilbeinhöhle	Stirnhöhle, Keilbeinhöhle	Stirnhöhle, Keilbeinhöhle	Stirnhöhle, Keilbeinhöhle	Keilbeinhöhle	Keilbeinhöhle	Kieferhöhle	Siebbeinzellen	Siebbeinzellen	Mastoid
Gewebe	Gefäße	Haut, Haare	Haut, Haare	Bindegewebe	Sehnen	Sehnen	Knochen	Knochen	Knochen	Knochen	Sehnen	Sehnen	Bindegewebe	Haut, Haare	Haut, Haare	Gefäße
Gelenke	Hand, Arm, Ellbogen, Schulter, Fuß plantar KDG	Mittelfuß tibial Großzehe u. 2. Zehe Hand, Schulter Ellbogen	Mittelfuß tibial Großzehe u. 2. Zehe Hand, Schulter Ellbogen	Knie vorm, Hüfte oberes Sprunggelenk med. Kiefergelenk	Fuß, Hüfte, Knie seitl. u. hinten, Sprunggel. vorn u. oben	Fuß, Hüfte, Knie seitl. u. hinten, Sprunggel. vorn u. oben	Fuß, Knie hinten hint. Sprunggelenk	Fuß, Knie hinten hint. Sprunggelenk	Fuß, Knie hinten hint. Sprunggelenk	Fuß, Knie hinten hint. Sprunggelenk	Fuß, Hüfte, Knie seitl. u. hinten, Sprunggel. vorn u. oben	Fuß, Hüfte, Knie seitl. u. hinten Sprunggel. vorn u. oben	Knie vorm, Hüfte oberes Sprunggelenk med. Kiefergelenk	Mittelfuß tibial Großzehe u. 2. Zehe Hand, Schulter Ellbogen	Mittelfuß tibial Großzehe u. 2. Zehe Hand, Schulter Ellbogen	Hand, Arm, Ellbogen Schulter, Fuß plantar KDG
Endokrinum	Nebennieren	Epiphyse Adnexe	Hypophyse	Schilddrüse	Keimdrüsen	Keimdrüsen	Nebennieren Nebenhoden	Nebennieren Nebenhoden	Nebennieren Nebenhoden	Nebennieren Nebenhoden	Keimdrüsen	Keimdrüsen	Schilddrüse	Hypophyse	Epiphyse Adnexe	Nebennieren

12.3 Herde und Lymphe

Bei Vorhandensein von Herden ist immer der Lymphabfluß gestört. Dies gilt sowohl für den Kopfbereich als auch für Herde in anderen Organen.
Die Therapie muß daher immer durch Methoden zur Verbesserung des Lymphabflusses ergänzt werden. Hier bieten sich zwei Möglichkeiten an.
- Die Behandlung der neurolymphatischen Zonen (Seite 90)
- Akupressur der Lymphe-Punkte nach Voll.

Die Lymphe-Punkte 1, 2 und 3 werden therapielokalisiert und bei Indikatorveränderung mit Akupressur behandelt.
- Der Punkt »Lymphe 1«, am lateralen Nagelfalzwinkel des Daumens, zeigt Störungen im Bereich der Gaumenmandel.
- Lymphe 2 ist ein Hinweispunkt für Herdgeschehen in Kiefer und Zähnen
- Lymphe 3 zeigt Lymphabflußstörungen der Nasennebenhöhlen.

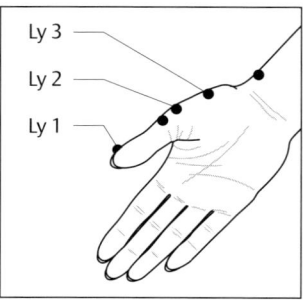

Abb. 301

Die TL der Lymphe-Punkte kann auch als Vortest bei Verdacht auf Herdgeschehen verwendet werden. Bei positiver TL wird dann durch die Gesichts-Punkte differenziert.

12.4 Narbenentstörung

Jede Narbe kann ein Störfeld sein, das an jeder anderen Stelle des Körpers zu chronischen Krankheiten führen kann. Dabei sollten auch Narben nach Tonsillen-Entfernungen, Frakturnarben nach Knochenbrüchen, Ohrring-Löcher, verheilte Ulcus cruris-Stellen u. ä. nicht übersehen werden. Jede Struktur, die einmal verletzt wurde, kann ein Narben-Störfeld sein. Dies trifft verstärkt zu, wenn sich die Narbe innerhalb eines Meridian-Verlaufs befindet.
Narben sollten deshalb entstört werden. Es gibt mehrere Möglichkeiten der Entstörung.

Vorgehen:
❶ Vor Beginn wird durch TL festgestellt, ob die Narbe stört. Ein normotoner IM wird in diesem Fall schwach oder hyperton. Wichtig ist, daß auch um die Narbe herum getestet wird. Falls kein normotoner Muskel zur Verfügung steht, kann auch ein schwacher oder hypertoner Muskel als Indikator verwendet werden. Jede Veränderung bedeutet eine positive TL.
❷ Mittels Challenge wird geprüft, welche Methode geeignet ist, die Narbe zu entstören.

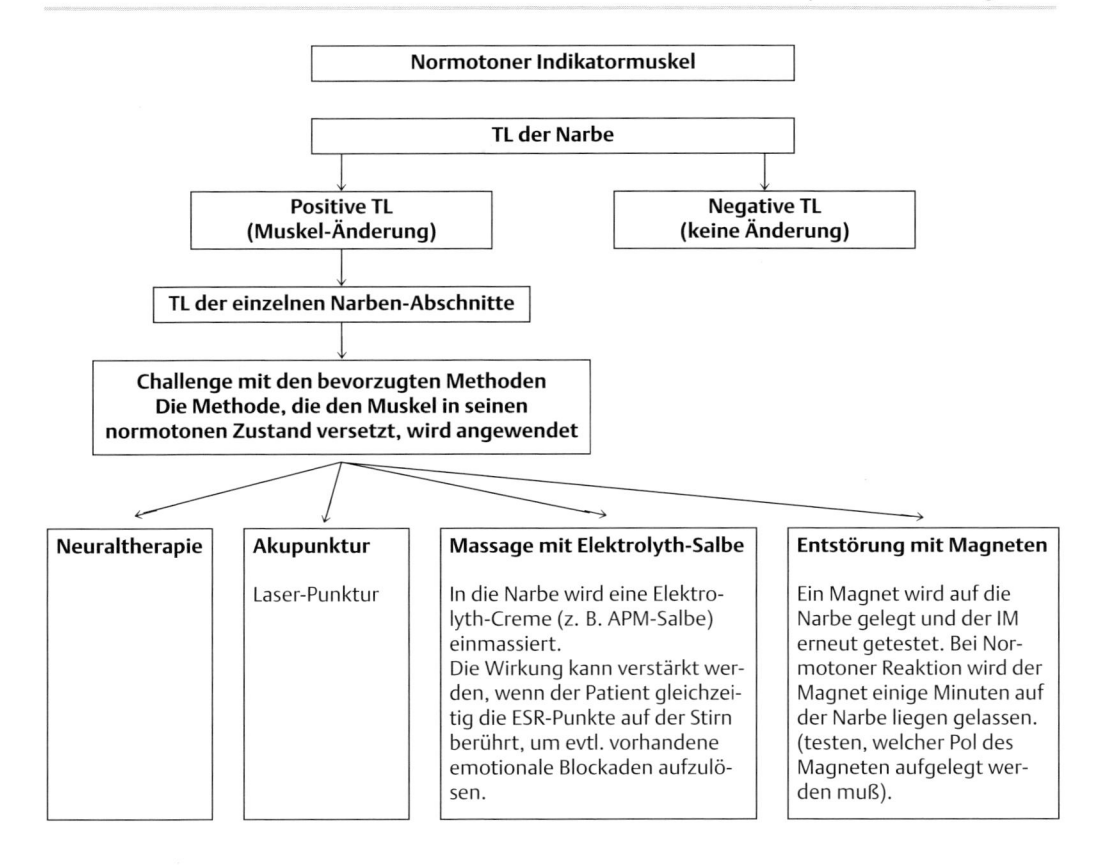

```
                    ┌─────────────────────────────┐
                    │  Normotoner Indikatormuskel │
                    └──────────────┬──────────────┘
                                   ▼
                    ┌─────────────────────────────┐
                    │       TL der Narbe          │
                    └──────────────┬──────────────┘
                     ┌─────────────┴─────────────┐
                     ▼                           ▼
            ┌──────────────────┐       ┌──────────────────┐
            │   Positive TL    │       │   Negative TL    │
            │ (Muskel-Änderung)│       │ (keine Änderung) │
            └────────┬─────────┘       └──────────────────┘
                     ▼
         ┌──────────────────────────────┐
         │ TL der einzelnen Narben-Abschnitte │
         └────────────┬─────────────────┘
                      ▼
```

Challenge mit den bevorzugten Methoden
Die Methode, die den Muskel in seinen normotonen Zustand versetzt, wird angewendet

Neuraltherapie	Akupunktur	Massage mit Elektrolyth-Salbe	Entstörung mit Magneten
	Laser-Punktur	In die Narbe wird eine Elektrolyth-Creme (z. B. APM-Salbe) einmassiert. Die Wirkung kann verstärkt werden, wenn der Patient gleichzeitig die ESR-Punkte auf der Stirn berührt, um evtl. vorhandene emotionale Blockaden aufzulösen.	Ein Magnet wird auf die Narbe gelegt und der IM erneut getestet. Bei Normotoner Reaktion wird der Magnet einige Minuten auf der Narbe liegen gelassen. (testen, welcher Pol des Magneten aufgelegt werden muß).

12.5 Geopathische Belastung

Bei allen chronischen Krankheiten, bei Krebs, psychischen Beschwerden kann die Ursache in einer Belastung durch elektromagnetische Störfelder, Wasseradern u.ä. liegen. Die Diagnose ist oft nicht einfach. Manchmal kann bei der Anamnese der Beginn der Beschwerden einen Hinweis geben, wenn vor dieser Zeit ein Wohnungs- oder Arbeitsplatzwechsel stattfand.
Die Suche nach Störzonen kann durch Wünschelrute, Biotensor oder mit speziellen Meßgeräten durchgeführt werden. Leider ist es schwierig, unter den vielen Anbietern die seriösen herauszufinden.

Test auf geopathische Belastung

▶ **Test an Ort und Stelle**:
   Der Indikatormuskel wird außerhalb des zu testenden Bereichs auf Normotonus überprüft. Dann erst wird der Muskel erneut getestet, wenn sich der Patient an der verdächtigen Stelle der Wohnung/Arbeitsplatz befindet. Noch besser ist es, mehrere Muskeln zu verwenden. Wenn der Platz die meisten Muskeln schwächt oder hyperton werden läßt, ist von einer Störzone auszugehen.
   Von einigen Kinesiologen wird dieser Test durchgeführt, indem der Patient lediglich an die verschiedenen Plätze denkt. Dies ist allerdings bedenklich, da hier die vorgefaßte Meinung den Test beeinflußt.

▶ **Test mit EAV-Punkten**
TL der EAV-Punkte MP 4a am linken Fuß und 3E1. Ein normotoner IM wird schwach oder hyperton.
Wenn die positive TL durch folgende Mittel aufhebbar ist, ist eine geopathische Belastung sehr wahrscheinlich.

Silicea D60 → allgemeiner Hinweis auf geopathische Belastung
Phosphorum D60 → Elektromagnetische Störfelder
Aqua R500 D1000 → Radioaktive Belastung
Cuprum D3
SDF Corallium (Wala)

13 Die biochemische Seite des Tetragons

Stressoren auf der biochemischen Seite des Tetragons wirken sich sowohl auf der strukturellen als auch auf der psychischen und der energetischen Ebene aus. Der größte Stressor ist dabei sicher die Ernährung. Zuviel Zucker- und Fett-Konsum stören das Gleichgewicht innerhalb der biochemischen Ebene und damit das Gleichgewicht innerhalb des Tetragons. Störungen im Fett- und Zuckerstoffwechsel führen zu Arteriosklerosen, zu degenerativen Krankheiten, zu organischen Störungen. Das Nahrungsangebot – zumindest in den Industrieländern – war noch nie so reichhaltig wie heute. Doch die Verarmung der Böden an lebenswichtigen Biostoffen sowie der Einsatz chemischer Dünge- und Pflanzenschutzmittel führt dazu, daß immer mehr Menschen an Vitamin-, Mineralstoff- und Spurenelemente-Mangel leiden. Hinzu kommt die Belastung durch Chemikalien wie Medikamente und Umweltgifte. Folgen sind Störungen im Immunsystem, Allergien, Mykosen, Stoffwechselstörungen wie Azidose, Hyper- oder Hypoglykämie und die daraus resultierenden Folge-Erkrankungen.

Bei jeder gesundheitlichen Störung, sei sie psychisch oder organisch, vor allem aber bei chronischen Krankheiten, sollte deshalb auch auf der biochemischen Ebene nach Ursachen und Therapiemöglichkeiten gesucht werden.

▶ Dies geschieht durch Challenge. Schwache oder hypertone Muskeln werden normoton, wenn dem Patienten die Substanz verabreicht wird, die er benötigt. Normotone Muskeln werden schwach oder hyperton, wenn der Patient eine Substanz zu sich nimmt, die er nicht verträgt.

Die Stressoren der biochemischen Seite sind ebenso zahlreich wie ihre Auswirkungen und Wechselwirkungen untereinander.

Zur Therapie der strukturellen und der psychisch-geistigen Ebene gehören also immer die biochemischen Aspekte.

Nehmen wir zum Beispiel die klassische Homöopathie. Wenn die Ursachen der Krankheit in falscher Ernährung liegen, wird eine rein homöopathisch ausgerichtete Therapie keinen dauerhaften Erfolg zeigen. Der Patient muß auf seine Fehler aufmerksam gemacht und zur Mitarbeit motiviert werden.

Stressor	Auswirkung	Therapie
Eiweiß-, fett- und kohlehydratreiche Ernährung ↓	→ Stoffwechsel, Knochenstruktur, Organe und Organfunktionen	Diät
Veränderung im Säure-Basen-Haushalt	→ Übersäuerung → rheumatische Probleme, Arteriosklerose	Diät
Mykosen	→ Schwäche des Immunsystems → Allergien, Verdauungsstörungen, rheumatische Erkrankungen, psychische und neurologische Auswirkungen (Depressionen, Lernstörungen u. ä.)	Diät, Antimykotische Behandlung
Fettstoffwechselstörungen	→ Adipositas, Arteriosklerose → Herzinfarkt, Schlaganfall, Arthrose	Diät
Hypoglykämie	→ Diabetes, Allergien, vegetative und organische Störungen, psychische Veränderungen (Depressionen, Ängste, Neurosen, neurologische Störungen usw.)	Diät

Stressor		Auswirkung	Therapie
Toxine, Chemikalien	→	Schwächung des Immunsystems	Ausleitung
↓		↓	
Freie Radikale	→	Veränderung der DNS → Krebs, Autoimmunkrankheiten Veränderung körpereigener Stoffe (Lipide, Proteine)	Antioxydantien
Veränderung im orthomolekularen Gleichgewicht Mangel oder Überschuß an Vitaminen und Spurenelementen	→	Organische, vegetative neurologische und psychische Störungen (Ängste, Depressionen, Neurosen, Psychosen u. v. a.)	Orthomolekulare Therapie
Störung im Hormonsystem Schilddrüse, Nebennieren usw.	→	Vegetative, neurologische und psychische Auswirkungen	Regulierung des Hormonhaushalts

13.1 Allergien, Unverträglichkeiten und Mykosen

Immer öfter taucht in der täglichen Praxis das Problem unklarer Krankheitsbilder auf. Die Patienten haben die unterschiedlichsten Symptome. Die Beschwerden reichen von Müdigkeit, Schwindel, rheumatischen Schmerzen, Blasen- und Menstruationsproblemen bis hin zu Herzrhythmusstörungen und Depressionen. Die Patienten leiden. »Aber der Arzt kann nichts finden«, lautet die Aussage, wenn diese Menschen schließlich in die naturheilkundliche Praxis kommen. Vor allem auch Physiotherapeuten sollten an Allergien denken, wenn Patienten unter chronischen Muskel- und Gelenkschmerzen leiden, die schwer oder nicht behandelbar sind.

Typen von allergischen Reaktionen
Allergien in rein medizinischem Sinne sind Immunreaktionen, bei denen verschiedene Antikörper nachweisbar sind.

Typ I: Die IGE-vermittelte allergische Sofortreaktion
Diese Reaktion ist das, was man gemeinhin als Allergie versteht. IGE-Globuline binden sich an Mastzellen. Bei Kontakt mit dem Antigen entsteht die Antigen-Antikörper-Bildung. Die Membran der Mastzelle platzt und gibt Histamin und andere Mediatoren frei, die für die vielfältigen allergischen Symptome verantwortlich sind. Anschwellen der Haut und Schleimhäute, Hustenreiz, Asthma, Jucken und Brennen der Haut usw. Ca. 15% der Bevölkerung haben diese Form der Allergie.
Typ II: Zytotoxische Immunreaktion
Diese Form ist eine Reaktion zwischen IGM- oder IGG-Antikörpern und zellgebundenen Allergenen, das zur Komplement-Aktivierung führt. Dieser Typ ist bei Autoimmunkrankheiten, bei Zöliakie und als Reaktion auf Medikamente maßgebend.

Typ III: Immunkomplex-Reaktion
Diese Form ist eine Allergie vom verzögerten Typ. Die Immunkomplexe setzen sich in verschiedenen Strukturen fest, z. B. Nieren, Gelenken, Blutgefäßen, Haut, Gehirn und verursachen Entzündungen, Schwellungen bis zu Gewebsnekrosen. Auslöser können Chemikalien, Medikamente, organische Stäube, aber auch Nahrungsmittel sein.
Typ IV: Zelluläre Immunreaktion
Diese Reaktion kommt durch Bildung von Antikörpern gegen bestimmte Rezeptoren zustande. Ein Beispiel ist die Tuberkulin-Reaktion. Auslöser dieses Typs können Chemikalien, wie Formaldehyd sein, die die Oberflächenmembran der Körperzellen verändern und dadurch vom Immunsystem angegriffen werden.

Viele allergische Reaktionen werden aber ohne Nachweis von Immunglobulinen oder Mediatoren ausgelöst. Man spricht dann von Pseudo-Allergien.
Klinische Hauttests geben oft keine klare Aussage. Hier ist der exakt durchgeführte Muskeltest eine enorme Erleichterung, diese versteckten Allergien aufzudecken.

13.1.1 Ursachen

Allergien entstehen, wenn eine erbliche Bereitschaft vorliegt, aber auch, wenn durch längeren Kontakt mit derselben Substanz eine Sensibilisierung erfolgt, z. B. bei beruflich bedingten Allergien. Genauso können Nahrungsmittel, wenn sie über längere Zeit verzehrt werden, zum Allergen werden. Es entsteht die sog. Sucht-Allergie. Der Verzehr des Nahrungsmittels führt zu Wohlbefinden und der Patient versucht unbewußt, dieses Nahrungsmittel in seinen täglichen Speiseplan zu integrieren. Beim Weglassen entstehen regelrechte Entzugserscheinungen. Würde man dieses Nahrungsmittel einige Zeit weglassen, käme es nach dem erneuten Genuß zu allergischen Reaktionen.
Weitere Faktoren, die zur Schwächung bzw. Überreaktion des Immunsystems führen, sind Umweltgifte in Nahrung, Textilien, Wohnung, elektromagnetische Störfelder, Medikamente, aber auch Lärm, Schlaf- und Bewegungsmangel und psychosozialer Streß.

13.1.2 Symptome bei Allergien

Haut
Ekzeme
Nesselfieber
Hautjucken

Schleimhaut, Luftwege
Katarrh
Bronchitis, Asthma,
laufende oder verstopfte Nase

Bewegungsapparat
Arthritis, Arthrosen
Rheuma
Muskelschmerzen

Organe
Magen-Darm-Entzündungen, Geschwüre,
Blähungen, Durchfall, Verstopfung,
Polyurie, Dysurie, Blasenentzündungen, Bettnässen,
Herzrhythmusstörungen, Bluthochdruck

Nerven, Psyche
Hyperaktivität und hyperkinetisches Syndrom, Konzentrationsstörungen, Dyslexie, Verhaltensstörungen, Depressionen, Ängste, Phobien, Kopfschmerzen, Migräne, Schlaflosigkeit

- ▶ Allergien lassen sich am besten feststellen, wenn als Testsubstanz Histamin in homöopatischer Form getestet wird. Das Mittel kann auf dem Bauch oder in der Hand getestet werden.
- ▶ Zeigt Histamin nicht an, wird Histidin (Vorstufe des Histamin) verwendet. Histamin in homöopathischer Form verändert einen schwachen oder hypertonen Muskel nach normoton. Histidin verändert einen normotonen Muskel nach hyperton oder schwach.

13.1.3 Vorgehen bei Verdacht auf Allergie

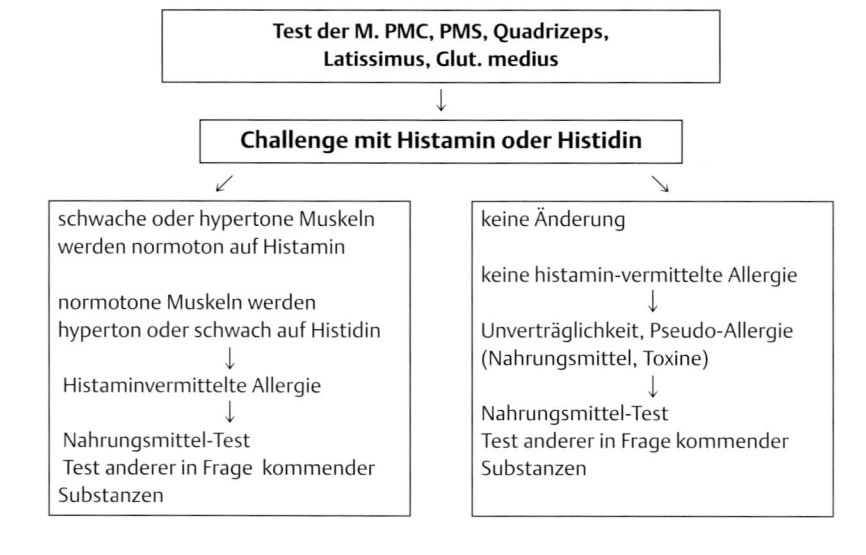

Test der M. PMC, PMS, Quadrizeps, Latissimus, Glut. medius
↓
Challenge mit Histamin oder Histidin
↙ ↘

schwache oder hypertone Muskeln werden normoton auf Histamin

normotone Muskeln werden hyperton oder schwach auf Histidin
↓
Histaminvermittelte Allergie
↓
Nahrungsmittel-Test
Test anderer in Frage kommender Substanzen

keine Änderung

keine histamin-vermittelte Allergie
↓
Unverträglichkeit, Pseudo-Allergie (Nahrungsmittel, Toxine)
↓
Nahrungsmittel-Test
Test anderer in Frage kommender Substanzen

Für den Patienten spielt es allerdings keine Rolle, ob seine Beschwerden von einer echten oder einer Pseudo-Allergie herrühren. Bei Verdacht auf Unverträglichkeiten oder Allergien sollte auf jeden Fall ein Nahrungsmittel-Test durchgeführt werden.

13.1.4 Test auf Verträglichkeit von Nahrungsmitteln und anderen Substanzen

Nahrungsmittel werden resorbiert und entfalten ihre Wirkung oft erst beim Kontakt mit der Schleimhaut oder den Verdauungssäften. Deshalb sollten sie wenn möglich im Mund getestet werden.
- ▶ **Dies gilt natürlich nicht bei extremen Allergiesymptomen**. Ein Patient, der schon beim Anblick eines Weizenkorns einen anaphylaktischen Schock oder ein Quincke-Ödem bekommt, weiß das in aller Regel. Dann müssen wir das auch nicht mehr testen.

> Vor dem Test auf Nahrungsmittel-Unverträglichkeit ist sicherzustellen, daß der Indikatormuskel normoton ist, d. h. er läßt sich entspannen.
> Wenn der Testmuskel nicht testbar ist, muß er durch Massage des Muskels oder durch Massage der neurolymphatischen Punkte gestärkt werden. Wenn dies nicht gelingt, kann auch ein anderer starker Muskel als Testmuskel verwendet werden.

Vorgehen beim Nahrungsmitteltest:
1. Der Patient wird gebeten, von allen Nahrungsmitteln, die er regelmäßig zu sich nimmt, eine kleine Probe mitzubringen. Auch Getränke und Gewürze sollten nicht vergessen werden. Fleisch und Ei werden im gegarten Zustand mitgebracht.
2. Sicherstellen der Testbarkeit durch Sedierung des Testmuskels.
3. Der Patient nimmt ein kleines Stück des zu testenden Nahrungsmittels in den Mund und speichelt es ein.
4. Bei Unverträglichkeit wird der normotone Muskel hyperton oder schwach
    - ▶ Das bedeutet, daß bei jedem Test auf Hypertonus geprüft werden muß.
5. Wenn ein Nahrungsmittel eine Indikatorveränderung hervorgerufen hat, muß der Mund vor dem nächsten Test mit Wasser ausgespült werden.
    - ▶ Die unverträglichen Nahrungsmittel sollten **4–6 Wochen strikt gemieden** werden, damit sich der Organismus regenerieren kann.

Nach dieser Zeit werden die unverträglichen Dinge erneut getestet. In aller Regel wird ein großer Teil dann vom Körper wieder akzeptiert. Das Ziel sollte jedoch die Stärkung des Immunsystems sein. Das heißt wie immer, Stressoren erkennen und abbauen. Also nach aktuellen und verdrängten emotionalen Blockaden suchen, Energieausgleich durch Akupressur schaffen, mit orthomolekularen Substanzen unterstützen.

13.1.5 Test von Nahrungsmittelunverträglichkeit bei Säuglingen

Der Indikatormuskel der Mutter (Deltoideus, Pectoralis) wird auf seine Testbarkeit geprüft und ggf. korrigiert. Die zu testenden Nahrungsmittel werden zunächst bei der Surrogat-Person getestet, um sicherzustellen, daß sich der Test wirklich auf das Kind bezieht. Nun nimmt die Surrogat-Person den Säugling auf den Arm oder stellt durch Berührung Körperkontakt her. Nun bekommt das Kind das Nahrungsmittel, meist einen Tropfen Milch oder Brei in den Mund, während der IM der Surrogat-Person getestet wird.

13.1.6 Ileozökal-Klappe (ICK)

Die energetische Stärkung des Immunsystems
Ein wichtiger Faktor des Immunsystems ist der Dünndarm. Voraussetzung für ein funktionierendes Immunsystem ist ein Gleichgewicht der Darmflora. Die Klappen in den einzelnen Darmabschnitten sorgen dafür, daß sich Bakterien und Pilze nur in den für sie vorgesehenen Darmabschnitten aufhalten können.
Die folgende Balance stärkt vor allem den Dünn- und Dickdarm und den Übergang vom Dünn- zum Dickdarm.

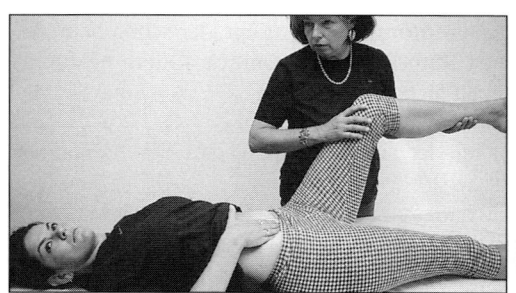

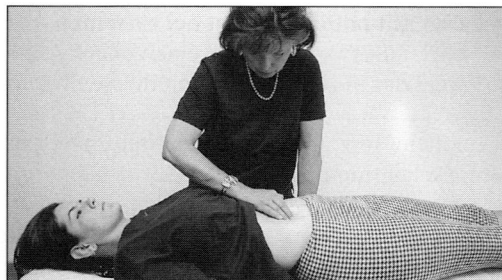

Abb. 302   **Abb. 303**

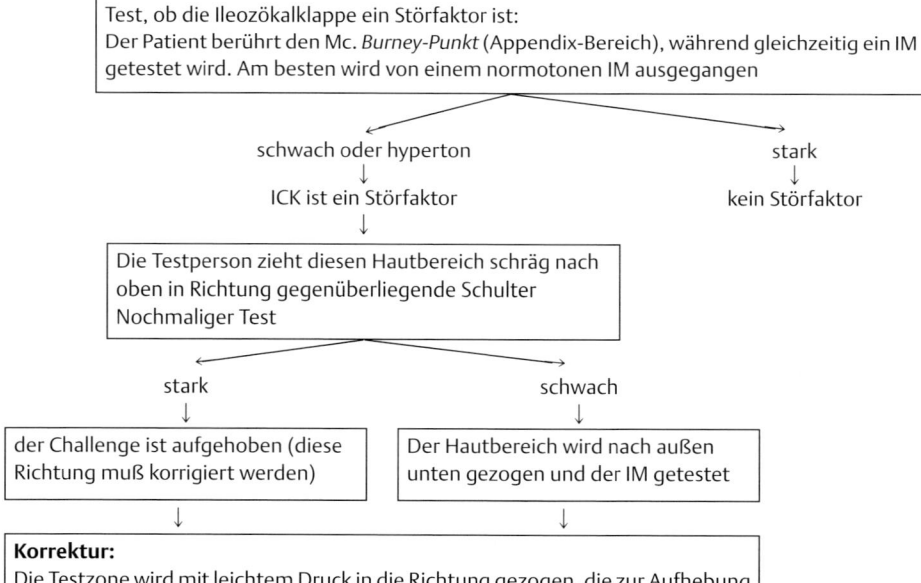

Test, ob die Ileozökalklappe ein Störfaktor ist:
Der Patient berührt den Mc. *Burney-Punkt* (Appendix-Bereich), während gleichzeitig ein IM getestet wird. Am besten wird von einem normotonen IM ausgegangen

schwach oder hyperton → ICK ist ein Störfaktor

stark → kein Störfaktor

Die Testperson zieht diesen Hautbereich schräg nach oben in Richtung gegenüberliegende Schulter
Nochmaliger Test

stark → der Challenge ist aufgehoben (diese Richtung muß korrigiert werden)

schwach → Der Hautbereich wird nach außen unten gezogen und der IM getestet

Korrektur:
Die Testzone wird mit leichtem Druck in die Richtung gezogen, die zur Aufhebung des positiven Challenge geführt hat und solange gehalten, bis ein leichtes Pulsieren spürbar wird.
Die neurolymphatischen Zonen für Dünndarm und Dickdarm werden massiert.
Die Akupressurpunkte **Ni 4** und **Bl 58** werden geklopft.
Die folgenden Punkte-Kombinationen werden jeweils gehalten.
MP 2 + Ni 5   Ni 7 + Lu 8   M25 + Lu1

▶ Wenn sich in diesem Bereich eine Appendektomie-Narbe befindet, mit TL die Narbe testen, ggf. entstören (siehe Seite 141).

13.1.7 Energetischer Allergieausgleich nach Scott

Das Punkte-Klopfen nach JIMMY SCOTT ist eine Ergänzung zur Allergie-Behandlung. Die Scott-Methode besteht aus verschiedenen Tests, um Allergien und Unverträglichkeiten festzustellen. Allerdings empfiehlt er den Nahrungsmittel-Test über die Haut. Das Klopfen der Akupunkturpunkte kann aber sehr gut in die Allergie-Therapie integriert werden.

Das Nahrungsmittel wird im Mund behalten, andere Substanzen werden auf den Bauch gelegt. Gleichzeitig werden nacheinander die nachgenannten Punkte **ca. 35 mal** geklopft

Das Klopfverfahren wird für jede Substanz einzeln wiederholt.

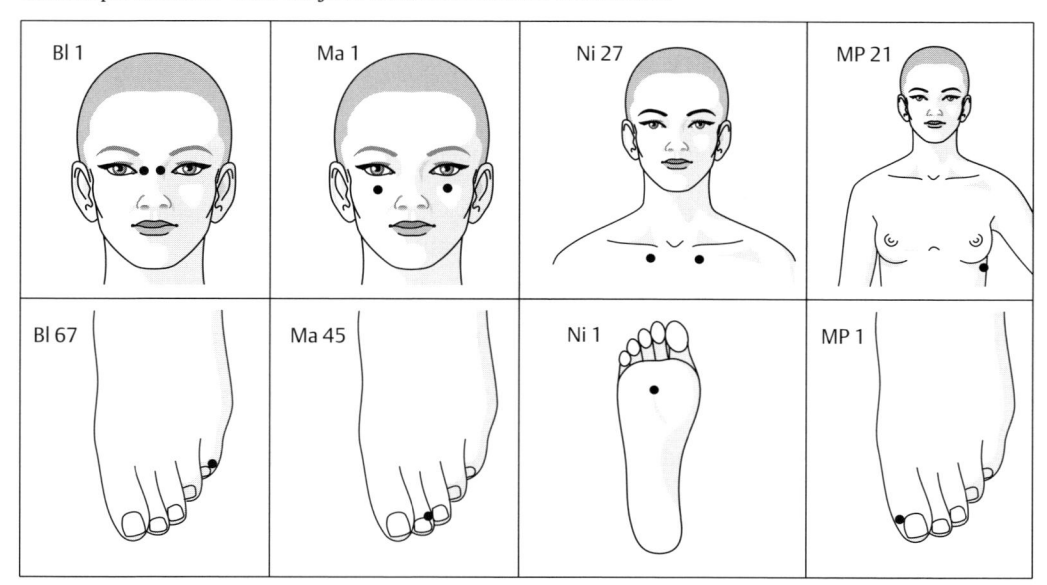

Abb. 304

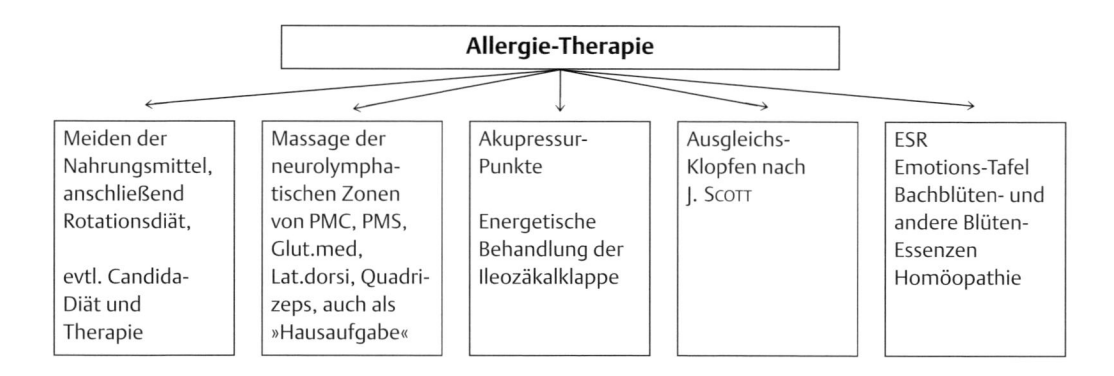

Allergie-Therapie				
Meiden der Nahrungsmittel, anschließend Rotationsdiät, evtl. Candida-Diät und Therapie	Massage der neurolymphatischen Zonen von PMC, PMS, Glut.med, Lat.dorsi, Quadrizeps, auch als »Hausaufgabe«	Akupressur-Punkte Energetische Behandlung der Ileozäkalklappe	Ausgleichs-Klopfen nach J. SCOTT	ESR Emotions-Tafel Bachblüten- und andere Blüten-Essenzen Homöopathie

Fallbeispiel:
Eine 40-jährige Patientin, auf einem Obst-Bauernhof aufgewachsen, kam mit Schwindel-Attacken, Migräne und Angstzuständen in die Praxis. Wir stellten eine Allergie gegen Äpfel und Käse fest. Für die Patientin brach fast eine Welt zusammen. Seit ihrer Kindheit ißt sie täglich mindestens drei Äpfel. Käse war täglich in irgendeiner Form auf dem Speiseplan.

Sie ließ sich aber doch überreden, einige Wochen Äpfel und Käse aus ihrem Speiseplan zu streichen. Schon nach wenigen Tagen hörten die Schwindelanfälle und die Angstzustände auf. Die Migräne wurde zu erträglichen Kopfschmerzen und verschwand nach 10 Tagen ganz. Nach zwei Wochen vergaß sie jedoch ihre Vorsätze und aß einen Apfelkuchen. Innerhalb von Minuten erlitt sie den schwersten Migräneanfall.

▶ Erst nach 3 Monaten Karenz zeigte der Test nicht mehr an. Bei Einhalten einer Rotationsdiät (zwei Tage Pause, bevor dasselbe Nahrungsmittel erneut zu sich genommen wird) kann sie Äpfel und Käse wieder vertragen.

13.2 Candida und andere Mykosen

Oft treten Allergien gemeinsam mit einer Candida-Belastung auf. Ein geschwächtes Immunsystem schafft die besten Voraussetzungen für eine Pilzbesiedelung im Darm. Pilztoxine bewirken eine weitere Schwächung und Allergien.

Die Symptome sind ähnlich vielfältig wie die der Allergien. Die Patienten klagen häufig über Müdigkeit, Kopfschmerzen, Blähungen und Heißhunger auf Süßes.

Der Candida-Test

Zum Feststellen, ob eine Hefepilz-Belastung des Darmes vorliegt, wird ein *Test-Candida-Antigen* oder ein *Teststreifen* von Dr. Scott verwendet. Eine winzige Menge des Antigens oder ein Teststreifen wird während des Tests im Mund behalten. Der vorher starke Muskel wird schwach, wenn eine Pilzbelastung vorliegt.

Alternativ kann ein schwacher Indikatormuskel als Ausgangsposition verwendet werden. Man testet dann eine Candida-Nosode (Homöopathisches Mittel), welche die Testperson in der Hand hält. Wenn der vorher schwache Muskel jetzt stark ist, zeigt dies eine Candida-Belastung an.

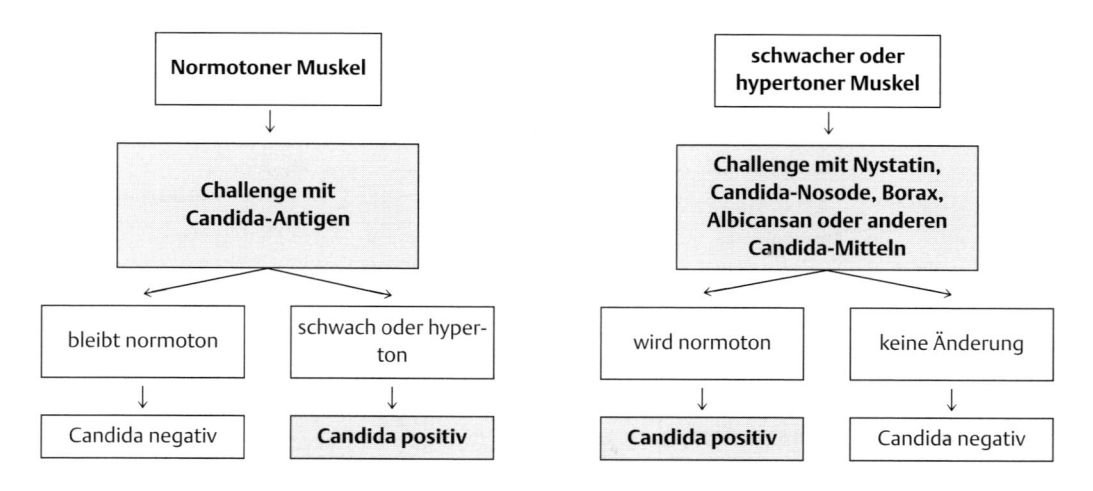

```
Normotoner Muskel                              schwacher oder hypertoner Muskel
        ↓                                                      ↓
Challenge mit                                  Challenge mit Nystatin,
Candida-Antigen                                Candida-Nosode, Borax,
                                               Albicansan oder anderen
                                               Candida-Mitteln
    ↙        ↘                                      ↙        ↘
bleibt      schwach oder                       wird         keine
normoton    hyperton                           normoton     Änderung
    ↓            ↓                                  ↓            ↓
Candida     Candida positiv                    Candida      Candida
negativ                                        positiv      negativ
```

▶ Wenn die Symptome für eine Mykose sprechen, aber Candida-Antigen nicht anzeigt, sollte noch mit anderen Darmpilz-Arten, z. B. *Monilia albicans* getestet werden.

> **Therapie:**
> Zur Therapie der Candidose können **Nystatin, Grapefruitkern-Extrakt, Borax D4, Albican San** oder andere homöopathische Mittel eingesetzt werden. Alle Mittel sollten aber durch Challenge auf ihre Verträglichkeit getestet werden. Nystatin und Grapefruitkern-Extrakt werden nicht von allen Patienten vertragen. Zusätzlich muß für einige Wochen eine strenge Diät eingehalten werden. Außer Kartoffeln, Hirse und Reis sind alle Kohlehydrate zu vermeiden. Erlaubt ist alles, was nicht als unverträglich ausgetestet wurde. Nach der Behandlung muß die Darmflora mit **Symbioflor** oder ähnlichen Präparaten wieder aufgebaut werden.

13.3 Parasiten, Bakterien, Viren

Im Zusammenhang mit chronischen Krankheiten, Allergien psychischen Symptomen sollte nicht nur an Candida, sondern auch an Parasiten, wie z. B. Amöben, Protozoen gedacht werden. Ein geschwächtes Immunsystem ist besonders anfällig für Parasiten und Würmer, die wiederum zur weiteren Schwächung führen.
Schwindel und Migräne, Durchfälle, Magen-Darm-Krankheiten, Blasen- und Prostata-Erkrankungen, Muskelschmerzen und viele andere Beschwerden können durch Parasiten entstehen.
Die Diagnose erfolgt durch *Test-Nosoden,* z. B. »**Nosode Amöben**« oder »**Nosode Lamblia intestinalis**«. Schwache oder hypertone Muskeln (Quadrizeps, Pectoralis major sternalis, Tensor fascia latae) werden beim Kontakt mit der entsprechenden Nosode normoton.
Für die **Therapie** können je nach bevorzugter Therapie des Behandlers **Zitruskernextrakt**, phytotherapeutische Mittel wie **Knoblauch, Berberis** oder **Echinacea**, homöopathische Mittel oder Mittel mit orthomolekularen Substanzen (**Vit. A, C, E, B6, B12, Kalium**) getestet werden. Chemische Mittel sind oft unwirksam und können die Leber schädigen.
Neben Parasiten sind auch unterschwellige virale und bakterielle Infektionen für viele chronische Krankheiten verantwortlich. Vor allem Epstein-Barr-, Coxsackie- und Zytomegalie-Viren, Staphylo- und Streptokokken stellen wir häufig fest, ohne daß die typischen Krankheitssymptome dieser Erreger vorhanden sind.
Die Diagnose erfolgt auch hier über Test-Nosoden. Zur Ausleitung werden entweder die entsprechende Nosode, Leber- und Nierenstärkung durch homöopathische oder phytotherapeutische Mittel eingesetzt. Testen Sie, auf welche Mittel der Körper am besten reagiert. Wenn mehrere schwache oder hypertone Muskeln vorhanden sind, wird das Mittel verabreicht, das bei möglichst allen Muskeln den Normotonus herstellt.
▶ Die Therapie bei Parasiten, Viren, Bakterien und Würmern besteht aber vordergründig nicht in der Entfernung der Erreger, sondern in der Stärkung der körpereigenen Abwehr. Das heißt, Stressoren, die zur Schwächung des Immunsystems führen, müssen vermieden, emotionaler Stress abgebaut, das Energiesystem durch energetische Maßnahmen gestärkt werden.

13.3 Test schädlicher Substanzen

Beim Test von Substanzen, die im Verdacht stehen, nicht vertragen zu werden, oder allergieauslösend sein können, gibt es zwei Möglichkeiten.
Die Testsubstanz wird auf den Thymus-Bereich gelegt.
Die Testsubstanz wird über den Geruchssinn getestet, indem das Mittel während des Tests vor die Nase des Patienten gehalten wird. Diese Methode eignet sich sehr gut zum Testen von Kosmetika, Bettfedern, Tierhaaren, Hausstaub, Pollen usw.

> Auch bei diesen Tests wird idealerweise von einem normotonen Muskel ausgegangen. Bei generellem Hypertonus empfiehlt sich der Test von Nahrungsmitteln oder anderen Unverträglichkeiten am Schluß der Behandlung, wenn durch energetische, strukturelle und emotionale Korrekturen die Blockaden gelöst wurden.

Wenn auch nach den Korrekturen kein Muskel testbar ist, muß über eine Surrogat-Person getestet werden.

13.4 Test auf chemisch-toxische Belastung

Allergien, Neurodermitis, Asthma, Migräne, rheumatische Erkrankungen, aber auch psychische Erkrankungen können durch chemisch-toxische Belastungen verursacht sein. Dies können zum einen Medikamente, Kosmetika, Parfüm, Nahrungsmittelchemie, zum anderen Materialien im Wohn- und Arbeitsbereich wie Formaldehyd in Teppichböden oder Tapeten, Cadmium in Farben usw. sein.

Geringe Mengen kann der Organismus neutralisieren und ausscheiden. Die Bildung von sog. Kumulationsgiften kann der Körper jedoch nicht mehr abbauen und speichert sie in bestimmten Körperdepots wie Leber, Nieren, Gehirnsubstanz oder Nervengewebe. Es kann je nach Reaktionslage Jahre bis Jahrzehnte dauern, bis erste Symptome auftreten.

Toxine	Vorkommen	Auswirkungen
Cadmium	Autoabgase, Brennstoffe, Farben, Batterien, Meeresfrüchte	Hypertonie, Leber- und Nierenschäden
Arsen	Metallverarbeitung, Holzschutzmittel, Tabakrauch	Haarausfall, Müdigkeit, Gastritis
Blei	Autoabgase, Abwässer, Kosmetik, Haarfärbe- und Spülmittel, Tabakrauch, Druckerschwärze	Nervosität, Schlaflosigkeit, Schwindel, Brechreiz
Quecksilber	Farben, Elektroindustrie, Holzschutzmittel, Schädlingsbekämpfungsmittel, Haarfärbemittel, Kosmetik, Leuchtstoffröhren, Amalgamfüllungen	Appetitlosigkeit, psychische Störungen, Muskelzittern, Krämpfe, Blutveränderungen
Nickel	Kohle- und Ölverbrennung, Batterien, Katalysatoren, Farbstoffe, Küchengeräte, Keramik, Schmuck, Nieten in Jeanskleidung	Asthma, Hautkrankheiten, verminderte Hirndurchblutung, Lungen-Ca
Formaldehyd	Tabakrauch, Imprägnierung von Teppichböden, Tapeten, u.v.a.	Haut- und Lungenkrankheiten, Migräne, Kopfschmerzen, psychische Symptome

Beispiele häufig vorkommender Schadstoffe und deren Auswirkungen

Die Diagnose ist oft schwierig. Eine sorgfältige Anamnese über Hobbys, Beruf, Wohnverhältnisse und vor allem über den Beginn und Verlauf der Beschwerden ist die wichtigste Voraussetzung. Zur kinesiologischen Differenzierung stehen uns zwei Möglichkeiten zur Verfügung:
- Der Patient bringt eine Materialprobe mit, z. B. ein kleines Stück Teppichboden, die er beim Test an die Nase hält. Ein normotoner Muskel wird mit Schwäche oder Hypertonus reagieren.

- Wir arbeiten mit Test-Nosoden. Wir gehen von einem schwachen oder hypertonen Muskel aus. Die Muskelreaktion verändert sich normoton, wenn der Patient die Test-Ampulle, z. B. Formaldehyd in der Hand hält.

13.5 Stoffwechselstörungen

13.5.1 Fettstoffwechsel

Bei vielen internistischen Krankheiten wie Herzinfarkt, Bluthochdruck, Arteriosklerose, Schlaganfall, Gallensteinen, Nierenerkrankungen, Arthrose, Übergewicht und anderen spielt neben anderen biochemischen Faktoren der Fettstoffwechsel eine Rolle. Hierbei ist nicht nur der Cholesterinspiegel, sondern auch der Triglycerid-Wert zu überprüfen. Eine fettarme Diät allein führt oft nicht zum gewünschten Erfolg. Da Triglyceride Kohlenhydrat-induzierbar sind, muß auf eine Reduzierung der Kohlenhydrate besonderer Wert gelegt werden.

13.5.2 Azidose

Ein häufiges Problem in der täglichen Praxis, ist die Übersäuerung. Kaffee, Alkohol, Zucker, zuviel tierisches Eiweiß und Streß bringen den Säure-Basen-Haushalt aus dem Gleichgewicht. Als Reaktion auf den Säure-Überschuß bildet der Körper aus den säurebildenden Komponenten und den im Körper vorhandenen Mineralien Salzverbindungen, sog. Schlacken. Dies wiederum führt zu Mineralstoff-Verlust und zu Veränderungen im Knochen-Stoffwechsel.
Schon geringe Abweichungen im PH-Wert führen zu Veränderungen der Blut-Viskosität, zu Gefäß-Verengungen.
  ▷ Arteriosklerosen, rheumatische Erkrankungen, Arthrosen, Haarausfall und Hautprobleme sind immer ein Hinweis auf Azidose.

Test auf Azidose:
Beim Muskeltest ist eine beidseitige Schwäche des Pectoralis major clavikularis, die durch ein Entsäuerungs-Salz aufgehoben wird, der Hinweis auf Übersäuerung, besonders wenn die Schwäche bei gleichzeitigem Test beider Arme auftritt.
Es empfiehlt sich, mehrere Basenpulver zu testen, da die Zusammensetzungen sehr verschieden sind und nicht von allen Patienten gleich gut vertragen werden. Selbstverständlich sollte aber die primäre Therapie die Ernährungsumstellung sein.

13.5.3 Hypoglykämie

Eine klassische Streß-Krankheit ist die Hypoglykämie. Leider werden die vielfältigen Symptome dieser Krankheit nicht oder nur selten erkannt. Die Auswirkungen zeigen sich auf der körperlichen, auf der seelisch-geistigen und der biochemischen Ebene.
Streß, Zucker und Alkohol führen zu Insulin-Produktion. Der Blutzucker sinkt. Kaffee und Zigarettenrauch regen darüber hinaus die Nebennieren zur Produktion von Hormonen an, wodurch sich der Glucosespiegel erhöht. Eine weitere Insulin-Produktion und Unterzucker sind die Folge. Die Symptome werden durch weiteren Zuckerkonsum kompensiert. Schließlich kommt es zur Erschöpfung der Nebennieren und des Inselapparates des Pankreas.
Die Diagnose ist schwierig, vor allem deshalb, weil der Glucosespiegel nicht konstant ist, sondern vielmehr ständigen Schwankungen unterliegt. Wenn der Latissimus dorsi schwach oder hyperton ist und mehrere der oben genannten Symptome vorliegen, sollte der folgende Test durchgeführt werden.

Symptome bei Hypoglykämie:

Körperliche und vegetative Störungen	psychisch, geistige und nervale Störungen
Kopfschmerzen	Epilepsie
Erschöpfung, Müdigkeit, Schwächegefühl	Depressionen,
Sexuelle Unlust, Impotenz	Verwirrtheit, Nervosität
permanentes Gähnen, Zittern	Weinkrämpfe
Muskelschmerzen, Rückenschmerzen	Phobien, Ängste
kalte Hände und Füße	Konzentrationsschwierigkeiten, Black out
Muskelzucken	Vergeßlichkeit
Gelenkschmerzen	asoziales Verhalten, Wutanfälle
Schlaflosigkeit, Alpträume	Selbstmordneigung
Schweißausbrüche, Körpergeruch, Mundgeruch	Entschlußlosigkeit, Launenhaftigkeit
	sich ständig Sorgen machen
Herzklopfen, Schwindel, Ohrensausen	Gefühl, »verrückt zu werden«
Darmprobleme, Übergewicht, Heißhunger	Hyperaktivität bei Kindern
Allergien, Ekzeme, Asthma, Heuschnupfen	

Test auf Hypoglykämie

Für diesen Test verwenden wir den M. Sartorius, der im Zusammenhang mit den Nebennieren steht.

❶ Test des Sartorius. Schwäche bedeutet Hypoglykämie. Wenn ein normotoner Sartorius auf Zucker schwach oder hyperton reagiert, besteht schon eine Nebennieren-Belastung, der Körper kompensiert den Streß aber noch.

❷ Der Patient nimmt ein Stück Zucker in den Mund, während der Muskel nochmals getestet wird. Wenn er jetzt normoton reagiert, besteht bereits eine Nebennieren-Überforderung.

❸ Zusätzlich kann getestet werden, welche orthomolekularen Substanzen die Schwäche aufheben. z. B. Vit. C, Vit. B-Komplex, Nebennieren-Extrakt.

Energetische Blutchemie-Korrektur

Die folgende Akupunktur-Klopfmassage hat sich als ergänzende Therapie bei allen Stoffwechselstörungen – vor allem bei Hypo- und Hyperglykämie, bei Nebennieren- und Milz-Pankreas-Schwäche als sehr wirkungsvoll erwiesen.

Die Akupunkturpunkte **MP 21** werden auf beiden Seiten therapielokalisiert. Der Punkt, der zur IM-Veränderung führt, wird therapiert, indem der Punkt gemeinsam mit dem Punkt **Ni 27** der selben Körperseite rhythmisch geklopft wird. **MP 21** ist oft schmerzhaft.

MP 21 befindet sich an der Körperseite, auf der Achsellinie, genau in der Mitte zwischen Achsel und der letzten Rippe.

▶ **Ein Tip:** Der Patient klopft diese Punkte zu Hause. Wenn er zusätzlich täglich alle neurolymphatischen Zonen massiert bzw. massieren läßt (am Rücken), tut er selbst etwas zur Stärkung seines Immunsystems. Vor allem bei Allergien sollte diese »Hausaufgabe« gemacht werden. Zudem hat es den Vorteil, daß auch der Patient selbst aktiv mitarbeiten muß.

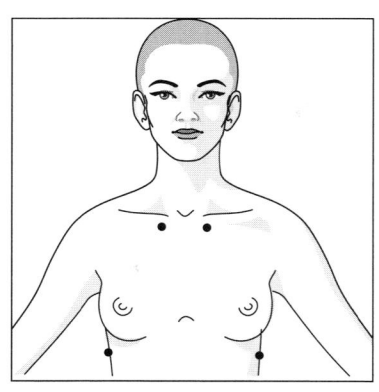

Abb. 305

13.6 Hormonelle Störungen

Bei Problemen während des Klimakteriums, bei prämenstruellem Syndrom (PMS)MS und Zyklusstörungen, aber auch bei anderen unklaren Symptombildern wie Müdigkeit und Leistungsschwäche, Lern- und Konzentrationsschwäche und natürlich bei allen klassischen Symptomen der Hyper- oder Hypothyreose und nicht zuletzt bei psychischen Problemen wie Depressionen sollte an eine Störung im hormonellen Gleichgewicht gedacht werden. Neben der Schilddrüse spielen auch die Hypophyse, der Hypothalamus und die Nebennieren eine wichtige Rolle.

Wenn beim Test der Basis-Muskeln der Teres minor hyperton oder schwach ist und die Symptome auf eine hormonelle Regulationsstörung hinweisen, sind die folgenden Tests erforderlich:

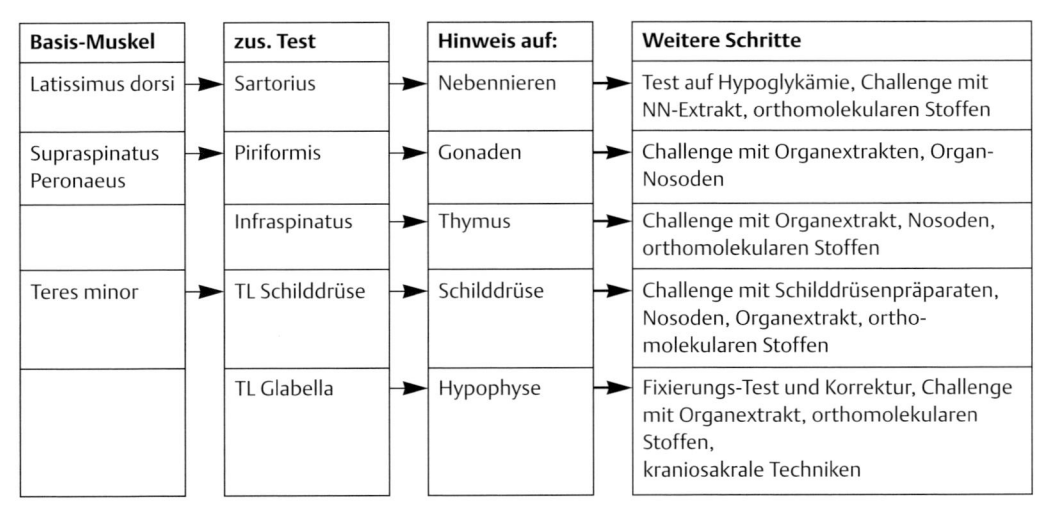

Basis-Muskel	zus. Test	Hinweis auf:	Weitere Schritte
Latissimus dorsi	Sartorius	Nebennieren	Test auf Hypoglykämie, Challenge mit NN-Extrakt, orthomolekularen Stoffen
Supraspinatus Peronaeus	Piriformis	Gonaden	Challenge mit Organextrakten, Organ-Nosoden
	Infraspinatus	Thymus	Challenge mit Organextrakt, Nosoden, orthomolekularen Stoffen
Teres minor	TL Schilddrüse	Schilddrüse	Challenge mit Schilddrüsenpräparaten, Nosoden, Organextrakt, orthomolekularen Stoffen
	TL Glabella	Hypophyse	Fixierungs-Test und Korrektur, Challenge mit Organextrakt, orthomolekularen Stoffen, kraniosakrale Techniken

▶ Bei allen hormonellen Störungen, Fertilitätsstörungen, Entwicklungsstörungen u. ä. ist auch an chemisch-toxische Belastungen zu denken. Chemikalien in Kunststoffen, Farben, Kosmetik usw. haben enorme endokrine Wirkungen.

Fixierung (Test von Hypophyse und Epiphyse)
Fixierung ist eine Korrektur aus dem *Three in one-concepts*. Es geht hierbei um die
Auswirkung von Streß auf die Aktivität der endokrinen Drüsen, insbesondere von Hypophyse und Epiphyse. Mit Fixierung ist die Blockierung vieler Körpersysteme gemeint, die bei Ausfall oder Funktionsstörung dieser wichtigen Steuerzentralen eintritt. Beide Drüsen reagieren auf Licht. Diese Tatsache macht man sich für den Test zunutze.

Test:
Der Patient blickt auf ein schwarzes Papier oder ein schwarzes Tuch, während der IM getestet wird.
Die Hypophyse kann auch über die neurolymphatische Zone, der Glabella, getestet werden.

Korrektur:
Wenn der IM beim Blick auf die schwarze Fläche mit Schwäche oder Hypertonus reagiert, wird für ca. ½ Minute der Lichtstrahl einer kleinen Taschenlampe auf die Glabella gerichtet und der Test wiederholt.
Zusätzlich sollten die in der Tabelle genannten Tests durchgeführt werden.

Fallbeispiel:
Ein 48-jähriger Patient, durchtrainierter Sportler. Er begab sich wegen Seh-Problemen (Doppelbilder) zum Augenarzt. Die verordneten Prismagläser brachten keine Besserung, vielmehr verursachten sie Kopfschmerzen. Er bekam Betablocker. Nach einem halben Jahr wurde er zum Neurologen überwiesen, aber ohne Befund wieder nach Hause geschickt. Außerdem klagte er über zunehmenden Leistungsabfall und Erschöpfung (hatte er beim Arzt nicht angegeben). Er konnte seinen Sport nicht mehr ausüben.
Die kinesiologischen Tests ergaben einen schwachen Teres minor, einen schwachen Latissimus dorsi und einen hypertonen Peronaeus. Daraufhin wurde der Sartorius getestet, er war ebenfalls schwach (Hinweis auf Nebennieren). Auch die Adduktoren waren schwach (Hinweis auf hormonelle Störungen).
Die TL zur Schilddrüse und zur Hypophyse war positiv. Die TL wurde durch Schilddrüsen-Präparate aufgehoben. Der Labor-Test der Schilddrüsen-Werte bestätigte den Verdacht auf eine Schilddrüsen-Erkrankung.
▷ Die Doppelbilder und das Erschöpfungssyndrom verschwanden mit der Behandlung der Schilddrüse.

13.7 Orthomolekularer Bereich

Das Nahrungsangebot – zumindest in den Industrieländern – war noch nie so reichhaltig wie heute. Doch die Verarmung der Böden an lebenswichtigen Biostoffen, sowie die Belastung durch chemische Dünge- und Pflanzenschutzmittel führt dazu, daß immer mehr Menschen an Vitamin-, Mineralstoff- und Spurenelemente-Mangel, sowie an Schadstoff-Belastungen leiden. Die Folgen sind Allergien, Mykosen, Stoffwechselstörungen wie Azidose, Hyper- und Hypoglykämie und die daraus resultierenden Erkrankungen.
Umweltgifte, Strahlenbelastung und Dysfunktionen wiederum führen zur Entstehung freier Radikaler, die ihrerseits erhebliche Auswirkungen auf den gesamten Stoffwechsel, und das Immunsystem haben und für die Entstehung vieler chronischer Krankheiten verantwortlich sind. Viele degenerative Erkrankungen, vorzeitiges Altern und vor allem Krebs sind unter anderem auf freie Radikale oder auf einem Mangel an Enzymen, die freie Radikale abbauen, zurückzuführen. Vor allem der Mangel an Vitamin C ist hier hervorzuheben.
▶ Die **Therapie** erfolgt durch Substitution mit Vitaminen, Mineralstoffen und Antioxydantien. Antioxydanzien reagieren direkt auf freie Radikale und machen diese unschädlich. Die wichtigsten sind die Vitamine A, C und E sowie die Spurenelemente Zink, Mangan Kupfer und Selen.

Vitamine	Funktion	Mangelerscheinungen	Indikation
Vit. A	Wachstum, Zellteilung, Fortpflanzung, Sehvorgang	Schäden der Sehkraft, Wachstumsstörungen, Hautschäden, Anfälligkeit für Infekte	Prävention für Krebs, Herzerkrankungen, Schlaganfall, Katarakt, Pankreaserkrankungen
Vit. B1	Coenzym des Kohlehydratstoffwechsels, Funktion im Nervensystem	Beri Beri (kardiale, Nerven-, Muskel- und cerebrale Störungen), Schlaflosigkeit, Verdauungsstörungen	Polyneuropathien, Lebererkrankungen, Alkoholismus, Darmerkrankungen
Vit. B2	Coenzym von Enzymen der Atmungskette, Beeinflussung des Kohlehydrat-, Fett- und Aminosäurestoffwechsel	Müdigkeit, Mund- und Nasenschleimhaut-Entzündungen, Augen- und Netzhautveränderungen	Diabetes, Darmentzündungen, Alkoholismus, Augenkrankheiten
Vit. B3	Coenzym, Kohlehydrat-, Fett- und Aminosäure-Stoffwechsel	Pellagra (gastrointestinale Störungen, Störungen des zentralen Nervensystems)	Tumorerkrankungen, Herzerkrankungen, Psychische Störungen
Vit. B6	Beeinflussung von Neurotransmittern und Nukleinsäuren	Wachstumsstörungen, Hautveränderungen, neurologische Störungen	Darmerkrankungen, Prämenstruelles Syndrom, Lebererkrankungen, Herzerkrankungen, Anämien
Folsäure	Zellstoffwechsel	Durchfall, Haarausfall, Appetitlosigkeit, Depressionen und neurologische Störungen, Mißbildungen bei Neugeborenen	Herzerkrankungen, psychische Erkrankungen und neurologische Störungen
Vit. C	Wichtigstes Antioxydans, Immunmodulation, Biosynthese von Neurotransmittern	Skorbut, Infektanfälligkeit	Antioxydans, Infekte, Tumorerkrankungen, Ischämische Herzerkrankungen, psychische Erkrankungen
Vit. D	Regelung des Calcium- und Phosphat-Stoffwechsels	Rachitis, Störungen im Knochenauf- und -abbau	Rachitis-Prophylaxe, Osteoporose, Herzerkrankungen
Vit. E	Antioxydans, Wirkung auf Zellmembranen, Eiweißstoffwechsel, Nervensystem	Instabilität der Erythrozyten, Beteiligung bei Arteriosklerose, Krebs, Diabetes, Infekten, Rheuma, Nervenkrankheiten	Arteriosklerose, Herzerkrankungen, Krebs, Diabetes, Rheuma
Vit. K	Beteiligung bei Blutgerinnung, Knochenaufbau	Blutungsneigung, Verlängerung der Blutgerinnung	Darmerkrankungen, Krebs, Osteoporose, Kleinkinder und Neugeborene
Mineralstoffe			
Natrium	Wasserhaushalt, osmotischer Druck	(selten) Hypotonie, Tachykardie, Muskelkrämpfe, Apathie	Ausgleich bei Wasserverlust
Kalium	Zellstoffwechsel, Aufbau von Phosphorverbindungen, Funktion von Muskel- und Nervenzellen	Durch Wasserverlust → Erschöpfung, Apathie, Muskelkrämpfe, Rhythmusstörungen	Bluthochdruck, Wasserverlust
Magnesium	Aktivierung von 300 Enzymen, Beteiligung bei der Zellteilung, Aufbau körpereigener Eiweiße, Funktion von Muskel- und Nervenzellen	Muskelkrämpfe, Herzerkrankungen, Bluthochdruck, Muskelschwäche, Leistungsminderung, Nervosität, Depressionen	Herzerkrankungen, Hypertonie, Migräne, psychische Störungen, Muskelkrämpfe
Kalzium	Skelettaufbau, Magnesium- und Phosphatstoffwechsel	Müdigkeit, Rhythmusstörungen, Osteoporose	Osteoporose, Muskelkrämpfe, Hypertonie
Spurenelemente			
Eisen	Transport von Hämoglobin	Anämie, Müdigkeit, Leistungsminderung	Anämie
Mangan	Bestandteil von Enzymen, die am Kohlenhydrat- und Fettstoffwechsel eine Rolle spielen	(selten) Wachstumsstörungen, Störung der Knochenbildung	Psychische Störungen, Depressionen, altersbedingte Demenz, Gedächtnisschwäche
Selen	Antioxydans	Kardiomyopathie, Gelenkerkrankungen	Krebs, Herzerkrankungen, rheumatische Erkrankungen, Diabetes, Lebererkrankungen
Zink	Bestandteil von 70 Enzymen	Haarausfall, Wachstumsstörungen, Immunschwäche	Immunabwehr, Krebs, Herzerkrankungen, psychische Erkrankungen

14 Die energetische Behandlung

Durch ihr ganzheitliches Heilprinzip läßt sich die traditionelle chinesische Medizin, insbesondere die Akupunktur hervorragend in die Methoden der angewandten Kinesiologie integrieren. Über die empirisch von Goodhard gefundenen Muskel-Organ-Beziehungen liegt die Ausdehnung dieser Beziehungen auf die Meridian-Zuordnungen nahe.

Zum Verständnis der in der angewandten Kinesiologie verwendeten Akupunkturpunkte und Punkt-Kombinationen ist eine kleine Einführung in die Akupunkturlehre hilfreich.

Meridiane

Auf ihrem Weg durch den Körper benutzt die Energie Bahnen, die in der westlichen Akupunktur-Terminologie als Meridiane bezeichnet werden. Die chinesische Bezeichnung »Jing-Mai« bedeutet »Weg« oder »Straße.«

Meridiane sind nach den Organen benannt, die sie energetisch versorgen. Sie sind die Verbindung zwischen den Organen und bestimmten Teilen der Körperoberfläche. Jeder Meridian versorgt darüber hinaus alle Strukturen, über die er verläuft. So erfüllt z. B. der Dünndarm-Meridian nicht nur Funktionen des Dünndarms, er hat auch wesentliche Aufgaben bei der Innenrotation des Schultergelenks, der Versorgung der Speicheldrüsen, der Augen und einem Teil der Zähne.

Jeder Meridian hat die Aufgabe, vom Vorgänger-Meridian die Energie zu übernehmen, diese durch den Meridian zu schleusen und dabei das durchzogene Gebiet zu versorgen und die Energie an den Nachfolger weiterzugeben.

Der Meridian kann seine Aufgaben also nur erfüllen, wenn er durchgängig ist.

Die Energie kreist in einer bestimmten Reihenfolge durch den Körper. Je nach der überwiegenden Energieart, die der einzelne Meridian enthält, werden sie in Yin- und Yang-Meridiane eingeteilt. Auf je zwei Yin-Meridiane folgen im Energiekreislauf jeweils zwei Yang-Meridiane.

Das Wissen um diese Reihenfolge ist für die Therapie wichtig. Wenn es gelingt, die Energieblockade an der richtigen Stelle aufzulösen, kann die energetische Behandlung wesentlich abgekürzt werden.

Die energetische Behandlung 159

Meridian-Übersicht

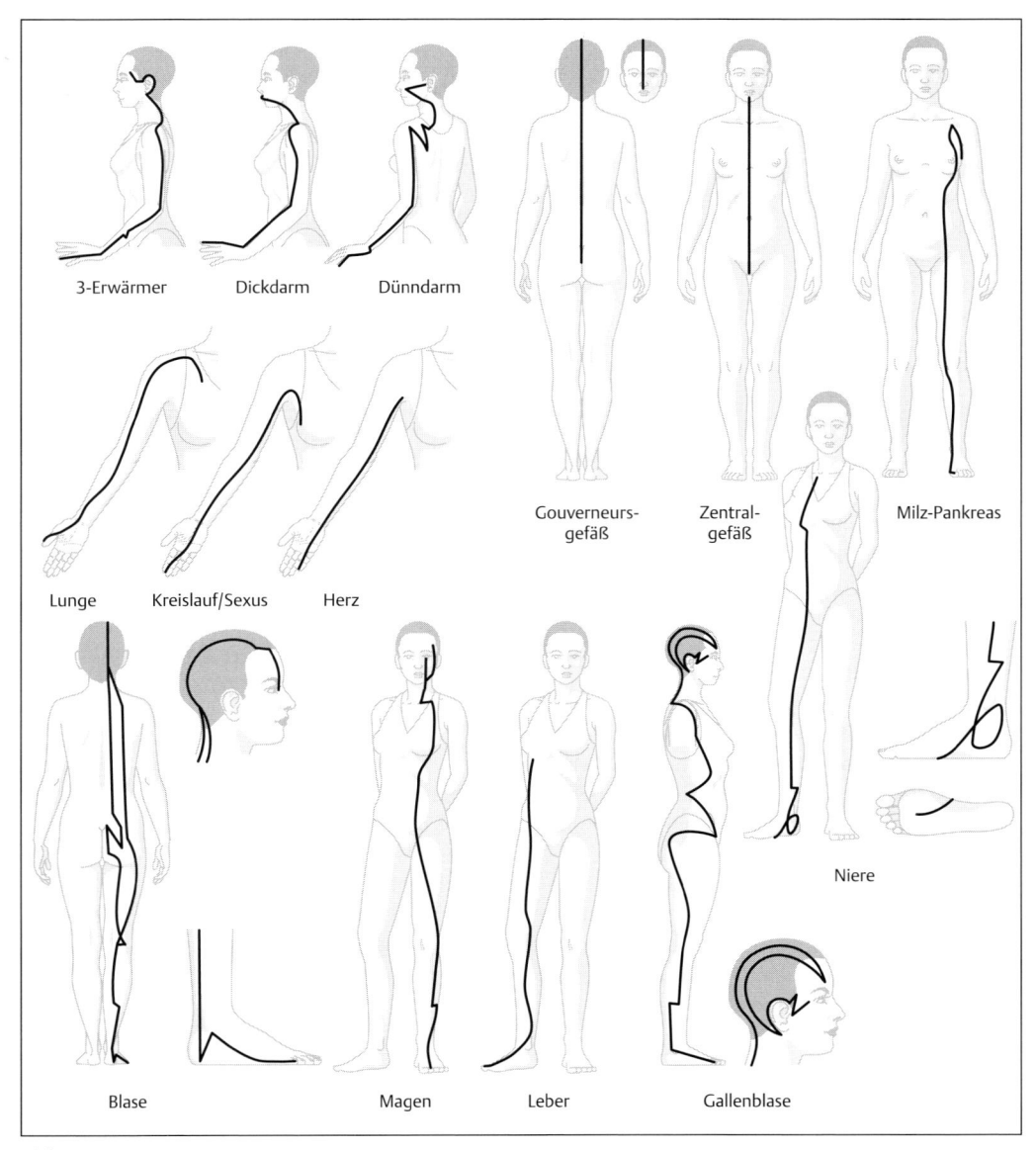

3-Erwärmer Dickdarm Dünndarm Gouverneurs-gefäß Zentral-gefäß Milz-Pankreas

Lunge Kreislauf/Sexus Herz

Blase Magen Leber Gallenblase Niere

Abb. 306

Die Fünf-Elemente-Lehre

Die chinesische Medizin basiert zu einem großen Teil auf der 5-Elemente-Lehre. Feuer, Erde, Metall, Wasser und Holz. Diese Elemente bilden ein System, das sowohl körperliche, physiologische, geistige, emotionale und energetische Aspekte enthält. Die Elemente spiegeln sowohl die Wandlungsphasen allen Lebens als auch Vorgänge im Körper wieder. Jedes Element besteht aus zwei (Ausnahme Element Feuer) Meridianen.

Unter den Elementen besteht eine gegenseitige Wechselwirkung und Abhängigkeit:

- Erzeugung
- Unterdrückung und Übertreibung der Unterdrückung
- Überwindung der Unterdrückung
- **Der Ernährungs- oder Versorgungs-Kreislauf.** Damit ist die Erzeugung, die Förderung von Wachstum gemeint. Holz erzeugt Feuer, Feuer erzeugt Erde, Erde erzeugt Metall, Metall erzeugt Wasser und Wasser erzeugt Holz. Der Kreis schließt sich wieder.
  Der Versorgungskreislauf schafft die Harmonie im Körper.
- **Der Kontrollkreislauf.** Damit ist die Unterdrückung, das unter Kontrolle halten gemeint. Er sorgt dafür, daß die Harmonie aufrechterhalten bleibt.

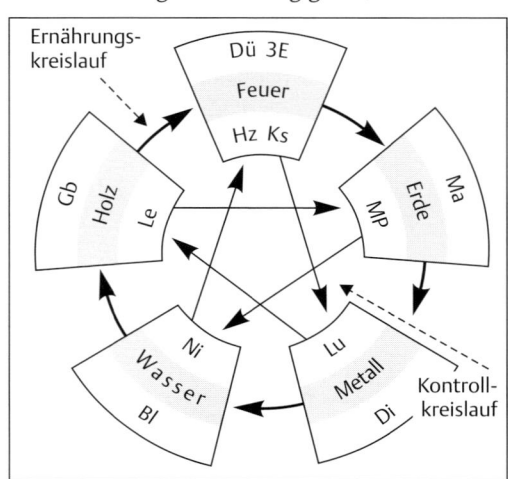

Abb. 307

Gesundheit ist nur möglich bei gleichmäßiger Energie-Verteilung in allen Elementen. Wenn in einem Element zuviel oder zuwenig Energie vorhanden ist, sind alle folgenden Abläufe gestört. Wenn z. B. im Element Wasser ein Überfluß herrscht, wird Feuer unterdrückt, aber gleichzeitig wird die Kontrolle durch Erde verhindert. Ist das Wasser aber zu schwach, wird es durch Erde zu sehr unterdrückt, gleichzeitig ist die Kontrolle über das Feuer nicht mehr möglich.

Übertragen auf Körperfunktionen könnte man die beiden Kreisläufe mit den verschiedenen Regelkreisen oder Stoffwechselvorgängen vergleichen. Nehmen wir als Beispiel das Immunsystem. Beim Eindringen von Antigenen oder Allergenen werden Abwehrzellen erzeugt. Ohne das Vorhandensein von Surpressorzellen, also ohne die Unterdrückung oder Kontrolle würde die Produktion der Abwehrzellen weiterlaufen, auch wenn keine Antigene mehr vorhanden sind (Überreaktion). Das Gleichgewicht wäre gestört.

Die fünf Elemente mit ihren strukturellen, somatischen und psychischen Zuordnungen sind eine weitere, äußerst interessante Möglichkeit der Hinweis-Diagnostik. Nehmen wir als Beispiel eine Pollenallergie, die im Frühling auftritt. Die Augen sind rot.

Das Sinnesorgan Auge und die Symptomatik im Frühling deutet auf eine Störung im Element Holz hin.

Die 5-Elemente-Zuordnungen

Element	Holz	Feuer	Erde	Metall	Wasser
Organ	Leber, Galle	Herz, Kreislauf, Dünndarm, 3E	Milz, Magen	Lunge, Dickdarm	Niere, Blase
Sinnesorgan	Auge	Zunge	Mund	Nase	Ohr
Struktur	Sehnen	Gefäße	Muskeln	Haut	Knochen
Klima	Wind	Hitze	Feuchtigkeit	Trockenheit	Kälte
Jahreszeit	Frühling	Sommer	Spätsommer	Herbst	Winter
körperliche Symptome	Krankheiten mit blitzartigen, plötzlichen, wechselnden Schmerzen. Wind-Symptome (Schwindel, Zittern), Verschlimmerung der Symptome im Frühling	Herzkrankheiten, Durchblutungsstörungen, Schlaflosigkeit, livide Flecken auf der Zunge	bleiche, schlecht durchblutete Haut, schwerfälliger Bewegungsablauf, bleischwere Glieder, Kraftlosigkeit Verdauungsbeschwerden, Ödeme, Varizen, Hypotonie	trockene Schleimhäute, Haut, Nase und Haare, allergische Hautprobleme, Asthma, Sinusitis, zäher Speichel, Erschöpfung	Neigung zum Frieren, kalte Hände und Füße, Gelenkbeschwerden, Lumbalgie, Ischialgie, Probleme im Urogenitaltrakt
Farbe	grün	rot	gelb	weiß	blau (schwarz)
Emotion	Zorn, Ärger	Freude, Haß	Harmonie, Vernunft	Trauer, Kummer	Angst, Mut
seelisch, geistige Symptome Charakter	energisch, zielstrebig, selbstbewußt, realistisch, aber auch aufbrausend, jähzornig, ungerecht	leistungs- und erfolgsorientiert, humorvoll, Bewegung liebend, aber auch unruhig, hektisch, genußsüchtig	Standfest, sicherheitsorientiert, phlegmatisch, schwerfällig, grüblerisch, materiell orientiert	sensibel, kreativ, musikalisch, verschlossen, humorlos, verzweifelt	anpassungsfähig, flexibel, schnell irritierbar, gehemmt, unsicher, verkrampft, Neigung zu Ängsten und Phobien

Yin und Yang

Jedes Element ist auch in sich im energetischen Gleichgewicht. Es enthält jeweils einen Yin-und einen Yang-Meridian.

Yin und Yang sind die Gegensätze und gegenseitigen Abhängigkeiten, ohne die Leben nicht möglich ist. Kalt-warm, Licht-Dunkelheit, außen-innen, Ruhe-Aktivität usw. Yin und Yang sollten in der Balance sein. Überwiegt Yin, entsteht ein Mangel an Yang und umgekehrt. Ist diese Balance nicht vorhanden, entsteht Krankheit.

14.1 Akupressur

In der Touch for Health-Methode und der angewandten Kinesiologie wird die Akupunktur stark vereinfacht angewendet.
▷ Die wichtigsten Punkte sind die **Sedierungs,- Tonisierungs,- Alarmpunkte, Lo-Punkte** und bestimmte **Punkt-Kombinationen**.

Selbstverständlich können in Akupunktur ausgebildete Behandler auch andere Punkte verwenden. Durch Challenge oder Therapielokalisation können behandlungsbedürftige Punkte genau

identifiziert werden. Wenn bei Berührung eines Akupunkturpunktes ein starker Muskel schwach oder hyperton wird oder wenn ein schwacher oder hypertoner Muskel normoton wird, wird dieser Punkt behandelt.
▷ Dies kann durch Akupunktur, Akupressur, Farbpunktur oder mit dem Laserpointer geschehen.

**Die Theorie der Akupressurpunkte
(Kombinationspunkte nach TFH)**
Die bei den einzelnen Meridianen angegebenen Punkte ergeben sich aus dem *Fünf-Elemente-Schema*.

Tonisierung
Wenn ein Meridian mit Unterenergie gestärkt werden soll, holen wir Energie von dem Element, das vor dem Element liegt, zu dem der entsprechende schwache Meridian gehört, Ein Yin-Meridian bekommt die Energie jeweils vom Yin-Meridian des Vorgänger-Elementes. Auch die Punkte stehen in einem bestimmten Bezug zueinander. Der zu stärkende Meridian wird mit dem Elemente-Punkt gestärkt, zusammen mit dem Elemente-Punkt des Vorgängers. Maßgebend ist der Elemente-Punkt des Meridians, der die Energie abgibt.
In der zweiten Phase arbeiten wir mit dem *Kontrollkreislauf*. Der schwache Meridian wird durch den Elemente-Punkt zusammen mit dem Elemente-Punkt aus dem Meridian gestärkt, der ihm im Kontrollkreislauf voran steht. Die Stimulation dieser Punkte dient zur Stabilisierung.

Beispiel:
Der Dickdarm-Meridian hat Unterenergie. Zur Tonisierung wird der Erd-Punkt des Dickdarm-Meridians (Yang) zusammen mit dem Erd-Punkt des Magen-Meridians (Yang) behandelt.
Zur Stabilisierung wird der Feuer-Punkt des Dünndarm-Meridians zusammen mit dem Feuer-Punkt des Dickdarm-Meridians behandelt.

① **Ma 36** = Erd-Punkt   **Di 11** = Erd-Punkt
② **Dü 5** = Feuer-Punkt   **Di 5** = Feuer-Punkt

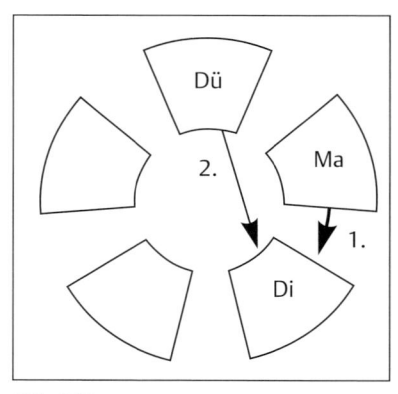

Abb. 308

Sedierung
Soll ein Meridian mit Überenergie sediert werden, leiten wir die Überenergie zu dem Meridian, der ihm im Ernährungskreislauf folgt. Wir behandeln den Elemente-Punkt des Energie aufnehmenden Meridians zusammen mit dem entsprechenden Elemente-Punkt des zu starken Meridians.
In der zweiten Phase wird die Energie wieder stabilisiert, indem Punkte des Meridians hinzugezogen werden, die das zu behandelnde Element kontrollieren, d.h. es werden dieselben Punkte-Kombinationen wie bei der Tonisierung behandelt.

Beispiel:
Der Milz-Pankreas-Meridian (YIN) hat Überenergie. Wir leiten die Energie an den nachfolgenden Yin-Meridian, also den Lungen-Meridian.
Die zweite Phase dient wieder der Stabilisierung. Wir verwenden dieselben Punkte wie beim Sedierungs-Vorgang.

① **Lu 8** = Metall-Punkt   **MP 5** = Metall-Punkt
② **Le 1** = Holz-Punkt   **MP 1** = Holz-Punkt

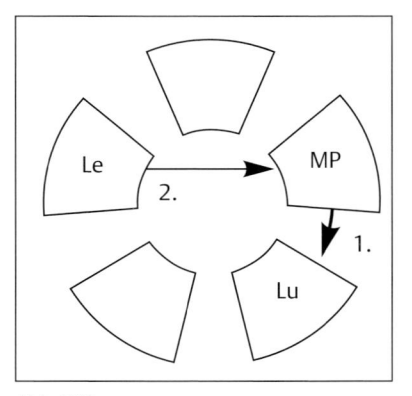

Abb. 309

	Gbl	Le	Dü	3E	He	KS	MP	Ma	Lu	Di	Ni	Bl
Holz-Punkt	41	1	3	3	9	9	1	43	11	3	1	65
Feuer-Punkt	38	2	5	6	8	8	2	41	10	5	2	60
Erd-Punkt	34	3	8	10	7	7	3	36	9	11	3	54
Metall-Punkt	44	4	1	1	4	5	5	45	8	1	7	67
Wasser-Punkt	43	8	2	2	3	3	9	44	5	2	10	66

Luo-Punkte

Herz-Meridian	He 5
Dünndarm-Meridian	Dü 7
Blasen-Meridian	Bl 58
Nieren-Meridian	Ni 4
Kreislauf-Meridian	KS 6
3-E-Meridian	3E 5
Gallenblasen-Meridian	Gb 37
Leber-Meridian	Le 5
Lungen-Meridian	Lu 7
Dickdarm-Meridian	Di 6
Magen-Meridian	Ma 40
Milz-Pankreas-Meridian	Mp 4

Wenn innerhalb eines Elementes ein Meridian Überenergie und der andere Unterenergie hat, wird über die Luo-Punkte korrigiert.
Diese Akupunkturpunkte werden zum energetischen Ausgleich zwischen zwei gekoppelten Meridianen, also zum Energie-Ausgleich innerhalb eines Elementes verwendet. Die Punkte heißen auch Passagepunkte. Durch die Behandlung wird Energie vom stärkeren zum schwächeren Meridian geleitet. Wenn z.B. der Dünndarm Überenergie und das Herz Unterenergie hat, wird der Lou-Punkt des Herz-Meridians behandelt.

14.2 Die Meridian-Uhr

Die Meridian-Energie fließt im Uhrzeigersinn durch alle 12 Meridiane, wobei der Energiedurchlauf pro Meridian genau 2 Stunden dauert. Während dieser Zeit hat der entsprechende Meridian seine maximale Energie. Der jeweils gegenüberliegende Meridian hat in dieser Zeit (Ortszeit) die geringste Energie.

Die Meridian-Uhr kann in der Praxis sehr wertvolle Hinweise auf die energetische Ursache einer Krankheit liefern. Oft treten Beschwerden regelmäßig zu bestimmten Tageszeiten auf. Menschen mit Schlafstörungen berichten, daß sie immer um dieselbe Uhrzeit aufwachen. Die zu diesen Zeiten aktiven Meridiane sollten dann natürlich in die Behandlung mit einbezogen werden. Auch die Wirkung von Medikamenten wird verstärkt, wenn sie zum richtigen Zeitpunkt eingenommen werden. So ist es beispielsweise sinnvoller, ein Medikament für die Bauchspeicheldrüse morgens zwischen 9 und 11 Uhr, oder ein Herzmittel zwischen 11 und 13 Uhr zu verabreichen.

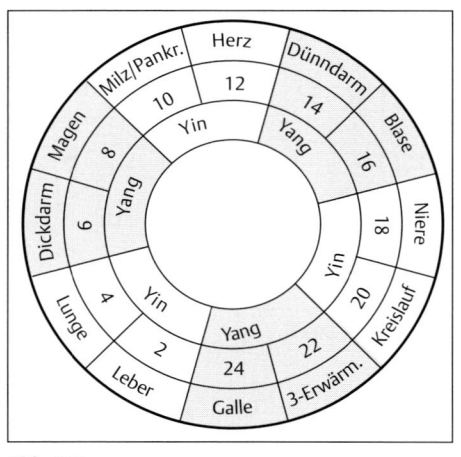

Abb. 310

14.3 Die Touch for Health-Energie-Balance

Bei der Touch for Health-»Balance« steht die Harmonisierung der Meridian-Energien im Vordergrund. Vor allem bei akuten Zuständen wie Kopfschmerzen oder Rückenschmerzen können oft schnelle und verblüffende Erfolge erzielt werden.

Aus der Anordnung der schwachen oder hypertonen Muskeln und den Meridianen mit Überenergie, die über die Alarmpunkte getestet wurde, ergibt sich im Meridian-Rad oder im Elemente Schema eine bestimmte Anordnung, nach der sich die Reihenfolge der zu korrigierenden Meridiane ergibt

Die Korrektur beginnt jeweils mit der Korrektur einer Unter-Energie, die auf eine Überenergie folgt. Auf diese Weise kann das Verfahren erheblich abgekürzt werden. Oft genügt die Korrektur eines oder zweier Meridiane, auch wenn durch Muskeltests und Alarmpunkt-Test mehrere angezeigt haben.

Mittag-Mitternacht-Regel

In einem Meridian ist Unterenergie und in dem Meridian, der gegenüber liegt, Überenergie. Diese Anordnung zeigt sich oft bei aktuellen emotionalen Problemen.
▷ In diesem Fall wird mit der Korrektur des Meridians mit Unterenergie begonnen. In unserem Beispiel also mit dem **Blasen-Meridian**.

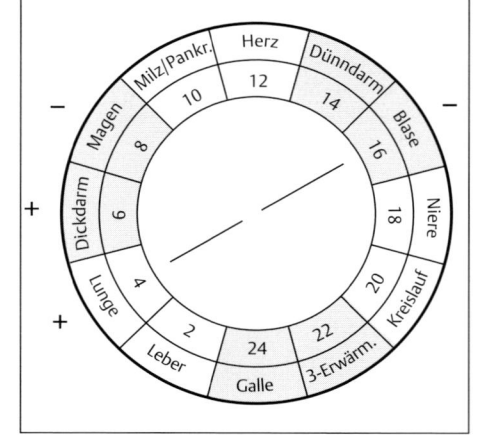

Abb. 311

Biberdamm-Korrektur

Bei dieser Konstellation haben zwei Meridiane Überenergie auf die eine oder mehrere Unterenergier folgen. Man spricht dann von einem Biberdamm, also einem Stau, durch den der Fluß in den nachfolgenden Meridian gestört ist.

Korrektur:
Wir korrigieren die erste Unterenergie nach der Überenergie, in unserem Beispiel also den **Herz-Meridian**.

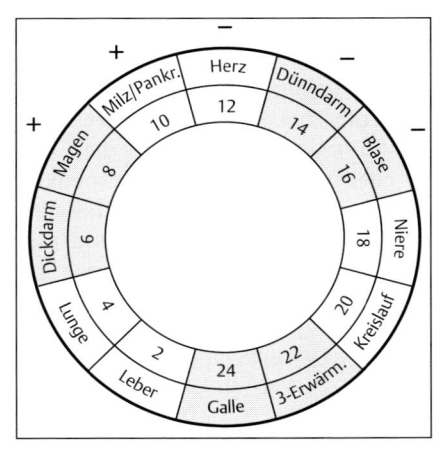

Abb. 312

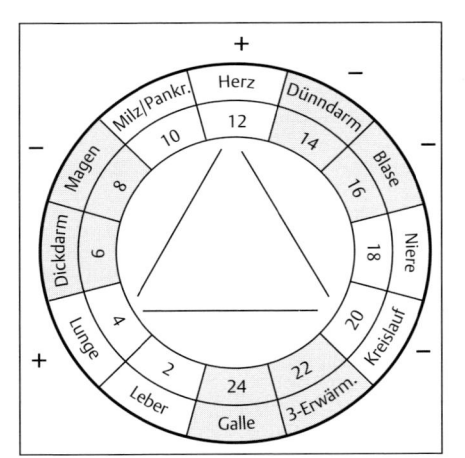

Dreieck-Korrektur

Wenn zwei Unterenergien und eine Überenergie oder eine Unterenergie und zwei Überenergien ein Dreieck ergeben, weist dies oft auf einen emotionalen Streß hin.

Korrektur:
Begonnen wird mit der ersten Unterenergie nach der Überenergie im Dreieck. In unserem Beispiel also mit dem **Kreislauf-Meridian**.

Abb. 313

Viereck-Korrektur

Wenn zwei Unterenergien und zwei Überenergien (oder drei Unterenergien und eine Überenergie) ein Viereck ergeben, weist dies auf strukturelle Probleme hin z. B. blockierte Muskeln, Wirbel- oder Beckenprobleme

Korrektur:
Begonnen wird mit der ersten Unterenergie nach einer Überenergie im Viereck, in unserem Beispiel also mit dem **Blasen-Meridian**.

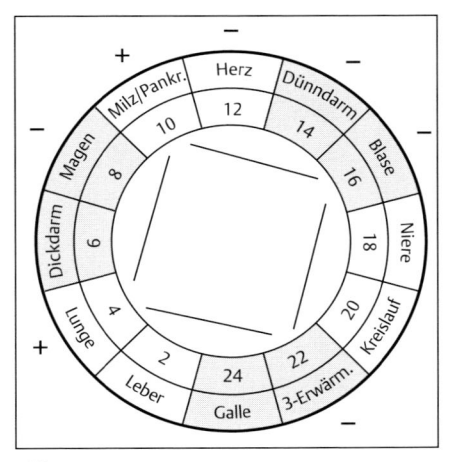

Abb. 314

166   Die energetische Behandlung

Vorgehen
① Wir schauen auf dem Meridian-Rad nach, ob sich eines der obigen Bilder (Mittag-Mitternacht, Biberdamm, Dreieck, Viereck) zeigt und beginnen mit der Korrektur der Unterenergie. Wir beachten dabei nur die im jeweiligen Bild vorkommenden Meridiane.
② Wir finden über Challenge die erforderliche Korrektur, entweder mit den neurolymphatischen oder neurovaskulären Reflexpunkten, mit Muskeltechniken, mit den Akupressurpunkten oder mit emotionalen Streßabbau-Methoden wie ESR, Farben usw.
③ Der Muskel und der Alarmpunkt des korrigierten Meridians wird nachgetestet. Danach werden die anderen Meridiane innerhalb des Bildes nachgetestet und ggf. korrigiert.
④ Die außerhalb des Bildes liegenden Über- oder Unterenergien werden erst am Schluß der Korrektur nachgetestet. Sie werden in aller Regel nicht mehr anzeigen:
▶ Wenn sich kein typisches Bild zeigt, beginnen wir mit dem Meridian bzw. Muskel, der nach der aktuellen Uhrzeit seine Maximalzeit hat (vgl. Meridian-Uhr auf Seite 164).

> Die Touch for Health Energie-Balance ist eine ideale Methode zur Energie-Harmonisierung. Sie kann als »erste Hilfe« bei leichteren akuten Problemen, als Vorbeugung und zur Stärkung der körpereigenen Abwehrkräfte eingesetzt werden.
> Bei bestehenden Krankheiten müssen alle Möglichkeiten von Therapielokalisation und Challenge zur genauen Diagnose und Therapie-Suche eingesetzt werden!

14.4 Tapping-Punkte

Tapping-Punkte sind die **Tonisierungspunkte** der Meridiane. Sie werden bei Schmerzen durch ein rhythmisches Klopfen behandelt. Den Tapping-Punkt **Dü3** haben wir schon bei der Behandlung der psychologischen Umkehr kennengelernt.

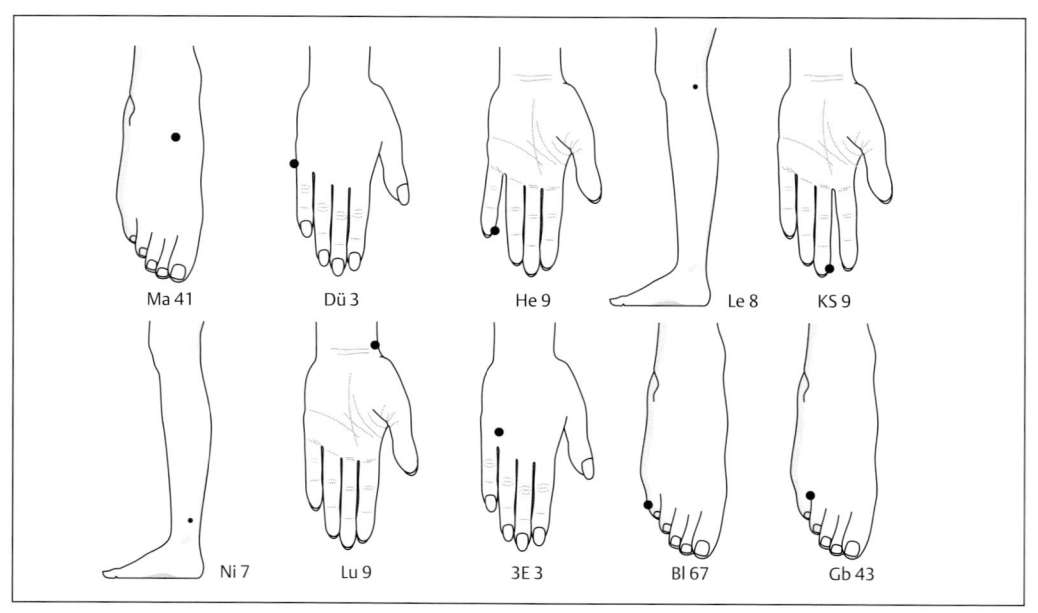

Abb. 315

Tapping bei Schmerzen:
1. Wir schauen nach, welche Meridiane das Schmerzgebiet durchlaufen.
2. Wir testen mit dem Indikatormuskel die Alarmpunkte (Schmerzen sind immer ein Hinweis auf Überenergie).

Korrektur:
Die Tappingpunkte der angezeigten Alarmpunkte und der Meridiane des Schmerzgebietes werden ca. **1 Minute lang** mit der Fingerkuppe geklopft.

14.5 Farb-Punktur

Die Farbpunktur nach MANDEL wirkt ebenfalls auf der energetischen Ebene und kann sehr gut in die Challenge-Methoden der Angewandten Kinesiologie einbezogen werden. Die Punkte werden mit einer speziellen Farblampe bestrahlt. MANDEL arbeitet mit Zustimmungs-, Alarm- und anderen Akupunkturpunkten. Akute Zustände und Überenergie werden mit ausgleichenden Farben wie Grün, Blau oder Violett, chronische Zustände und Unterenergie mit anregenden Farben wie Rot, Orange oder Gelb behandelt.
▶ Vor allem bei Kindern ist die Bestrahlung mit der Farblampe sehr beliebt.

Weitere energetische Therapiemöglichkeiten:
- Klassische Nadel-Akupunktur
- Laser-Punktur
- Akupunktmassage nach Penzel
- Magnetfeld-Therapie

und andere.
Der Muskeltest als Challenge kann bei allen genannten Methoden eingesetzt werden.

Beispiel:
Die Symptome und die Muskelreaktion deuten auf eine Energieflußstörung im Nieren-Meridian hin. Nun kann mit dem APM-Stäbchen ein Probestrich gemacht oder mit der Farbpunktur-Lampe ein Akupunkturpunkt bestrahlt werden. Die Methode, die Farbe usw., die eine normotone Reaktion bewirkt, wird angewandt.

IV
Emotionen und Kinesiologie

1 Emotionen

Wir kommen nun zur emotionalen Seite unserer Triade. Ein großer Prozentsatz der Krankheiten, Beschwerden und Schmerzen hat psychische Hintergründe. Gerade in dieser Hinsicht fühlen sich Patienten mit der »Diagnose« Psychosomatik oft allein gelassen. Oft werden sie, allein schon aus Zeitgründen, mit Psychopharmaka oder Beta-Blockern versorgt, die die Probleme aber nicht lösen, sondern nur verdecken und Symptome unterdrücken. Hier bietet sich ein sehr wichtiges Einsatzgebiet der holistisch arbeitenden Ärzte und Therapeuten.

Körper und Seele

Die Existenz von Seele-Körper-Korrelationen wird inzwischen kaum noch angezweifelt. Aber wie sind sie zu erklären? In den letzten Jahren wurden große Anstrengungen unternommen, um den Zusammenhang zwischen seelischen Ursachen und Körperreaktionen wissenschaftlich nachzuweisen. Es entstanden Fachrichtungen wie die Psychoneuroimmunologie, Neuroendokrinologie, orthomolekulare Psychiatrie usw., denen es bis jetzt teilweise gelungen ist, die hormonellen, nervalen und immunologischen Reaktionen des Körpers auf seelische Einflüsse zu beweisen.

Die über den Sympathicus und Streß-Hormone verursachten Auswirkungen von Streß sind bekannt, nämlich
- Blutdruckanstieg
- Erhöhung der Herzfrequenz
- Blutzuckeranstieg
- Muskelanspannung
- gebremste Verdauung
- Pupillenerweiterung usw.

Daß diese an sich wichtigen und richtigen Reaktionen des Körpers bei Dauerstreß zu Krankheiten führen können, ist nachvollziehbar. Schwieriger wird es schon, wenn es darum geht, Emotionen wie Zorn oder Trauer mit Körpersymptomen in Verbindung zu bringen.

Diese Verbindung wird über den **Hypothalamus,** dem Verbindungsglied zwischen Psyche und Körper hergestellt. Der Hypothalamus steht mit seinen verschiedenen Kernen sowohl nerval und hormonell mit verschiedensten Körperfunktionen als auch mit der Hirnrinde in Verbindung. Die Umwandlung von neuralen Informationen in körperliche Reaktionen geschieht über Neuropeptide. Im Frontalhirn ankommende emotionale Informationen werden im limbischen System und dem Hypothalamus gefiltert und in Neurotransmitter umgewandelt, welche die Organe des vegetativen Nervensystems steuern. Die Auswirkungen auf die verschiedensten Organe oder Körpersysteme richten sich nach Art der freigesetzten Neurotransmitter und welche Systeme dabei betroffen sind. Positive Emotionen führen zur Freisetzung anderer Neurotransmitter als negative. E. L. Rossi beschreibt diese Zusammenhänge sehr anschaulich.

Noch schwieriger wird es, wenn man vergangene Ereignisse und Erfahrungen mit den heutigen Symptomen in Verbindung bringen möchte.

Gefühle werden im Mandelkern (Bereich des limbischen Systems) gespeichert. Vom Thalamus gehen Projektionsfasern zum Neokortex, wo Informationen wahrgenommen, gedeutet, analysiert und über die Präfrontallappen Reaktionen eingeleitet werden. Der Präfrontallappen empfängt Signale vom Mandelkern, dem emotionalen Erfahrungsbereich. Die Schaltung zwischen Präfrontallappen und Mandelkern ist die Verbindung zwischen Tatsachen und Gefühlen, also den Assoziationen. Unsere Reaktionen auf aktuelle Ereignisse beruhen auf den im Mandelkern gespeicherten Erinnerungen. Seelische Konflikte, die nicht ausgelebt oder verarbeitet werden, stauen sich als elektrische Energie im limbisch-thalamischen System, führen zur Reizung bestimmter Hypothalamuskerne. Dr. HAMER gelang es, durch CT-Aufnahmen die gestaute Energie als sog. Ringartefakte oder Hamer'sche Herde nachzuweisen. Er nennt die unverarbeiteten Traumata als hochakutes, schwerstes Konflikterlebnis, *(Dirk Hamer-Syndrom)*, das zur Lokalisation sowohl im Gehirn als auch im entsprechenden Organ führt. Leider bietet er zu seinen wirklich bemerkenswerten Theorien keine Therapie als Lösungsmöglichkeit. Dr. KLINGHARDT spricht von unerlösten seelischen Konflikten (USG). Aber gemeint ist dasselbe: Die ständige Reizung durch unverarbeitete Traumata verursacht, je nachdem welche Hypothalamuskerne betroffen sind, psychische Symptome oder Funktionsbeeinträchtigungen der Zielorgane. Es können Wochen, Monate, aber auch Jahre vergehen, bis die ersten Symptome auftreten. Man könnte, wenn man beim *Streßkonzept* von SEYLE bleiben möchte, diese Zeit wieder als die Anpassungsphase des Organismus bezeichnen. Wenn Schmerzen und Symptome auftauchen, kann man dies schon als das Erschöpfungsstadium bezeichnen.

▷ Jede Therapie auf der biochemischen oder der strukturellen Seite des Tetragons wird effektiver, wenn die emotionale Seite gelöst ist.

Es gibt verschiedene Möglichkeiten, an die versteckten, meist über viele Jahre verdrängten emotionalen Ursachen heranzukommen:

- Die emotionalen Zuordnungen der 5 Elemente und der Meridiane
- Das »Verhaltensbarometer«, eine Liste von Schlüsselwörtern aus der Methode »*Tools of the Trade.*«
- Die organspezifischen Emotionen nach Dr. KLINGHARDT
- Die emotionalen Zuordnungen nach LUISE HAY
- NLP (neurolinguistisches Programmieren)
- Bachblüten und andere Blütenessenzen
- Die emotionalen Zuordnungen bei Krebs nach Dr. HAMER
- Farbtherapie
- Homöopathie (Hochpotenzen)
- Hypnose

Die psychische Komponente ist ein Schwerpunkt der kinesiologischen Arbeit. Ich habe meine besten Erfahrungen mit den Emotionen der 5 Elemente und mit dem Barometer (Tools of the Trade) gemacht. Wichtig ist, dem Patienten die Ursachen für sein aktuelles Problem bewußt zu machen, und ihm vor allem bewußt zu machen, daß er selbst aktiv etwas daran ändern kann.

1.1 Emotionaler Challenge

Wenn beim Berührungschallenge der neurovaskulären Punkte für den Magen-Meridian eine Muskel-Änderung erfolgt, sind emotionale Blockaden vorhanden.

Diese Punkte befinden sich auf der Stirn, zwischen Augenbrauen und Haaransatzlinie. Sie werden auch **ESR-Punkte** (Emotional Stress Release) genannt.

Ebenso kann ein normotoner Muskel schwach oder hyperton reagieren, wenn eine emotionale Komponente mit ins Spiel kommt.

Beispiele:
- Wenn wir beim Test der zwölf Grundmuskeln einen schwachen oder hypertonen Muskel festgestellt haben, der beim Challenge auf keine der Korrekturmethoden anspricht, berührt der Patient die Stirnpunkte, wenn jetzt ein Normotonus erfolgt, handelt es sich um eine emotionale Ursache.

- Wir haben eine schwache oder hypertone Reaktion beim Therapielokalisieren der Wirbelsäule, die nur durch den Berührungschallenge der ESR-Punkte aufgehoben wird.
- Der schwache oder hypertone Muskel wird durch Kontakt mit einem Bachblüten-Fläschchen oder durch Aufsetzen einer Farbbrille normoton.
- Wir arbeiten mit einem normotonen Quadrizeps als Indikator. Plötzlich wird dieser Muskel schwach oder hyperton, wenn ein emotionales Thema angesprochen wird.

1.2 Emotionaler Streßabbau mit ESR (Emotional Stress Release)

Da viele Beschwerden und Krankheiten eine emotionale Ursache haben, ist es wichtig, daß der Patient lernt, mit Streß umzugehen. Eine wertvolle Selbsthilfe ist dabei die ESR-Technik. Sie kann vom Patienten selbst zum Lösen aktueller Probleme angewendet werden. Er berührt die Stirnbeinhöcker und denkt bewußt an das Problem, bis er eine Erleichterung spürt.

Anwendung der ESR-Technik in der Praxis:
Wenn der emotionale Challenge einen normotonen Muskel bewirkt, wird entweder die Emotion des korrespondierenden Meridians (Seite 175), das Barometerwort oder die Emotionen nach KLINGHARDT ausgetestet.

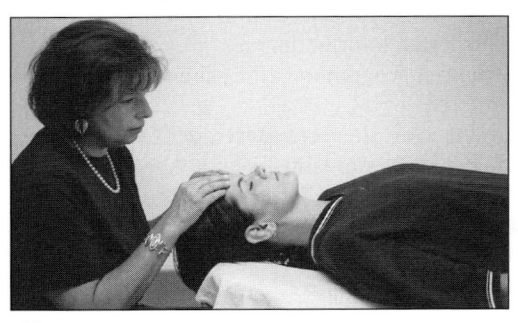

Abb. 316

Der Patient selbst oder der Therapeut berührt die Stirnpunkte: Es sollte wirklich nur eine Berührung, auf keinen Fall ein Druck sein. Während der Berührung denkt der Patient an die entsprechende Emotion, z. B. an das Wort Angst beim Nieren-Meridian. Der Patient sollte, wenn möglich die Augen geschlossen halten. Dadurch wird ein besser Zugang zu tieferen Ursachen geschaffen. Außerdem sehen wir bei den meisten Patienten unter den geschlossenen Lidern schnelle Augenbewegungen, ähnlich den Augenbewegungen in der REM-Phase (rapid eye mouvements) des Schlafes, die anzeigen, daß eine emotionale Verarbeitung stattfindet. Ein Aufhören der Bewegung zeigt andererseits den Abschluß der Verarbeitung an. Kinder beginnen oft, wenn wir das richtige Thema »getroffen« haben, sich intensiv die Augen zu reiben.

Als Therapeut wird man nach einigen Minuten ein leichtes Pulsieren unter den Fingerspitzen oder eine Wärmeentwicklung wahrnehmen.

Die Berührung dieser Zonen zieht Energie in den Frontallappen, wo nüchterne Verarbeitung ohne den Einfluß von Emotionen stattfindet.

Nun können verschiedene Reaktionen auftreten:

❶ Wir bemerken lediglich die Augenbewegungen oder die Unruhe des Patienten.
❷ Der Patient berichtet über Körpersymptome, z. B. Plötzliches Auftreten von Magen- oder Rückenschmerzen. In diesem Falle versuchen wir, durch vorsichtiges Fragen Verbindungen zu den zugrunde liegenden Emotionen herzustellen:
»Was sagt Ihnen dieses Körpergefühl?«
»Was hat dieses Körpergefühl mit Angst zu tun?«
»Gibt es Bilder zu diesem Gefühl?«
❸ Es tauchen sofort Assoziationen zu aktuellen Problemen, Erinnerungen an frühere Erlebnisse und/oder starke Emotionen auf.

Die Verarbeitung

Wenn keine Reaktionen auftauchen denkt der Patient an die getestete Emotion, dabei werden die ESR-Punkte solange gehalten, bis unter den Fingerspitzen ein leichtes Pulsieren zu spüren ist oder solange, bis die Augenbewegungen aufhören und die Entspannung eintritt. Oft zeigt ein tiefer Seufzer des Patienten die abgeschlossene Verarbeitung an.

Im Falle 2 und 3 werden wir durch weitere gezielte Fragen möglichst viele **Erinnerungen** an die aufgetauchte Situation wachrufen. »Was sehen Sie? Was passiert? Wer war dabei? Was hören, riechen, fühlen Sie in diesem Moment?«

Schon die mentale Wiederholung der Situation ist ein Teil der Therapie. GOLEMAN beschreibt in seinem Buch »Die emotionale Intelligenz«, daß Kinder traumatische Ereignisse verarbeiten, indem sie diese im Spiel ständig wiederholen oder den Ausgang einfach verändern.

Wenn möglich, sollte der Patient über seine Empfindungen und Assoziationen sprechen. Durch das Aussprechen erfolgt eine Kontrolle der auftauchenden Emotionen durch den Neokortex, das Denkhirn und die Gefahr, daß der Patient von den Gefühlen übermannt wird, verringert sich.

Der zweite Schritt ist das **emotionale Umlernen**. Vereinfacht ausgedrückt funktioniert unser Gehirn wie ein Computer. Auf der Festplatte sind Programme gespeichert. Durch bestimmte Tastenkombinationen werden nun verschiedenen Programme aufgerufen. Übertragen auf unsere Reaktionen könnte man sagen. Jede Information wird auf gespeicherte, ähnliche Informationen hin überprüft, und wir reagieren nach den eingespeicherten Informationen.

Ziel der Emotions-Arbeit ist es nun, die eingespeicherten Programme zu löschen und durch die neuen Einsichten und Erkenntnisse umzuprogrammieren.

Nachdem der Patient sich an die Situation erinnert hat, wird sie **»verändert«**, der Computer **neu programmiert**. Hier bieten sich NLP-Techniken wie die Bild- oder Film-Technik. Aber auch kleine Rollenspiele können sehr hilfreich sein. Wichtig ist dabei, daß sich der Patient als Außenstehender, als Betrachter eines Bildes oder eines Films erlebt. So hat er den nötigen Abstand und findet Lösungsmöglichkeiten. Vor allem Verstandesmenschen werden hier manchmal einwenden: »Aber das geht doch nicht. Man kann Geschehenes nicht einfach ändern.« Man kann! Unser Gehirn reagiert auf Bilder genauso wie auf Realität. Wichtig ist, daß man es schafft, die Veränderungen mental durchzuführen. Dann werden unsere künftigen Reaktionen nicht mehr auf eingespeicherte Informationen wie Angst oder Zorn erfolgen, sondern auf neu erlernte Fähigkeiten wie Mut oder Selbstvertrauen. Wichtig ist nur, den Patienten dazu zu bringen, sich auf das »Spiel« einzulassen.

Danach schaut sich der Patient die Situation nochmals an. Wie fühlt er sich jetzt? Wie fühlt sich sein Körper jetzt an? Das Mißempfinden ist jetzt meistens verschwunden.

Dazu gehört natürlich viel Erfahrung und Einfühlungsvermögen. Vor allem darf man sich nicht dazu verleiten lassen, Ratschläge zu geben. Der Patient muß seine eigenen Lösungen finden.

1.3 Die Emotionen der 5-Elemente und der Meridiane

Feuer
Freude – Haß – Leidenschaft

Dünndarm-Meridian
- Vereinigen, Gleichsetzen
- Traurigkeit
- schätzen, würdigen

Herz-Meridian
- Liebe
- Vergebung
- Zorn, Ärger
- Sicherheit

Dreifacher Erwärmer
- innere/äußere Balance
- Leichtigkeit
- Depression
- Helfen, dienen

Kreislauf-Meridian
- Vergeben
- Selbstliebe
- Reue, Eifersucht
- befriedigt

Holz
Ärger – Zorn

Gallenblasen-Meridian
- Entscheidungskraft
- Zielstrebigkeit
- Unentschlossenheit
- Liebe
- Wut
- Bescheidenheit
- Demut

Leber-Meridian
- Wachstum
- Glücklichsein
- Unglücklichsein
- genügsam
- Unzufriedenheit

Erde
Sympathie – Harmonie

Magen-Meridian
- Ärger
- Wut
- Zufriedenheit
- Enttäuschung
- Ekel
- Gier

Milz-Pankreas-Meridian
- Trauer
- Kummer
- Vertrauen
- Angst vor der Zukunft
- Anerkennung

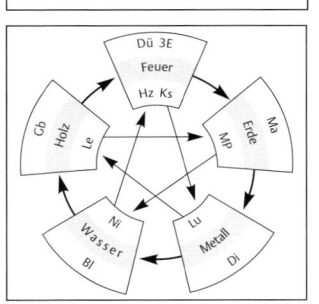

Abb. 317

Wasser
– Angst –

Nieren-Meridian
- Selbst-Orientierung
- Schuld
- Harmonie
- Ungeduld
- Ruhelosigkeit
- Angst
- selbstbewußt
- demoralisiert

Blasen-Meridian
- Angst
- Furcht
- sexuelle Sicherheit/Unsicherheit
- Treue

Metall
Trauer – Kummer

Dickdarm-Meridian
- Trauer
- Kummer
- Loslassen
- Selbstwert
- Schuld
- barmherzig

Lungen-Meridian
- Stolz
- energetische Abgrenzung
- Toleranz/Intoleranz
- heiter
- fröhlich

1.4 Altersrückführung

Wenn mit dem einfachen Streßabbau der emotionale Challenge noch immer anzeigt, handelt es sich um ein tiefliegendes, verdrängtes Problem. In diesem Fall ist eine Altersrückführung nötig.
Für die Rückführung eignet sich besonders gut die Methode »*Tools of the Trade*« aus dem *»Three in one concepts.«* *Tools of the Trade* (siehe Literaturhinweise) benutzt als Zugang zu den Emotionen das Verhaltensbarometer, eine Liste mit Schlüsselwörtern, die von amerikanischen Psychologen und den Gründern des *Three in one concepts* zusammengestellt wurde. Die Worte sind in drei Hauptgruppen unterteilt, die verschiedene Bewußtseinszustände widerspiegeln.
Genauso gut kann das Emotionsrad von Dr. Klinghardt oder die Elemente-Emotionen verwendet werden.

Vorgehen:
❶ **Test-Vorbereitung** (falls nicht schon geschehen)
❷ **Erarbeitung des Themas** (Ziel definieren)
❸ **Vortest mit Gedanken an das Thema** (Der Patient denkt an das Problem, stellt sich eine typische streß beladeneSituation vor). Der IM wird schwach.
❹ **Ermittlung** der **negativen** und der **positiven emotionalen Ladung** (NEL und PEL) auf das Thema (negative emotionale Ladung bedeutet das Ausmaß des Stresses oder des Selbstzweifels, mit dem das Problem behaftet ist). Die positive emotionale Ladung zeigt, wie groß die Motivation ist, das Problem anzugehen. Vorgehen: Der Patient denkt an das Thema oder das Ziel, während der Therapeut in Zehner-Schritten die NEL testet. »Wieviel Streß, bzw. Selbstzweifel besteht in Bezug auf das Ziel?« »Mehr als 10%, 20%, usw.?« »Wie groß ist die Motivation, dieses Ziel zu erreichen?« »Mehr als 10%, mehr als 20% usw. Je größer der Streß auf dieses Thema ist, je mehr Angst damit verbunden ist, desto größer wird die NEL-Zahl und desto niedriger die PEL-Zahl sein. Nach der Ablösung sollte NEL bei Null und PEL bei 100% sein. Dieser Test dient zum Bewußtmachen des Stresses und zum Verankern der anschließenden Veränderung.
❺ **Ermittlung der Emotion** (Meridian-Emotion, Barometer-Wort, Emotionsrad nach Klinghardt) Die Worte werden dem Patienten vorgelesen, während der Indikatormuskel getestet wird. Das Wort, das den Muskel schwächt, ist der »Schlüssel« zur Ursachenfindung. *Beispiel:* Wir haben bei der TL der Wirbelsäule eine Schwäche im Lendenwirbelbereich festgestellt. Beim Challenge zeigen die neurolymphatischen Punkte, die Wirbel-Mobilisierung und die emotionalen Punkte auf der Stirn an. Zunächst werden die anderen Korrekturen durchgeführt. Danach kommt die Lösung der emotionalen Blockade. Zuerst werden die Haupt-Emotionen der Elemente, dann die Emotionen des entsprechenden Meridians vorgelesen. Das wort, das den IM schwächt, ist der Schlüssel zur emotionalen Blockade.

❻ Die Verarbeitung
Der Patient hält die ESR-Punkte (oder der Therapeut tut dies für ihn) und denkt über das Wort nach. Meist kann er sie mit einem aktuellen Problem oder einer Erinnerung assoziieren. In diesem Fall wird wie bei ESR vorgegangen. Wenn keine Gedanken oder Gefühle auftauchen, werden die Punkte gehalten, bis das Pulsieren zu fühlen ist.

❼ Ermitteln des Ursachenalters
Es werden in Zehner-Schritten die Altersstufen, ausgehend vom gegenwärtigen Alter rückwärts bis zur Zeugung genannt. Beim dem Alter, in welchem eine Blockade bezüglich des bearbeiteten Problems entstand, wird der Muskel nachgeben.

Beispiel:
Der Patient ist 35 Jahre alt. Der Therapeut spricht jetzt vor: »zwischen 35 und 30«, dann »zwischen 30 und 20« usw. Wenn der Muskel nachgibt, differenzieren wir mit Einzelzahlen. »Alter 30, 29, 28« usw., bis der Muskel wieder nachgibt.
- ▶ Bei diesem Verfahren ist es besonders wichtig, daß sich der Therapeut von allen vorgefaßten Meinungen freimacht. Oft ist es so, daß aufgrund der Vorgeschichte die Zusammenhänge klar zu sein scheinen. Dabei besteht die Gefahr, daß man unbewußt das Testergebnis in der erwarteten Richtung beeinflußt. Oft sind es jedoch völlig andere, zunächst nicht erinnerte Erlebnisse, die bearbeitet werden müssen und die bei Beeinflussung nicht zutage gekommen wären!

❽ Ermitteln der Emotion im Ursachenalter
Entweder wird sich der Patient bei der Nennung des Ursachenalters an ein Erlebnis erinnern, oder wir testen nochmals die Emotion speziell für das Ursachenalter (siehe ❸). Wenn auch dann keine Erinnerungen auftauchen, fragen wir verbal nach näheren Umständen. Geht es um die Eltern, um die Schule, Beruf? Der Muskel wird bei Nennung der zutreffenden Umstände oder Personen schwach testen.

❾ Die Verarbeitung im Ursachenalter
Das weitere Vorgehen ist dasselbe wie im Kapitel »Verarbeitung« beschrieben.
Der Patient denkt über das Wort nach und läßt die Erinnerungen kommen und schaut sie sich bewußt an. Dann werden aus der Zuschauer-Perspektive Lösungen gesucht. »Welche Fähigkeit, welches Wissen hätte Dir damals helfen können?« »Wie wäre das ganze abgelaufen mit diesen Fähigkeiten?«
Dann erlebt der Patient die Situation neu. Zur Verstärkung und Unterstützung können Farben, Symbole, die Filmtechnik oder Rollenspiele eingesetzt werden.

Beispiel:
Der Patient erkennt, daß er in der damaligen Situation Mut gebraucht hätte. Er bringt, um sich Mut zu machen, die Farbe Rot ins Spiel, umgibt sich mit rot, atmet es ein, spielt dann die Situation nochmals durch und beobachtet, ob sich nun andere Lösungen zeigen. Wenn der Gedanke an das Erlebnis keine unangenehmen Gefühle mehr erzeugt, ist die Verarbeitung abgeschlossen.
Wenn keine Erinnerungen auftauchen, werden nur die ESR-Punkte berührt, während über das Wort nachgedacht wird.
- ▶ Bei der Emotionsarbeit kann es zu Gefühlsausbrüchen und Tränen kommen. Sie sollten als Therapeut auf keinen Fall trösten oder ablenken, sondern die Ruhe bewahren und mit ruhiger Stimme den Patienten zur Lösung lenken. Warten Sie ein wenig, und wenn sich der Patient nicht von selbst beruhigt, wird er gebeten, sich selbst als Zuschauer in dieser

	Situation zu sehen. In der Zuschauerrolle hat er die nötige Distanz und findet die richtigen Lösungen.
⑩	**Rückkehr ins gegenwärtige Alter** In Zehner-Schritten geht man nun wieder zurück zur Gegenwart. Bei jedem Schritt wird zur Verankerung der IM getestet.
⑪	**Erneute Ermittlung der negativen emotionalen Ladung (NEL)** Falls noch Streß vorhanden ist, d. h. wenn noch mehr als 0% NEL und weniger als 100% PEL bestehen, werden die Schritte ❹ bis ❼ wiederholt. Manchmal sind mehrere Rückführungen erforderlich. Die NEL sollte bei »0« sein, wenn alle Blockaden gelöst sind.
⑫	**Zukunftsprogression (Visualisieren des Ziels)** Das Ziel wird nochmals bewußt gemacht, indem sich der Patient vorstellt, wie es sein wird, wenn es erreicht ist, wie er sich fühlen wird, was er tun, denken, sagen und unternehmen wird, wie sich sein Körper anfühlen wird.
⑬	**Nachtest** Der Patient denkt nochmals an den Streß, an die Situation. Der IM wird nun stark sein. ▶ Der Nachtest und das Feststellen der NEL am Schluß ist besonders wichtig, um dem Patienten die positive Veränderung bewußt zu machen.

Fallbeispiel:

Eine 45-jährige Patientin mit ständiger Infektneigung, geschwächtes Immunsystem, Allergien, Neigung zu Depressionen.
Ihr Ziel lautete: »Ich bin gesund und habe Freude am Leben.«
Wir arbeiteten mit dem Verhaltensbarometer. Das am Anfang ausgetestete Wort hieß verlassen. Es fiel ihr nichts dazu ein. Wir hielten die Stirnpunkte, aber der emotionale Challenge bestand weiter.
Beim Test des Ursachenalters wurde der IM beim 4. Lebensjahr schwach.
Da bei Nennung des Alters keine Erinnerung kam, testeten wir erneut die Emotion. Das Wort hieß »Fallengelassen«
»Was war mit 4?«
»Nichts besonderes.«
»Denken Sie an Fallen gelassen.«
Sie beginnt zu weinen ... »Es ist ja zu lächerlich. Der Nikolaus war da. Ich mußte vor den Augen der ganzen Familie meinen Schnuller im Ofen verbrennen, zusammen mit meinem kleinen Bruder. Weil ich ja die Große war.
Aber es war fürchterlich. Und ich durfte nicht weinen. Immer wenn ich geweint habe, habe ich gehört. Du bist doch die Große. Und: so gefällst du uns aber gar nicht. Also habe ich nicht mehr geweint, um zu gefallen. Ich habe mich mein Leben lang angestrengt, um die Große zu sein. Ich habe nie geweint. Eigentlich durfte ich nur klein sein, wenn ich krank war. Dann hat sich meine Mutter zu mir gesetzt und mich gestreichelt.«
»Schauen Sie sich das Bild nochmals an. Stellen Sie sich vor, Sie sind Zuschauer und möchten dem Kind helfen. Was würden Sie tun?«
»Ich würde ihm einen Engel schicken, der es in die Arme nimmt und tröstet.«
»Tun Sie es.«

Sie entspannt sich sichtlich.
»Schauen Sie sich den Film nochmals an. Was ändert sich, wenn das Kind den Engel hat?«:
»Sie gibt den Schnuller nicht her.«
»Ist das Bild so in Ordnung oder würden sie gerne noch etwas ändern?«
»Es stimmt noch nicht. Sie gibt den Schnuller zwar nicht her, aber sie hat ein schlechtes Gewissen dabei.«
»Was würden Sie dem Kind raten, was bräuchte es noch?«
»Es braucht Mut.«
»Schicken Sie ihm Mut. Welche Farbe hat Mut?«
»Rot.«
»Schicken Sie dem Kind soviel Rot, wie es braucht.« »Umgeben Sie es mit diesem Rot, lassen Sie es einatmen«:
Die Patientin atmet tief und lächelt.
»So, jetzt ist es gut. Man kann mir den Schnuller nicht mehr wegnehmen. Und das Lustige ist, niemand sagt etwas.«
»Ist das Bild jetzt OK?«
»Ja, so ist es gut.«
Die Patientin hat in der Sitzung zum ersten Mal seit vielen Jahren geweint. Die ständige Anstrengung, so zu sein, wie man es von ihr erwartete, hatte ihr Immunsystem geschwächt. Sie erkannte, daß es noch immer ihr Programm war, so zu sein, wie die anderen es wollten.
Wir änderten den Glaubenssatz in das Ziel »Ich darf so sein, wie ich bin.« Der Satz war für die nächsten Tage die Hausaufgabe.

Fallbeispiel:

Eine Patientin mit Klaustrophobie, Angst vor engen Räumen, Aufzug fahren, niedrige Räume, geschlossene Toilette.
Psoas und Peronaeus waren schwach. Die TL zu den Stirnpunkten hob die Schwäche auf.
Bei Nennung der Elemente-Emotion Angst wurde der Indikator schwach.
Wir fragten verbal, ob eine Rückführung notwendig sei. Dies wurde durch einen starken IM bejaht.
Der IM wurde beim Ursachenalter 4 schwach:
»Was fällt Ihnen ein zum Alter 4?«
»Ich kann mich an das Alter nicht erinnern.«
Wir testeten nochmals die Emotionen des Elementes Wasser. Das Wort hieß »demoralisiert.«
Auch das brachte keine Erinnerung zutage.
»Wir testen jetzt die näheren Umstände. Ihr Muskel wird bei den Umständen oder Personen, um die es geht, schwach«: Eltern, Geschwister, Kindergarten.
Bei Kindergarten wurde der Muskel schwach:
»Waren Sie im Kindergarten?«
»Nein. Ich sollte zwar, aber ich habe mich geweigert.«
»Warum? Was ist passiert?«
»Es ist nichts passiert. Aber ein Mädchen aus unserer Straße hat erzählt, im Kindergarten würden die Kinder, die nicht brav waren, von den Nonnen in einen dunklen Keller gesperrt, ohne Licht. Ich habe mich seitdem geweigert, dorthin zu gehen. Ich hatte eine panische Angst. Es schnürt mir jetzt den Hals zu, wenn ich nur daran denke.«
»Konzentrieren Sie sich auf das Gefühl. Gibt es Bilder dazu?«
»Ja, ich sehe ein großes Haus. Es könnte der Kindergarten sein. Eine Mauer ist drum herum.«
»Welche Stimmung ist in dem Bild?«

»Angst und Trauer. Es ist grau.«
»Wo sind Sie in diesem Bild?«
»Ich bin vor der Mauer. Aber eigentlich bin ich gar nicht in dem Bild.«
»Rahmen Sie das Bild ein. Geben Sie dem Rahmen eine Farbe. Welche?«
»Schwarz.«
»Was würden Sie an dem Bild gerne verändern?«
»Die Mauer ist zu grau. Ich würde sie anmalen.«
»Tun Sie es!«
»Es geht nicht.«
»Was könnte man sonst noch tun?«
»Die Mauer begrünen, Büsche hinpflanzen.«
»Tun Sie es, verändern Sie das Bild, wie Sie es gerne hätten«:
»Es geht nicht. Jetzt ist es zwar grün, aber die Mauer ist immer noch wie eine Bedrohung.«
»Wie könnten wir das Bild noch ändern?«
»Man müßte die Mauer einreißen.«
»Tun Sie es!«
»Ich schaffe es nicht.«
»Stellen Sie sich vor, Sie sind Zuschauer, was braucht das Kind?«
»Mut und Kraft.«
»Kennen Sie ein Symbol für Mut?«
»Ein Schwert.«
»Gut, schicken Sie dem Kind ein Schwert!« »Was ändert sich mit diesem Schwert?«
 »Schauen Sie sich das Bild nochmals an. Was verändert sich, wenn das Kind Mut hat?«
»Die Mauer verändert sich. Sie ist jetzt nicht mehr so grau. Aber sie geht einfach nicht ganz weg.«
»Was würden Sie dem Kind raten?«
»Es soll sich Hilfe holen.«
»Wer könnte das sein?«
Jetzt lacht sie und sagt: »Die Mauer ist weg.« »Wie war das möglich?«
»Mein jetziger Freund hat mir geholfen, die Mauer zu zerstören.«
Die Phobie war nach einer Sitzung verschwunden.
Sie fährt seitdem Aufzug und genießt auch den Aufenthalt in Räumen mit niedriger Decke.

> Ziel des emotionalen Streßabbaus ist es, daß die Patienten lernen, mit Streß umzugehen, daß sie lernen, ihre persönlichen Stressoren zu erkennen und zu lösen.
> ESR kann auch zu Hause, beispielsweise vor schwierigen Situationen durchgeführt werden. Durch diese Technik verringert sich die Anfälligkeit gegen Streß und damit die Anfälligkeit für Krankheiten.

1.5 Schläfenklopfen (Temporal Tap)

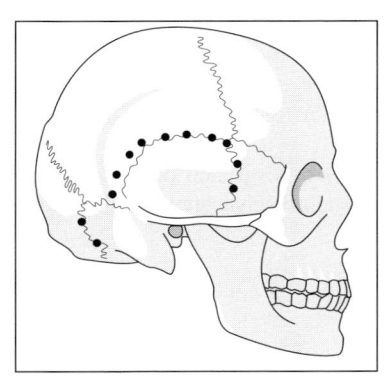

Abb. 318

Schläfenklopfen ist eine **Stimulation der Temporallappen** durch eine **sanfte Klopfmassage**. Sie dient dazu, gleichzeitig mit der Stimulation ankommende sensorische oder emotionale Informationen zu integrieren. Temporal Tap kann zur Verstärkung der Wirkung von Affirmationen (beispielsweise der Zielsatz) angewendet werden.

Das Klopfen soll rhythmisch, fest, aber nicht schmerzhaft sein. Begonnen wird vor dem Ohr, dann kreisförmig entlang der Temporal-Sphenoidal-Linie. Die Dauer richtet sich nach der gleichzeitig ankommenden Information, das heißt es wird solange geklopft, wie die Affirmation gesprochen wird. Wenn der Patient die Übung selbst ausführt, muß er mit seiner rechten Hand die linke Seite klopfen und umgekehrt.

Eine weitere Anwendungsmöglichkeit besteht in der Arbeit mit Lernstörungen. Zusammen mit Temporal-Tap werden Bewegungsmuster, Glaubenssätze oder die Rechts-Links-Hirnfunktionen integriert (siehe Seite 193).

1.6 Psycho-Kinesiologie nach Dr. Klinghardt

Eine alternative Möglichkeit, an verdrängte emotionale Ursachen der Kindheit zu gelangen ist die Psycho-Kinesiologie nach Dr. KLINGHARDT. Über Organ-Zonen werden zugeordnete Emotionen herausgefunden. Die Methode ähnelt dem Verhaltensbarometer. Allerdings testet Dr. KLINGHARDT in frühere Inkarnationen zurück. Bei Patienten, die sich mit der Reinkarnationslehre noch nie befaßt haben und bei sehr sensiblen Menschen sollte man damit allerdings vorsichtig sein. Das *Three in one concept* testet nur bis zur Konzeption. In seltenen Ausnahmefällen wird auch nach Ursachen-Generationen gefragt. Über die Konzeption hinausgehende Rückführungen sollten nur auf ausdrücklichen Wunsch des Patienten erfolgen.

1.7 Bach-Blüten und andere Blütenessenzen

Blütenessenzen können zeigen, um welches emotionale Thema es sich handelt. Vor allem für Behandler, die noch eine gewisse Scheu vor dem Umgang mit auftauchenden Emotionen haben, können Blüten wertvolle Hinweise liefern, wo die Ursache des Problems zu suchen ist. In manchen Fällen kann es genügen, Blütenessenzen zu verabreichen. In aller Regel ist es aber wirkungsvoller, wenn über die den Blüten zugeordneten Emotionalen der Zugang zum Patienten geschaffen wird. Das Vorgehen ist wie oben beschrieben. Der Patient liest die Beschreibung der Blüten und löst die Blockade durch die ESR-Technik (siehe oben).

Challenge mit Blütenessenzen
Vorgehen:
❶ Wir gehen von einem, besser von mehreren schwachen oder hypertonen Muskeln aus.
❷ Der Patient berührt mit der Handfläche jeweils mehrere Fläschchen gleichzeitig, während ein schwacher oder hypertoner IM getestet wird.

❷ Wenn bei einer Sammel-Testung der IM normoton wird, werden die Fläschchen einzeln in der Hand oder auf dem Thymus getestet.
❸ Die Blüte, die zur normotonen Reaktion aller Muskeln führt, wird verabreicht. Meist reicht die einmalige Gabe des unverdünnten Mittels. Evtl. kann das Mittel noch einige Tage mit Wasser verdünnt zu Hause eingenommen werden. Auf keinen Fall sollte es über längere Zeit ohne erneuten Test eingenommen werden, da sich der emotionale Zustand nach der Gabe rasch ändert.
▶ **Wichtig für Heilpraktiker:** Der Patient erhält ein Rezept oder besorgt sich die Essenz und macht die Verdünnung selbst, da sonst Probleme mit dem Arzneimittelgesetz entstehen können.

1.7 Farb-Therapie

Jede Farbe hat eine bestimmte Schwingungs-Frequenz und wirkt entweder anregend oder beruhigend, sowohl auf der körperlichen als auch auf der emotionalen Ebene. Die Behandlung mit Farblicht ist eine in der Psychotherapie erfolgreich angewendete Behandlungs-Methode.

Farb-Therapie mit den Farben der 5 Elemente
Vorgehen:
Wir schauen nach, zu welchem Element der schwache oder blockierte Muskel gehört. Nun schaut der Patient auf einen Papierbogen in der entsprechenden Farbe und hält dabei die ESR-Punkte.

Variante:
Der Patient blickt nacheinander auf die fünf Farben des Elemente-Schemas, während ein Indikatormuskel getestet wird. Hier genügt der sanfte Test. Mit der Farbe, die zur Schwäche führt, wird wie oben beschrieben, korrigiert.

Farb-Brille
Zur Farb-Therapie eignen sich auch Farb-Brillen. Wenn der Challenge der ESR-Punkte zur positiven Muskelreaktion führt, wird getestet, welche Farbe den zuvor schwachen oder hypertonen Muskel normoton verändert. Danach wird die zugehörige Emotion durch das Gespräch oder durch Austesten des Barometerwortes gesucht. Während der ESR-Technik (Seite 173) trägt der Patient bei geöffneten Augen die Farb-Brille.

2 Ängste, Phobien, Depressionen

Patienten, die unter Ängsten, Phobien oder Depressionen leiden, haben oft einen langen Leidensweg hinter sich, bevor sie naturheilkundlich arbeitende Behandler aufsuchen. Meist sind sie schon abhängig von Psychopharmaka. In ihrer häuslichen oder beruflichen Umgebung stoßen sie oft auf Unverständnis. Vor allem depressive Patienten leiden unter einer Menge vegetativer Störungen. Sie klagen über Schwindel, Migräne, Herzprobleme, Verdauungsstörungen, Schlaflosigkeit, Muskelverspannungen usw. Patienten mit lavierter Depression werden nur von ihren körperlichen Symptomen berichten. Erst behutsames Nachfragen führt zum wirklichen Thema, der Depression.

Auch Patienten mit Ängsten und Phobien klagen über physische Symptome wie Herzschmerzen, Globusgefühl, Schwindel, Schwitzen. Schwere Angstattacken und Phobien können das Leben der Betroffenen völlig verändern. Nicht selten verlieren sie wegen ihrer Ängste den Arbeitsplatz.

Die Ursachen liegen in der emotionalen und in der biochemischen Seite des Tetragons der Gesundheit.

Zum Einen sind es nicht verarbeitete Traumata oder verdrängte Kindheitserlebnisse, die später zu Angstreaktionen oder Depressionen führen, oft sind es aber auch Stoffwechselprobleme oder Störungen im hormonellen Regelkreis.

2.1 Emotionale Ursachen

Ängstliche Menschen haben ein niedriges Selbstwertgefühl. Oft erlebten sie eine lieblose Kindheit. Die Eltern stellen zu hohe Anforderungen. Sie haben einen schlechten Eindruck von sich selbst und halten sich für weniger liebenswert als andere Menschen. Das niedrige Selbstwertgefühl führt zu Unsicherheit in Beziehungen, zu Anpassungsverhalten. Das führt zu ständiger Spannung und Verstärkung der Angst, den Anforderungen nicht gerecht zu werden.

Wenn durch starken Streß bzw. körperlicher oder seelischer Krise die Anpassungsmechanismen versagen, tritt die Angst bewußt auf, es kommt zur ersten Panik-Attacke, meist zusammen mit körperlichen Symptomen wie Schwindel, Kopfschmerzen, Herzschmerzen, Magenschmerzen. Jetzt beginnt der Teufelskreis. Sie fürchten sich nun vor solchen Situationen und Orten, wo die Panik zum ersten Mal aufgetreten ist.

Das Gehirn stellt neue Verbindungen her. Die Angst wird auf weitere Objekte und Situationen ausgeweitet. Der Übergang zur Phobie ist fließend.

2.2 Biochemische Ursachen

Die Erkenntnisse der klinischen Ökologie und der orthomolekularen Psychiatrie zeigen deutlich die Zusammenhänge zwischen psychischen Problemen wie Verhaltensstörungen, Ängsten, Depressionen einerseits und der Ernährung, dem Einfluß von Chemikalien und anderen Stoffen andererseits. Störungen im Stoffwechsel, vor allem Hypoglykämie, im Hormonhaushalt, Mangel an Mineralstoffen, Spurenelementen und Vitaminen, aber auch Toxine, Allergien und Candida-Belastung kann zu psychischen Symptomen führen.

Bei psychischen Beschwerden sollte immer ein Allergie- und ein Candida-Test durchgeführt werden. Mit Test-Nosoden können toxische Belastungen festgestellt werden. Es wird am besten von einem schwachen oder hypertonen Muskel ausgegangen. Wenn z. B. beim Test mit der Nosode Formaldehyd der Muskel normoton wird, liegt eine Formaldehyd-Belastung vor.

zuwenig	psychische Auswirkung
Zink und Mangan	Überstimulation des Gehirns, Depressionen (Schizophrene haben meist zuviel Kupfer und zuwenig Mangan und Zink)
Histamin	Halluzinationen, Wahrnehmungsstörungen
Niacin	Depression, Verwirrtheit
Vitamin B1	Konzentrationsschwäche, Reizbarkeit, Depressionen
Vitamin B12	Depression, Halluzinationen, Konzentrationsprobleme, Persönlichkeitsveränderung, Apathie
Vitamin-C	Ängste, Depressionen

zuviel	psychische Auswirkung
Histamin	Gedankenleere, Selbstmord-Depression, Angst
Aluminium	Gedächtnisverlust, Demenz
Quecksilber	Zerstörung von Gehirnzellen
Cadmium	Demenz, Arteriosklerose
Kupfer (z. B. in Amalgam)	Schizophrenie, Gedächtnisverlust
Formaldehyd	Konzentrations- und Gedächtnisstörungen
Zinn (in Amalgam)	ZNS-Schäden
Blei	Hyperaktivität, Konzentrationsschwäche

▷ Zum Feststellen von Mangelzuständen wird ein schwacher oder hypertoner Muskel getestet, während die vermutete Substanz im Mund getestet wird, beispielsweise Calcium oder Vitamin C.
▷ Zum Feststellen von Schadstoffbelastungen wird mit Testnosoden gearbeitet. Schwache oder hypertone Muskeln werden normoton.
▷ Oder man verwendet zum Challenge die verdächtige Substanz, z. B. einen Teppichbodenrest, ausgehend von einem normotonen Muskel, der durch den Kontakt dann schwach oder hyperton wird.

Vorgehen bei Ängsten, Phobien und Depressionen:

❶ Testvorbereitung (einfacher Test), besonders Test auf psychologische Umkehr
»Ich möchte meine Phobie/Angst, Depression loswerden«
»Ich möchte die Phobie/Angst/Depression behalten«
Korrektur durch Klopfen von Dü 3, während der Patient den positiven Satz denkt.

❷ Ziel definieren, z. B. »Ich gehe ruhig und gelassen über Plätze«,
→ oder: »Ich fühle mich im Flugzeug wohl«
→ oder: »Ich habe Vertrauen und Freude am Leben«.

❸ Der Patient denkt an die angstauslösende Situation → Der IM wird schwach.

❹ Testen der emotionalen Ursachen mit dem Verhaltensbarometer oder den Elemente-Emotionen. Weiteres Vorgehen wie beim emotionalen Streßabbau beschrieben

❺ Vor allem bei Depressionen ist der Challenge mit orthomolekularen Substanzen notwendig, ausgehend von hypertonen oder schwachen Muskeln. Eventuell Allergie, Candida und Hypoglykämie-Test, Test mit Schilddrüsen-Präparaten, Hypophysen- und Epiphysen-Test.

❻ Evtl. zusätzlich die **Klopfmethode nach Callahan**. Das Klopfen kann vom Patienten auch als »Hausaufgabe« weiter durchgeführt werden.

▶ Bei anderen psychischen Problemen wie Beziehungsprobleme, mangelndes Selbstbewußtsein, Streß am Arbeitsplatz, Mobbing usw. ist das Vorgehen dasselbe. Wichtig ist dabei eine genaue Zielsetzung.

2.2.1 Energetische Phobie-Behandlung nach Dr. Callahan

Dr. CALLAHAN, ein amerikanischer Psychologe, entwickelte die folgende einfache Akupunktur-Klopfmethode. Das Verfahren kann als **alternative Phobie-Behandlung** oder das Klopfen allein zusätzlich in die kinesiologische Behandlung integriert werden.

Vorgehen:

❶ Der Patient schätzt seine Phobie in einer Skala von 1–10 ein, wobei »10« der schlechteste Zustand, die Panik ist. Wenn er seine Angst bei »1« einstuft, kann er relativ gut damit umgehen.

❷ Test auf psychologische Umkehr. »Ich möchte meine Phobie loswerden.«
»Ich möchte meine Phobie behalten.«
Wenn der erste Satz schwach und/oder der zweite Satz stark testet, wird der Akupunkturpunkt **DÜ 3** geklopft, während der Patient folgende Affirmation wiederholt:
»Ich akzeptiere mich so wie ich bin, mit all meinen Fehlern und Unzulänglichkeiten.«

❸ Der Patient denkt an die angstauslösende Situation. Der Indikatormuskel sollte schwach reagieren, andernfalls besteht psychologische Umkehr.

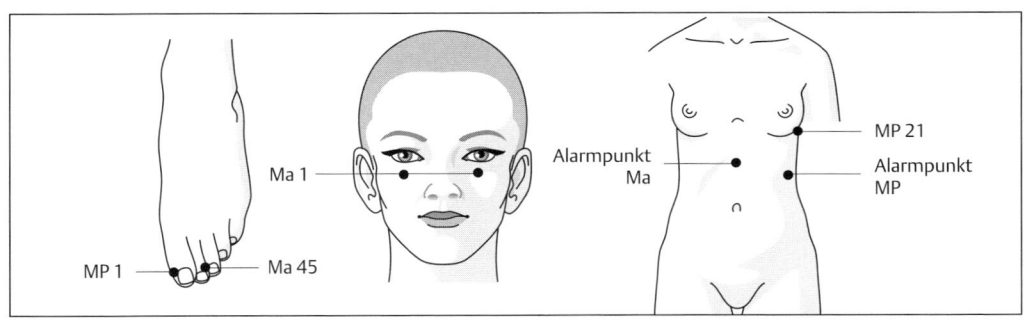

Abb. 319

❹ TL zum Alarmpunkt Magen. Wenn der Punkt keine Indikatoränderung bewirkt, wird die TL zum **Milz-Pankreas-Alarmpunkt** wiederholt.

❺ Das Akupunkturpunkt-Klopfen:
- Positive TL zu Alarmpunkt Magen: Geklopft werden **Ma 1** und **Ma 45**.
- Positive TL zu Alarmpunkt Milz-Pankreas: Geklopft werden **MP 1** und **MP 21**.

In den meisten Fällen sind die Magenpunkte zu behandeln. Die **Punkte** werden **35 mal** mit den Fingerspitzen **geklopft,** während der Patient an seine Phobie denkt.
Anschließend stuft er seine Phobie erneut ein. Wenn noch ein Unbehagen beim Gedanken an die Phobie besteht, werden zusätzlich die Punkte **3E 3** geklopft. Gleichzeitig werden bei jeder Klopf-Serie (35 mal) folgende Aktionen ausgeführt:
(a) Der Patient schließt die Augen
(b) Der Patient summt eine einfache Melodie (für die Aktivierung der rechten Hirnhälfte)
(c) Der Patient zählt oder sagt das kleine Einmaleins (für die Aktivierung der linken Hirnhälfte)
(d) Der Patient richtet seinen Blick nach links unten (Zugang zu kinästhetischen Erfahrungen)
(e) Der Patient rollt seine Augen entgegen dem Uhrzeigersinn.
(f) Der Patient rollt mit den Augen im Uhrzeigersinn.

❻ Der Patient stuft auf der Skala seine Angst erneut ein. Sie sollte jetzt bei 0 oder zumindest wesentlich niedriger als zu Beginn sein.
❼ Der Patient denkt nochmals an seine Phobie, während der IM getestet wird. Der Muskel sollte nun stark sein. Andernfalls die Prozedur wiederholen.
❽ Wenn möglich, sollte der Patient sobald als möglich den Erfolg überprüfen. Eine Person mit Aufzug-Phobie beispielsweise sollte den nächsten Aufzug aufsuchen. Wenn aber noch Angst auftaucht, wird das Verfahren zu Hause wiederholt, bis sie sich in der Lage fühlt, den Schritt zu wagen.

V
Funktionelle Neurologie und Edu-Kinesiologie

1 Kinesiologische Methoden bei Lern- und Entwicklungsstörungen

Jeder kinesiologisch arbeitende Therapeut wird zwangsläufig mit den Themen Lern- und Konzentrationsprobleme, Legasthenie, Dyskalkulie (Rechenschwäche), Konzentrationsproblemen und minimaler cerebraler Dysfunkton (MCD) konfrontiert. Die Richtungen, die sich mit dieser Thematik befassen, sind die Methoden *One brain* aus dem *Three in one concepts* und die *Edu-Kinesiologie*. Im *Three in one concepts* geht es um physische, emotionale und energetische Lernblockaden, es geht dabei allerdings neben Lernen im eigentlichen Sinne um Lernen in allen Lebensbereichen. Das Konzept enthält viele psychische Komponenten. Vor allem das Verhaltensbarometer mit Altersrezession sind sehr wertvolle Instrumente für den emotionalen Bereich.

Die *Edu-Kinesiologie* wurde von Dr. PAUL E. DENNISON, einem Pädagogen gegründet. Dennison entwickelte ein Übungs-Programm, die sog. *Brain-Gym*-Übungen, die Lern- und Energieblockaden lösen und das Lernen erleichtern.

Er setzt den Muskeltest ein, um visuelle, auditive, emotionale- und Hirnintegrations-Blockaden zu erkennen. In sog. Brain-Gym- oder Edu-K-Balancen werden verschiedene Muskeln als Indikator für die Dimensionen Lateralität, Zentrierung und Fokus verwendet und die bei einer Blockade jeweils erforderlichen Übungen ausgetestet. Die »Dennison-Lateralitätsbahnung« ist das Kernstück dieser Übungen und besteht aus einer Serie von kontralateralen- und homolateralen Bewegungen, kombiniert mit bestimmten Blickrichtungen.

Bewegung ist eine unerläßliche Voraussetzung für Lernen, Konzentration und Gedächtnis. Die Brain Gym-Übungen sind schon aus diesem Grund sehr sinnvoll und wirken sich bei allen Lernstörungen positiv aus. Allerdings muß betont werden, daß die Übungen allein meist nicht ausreichen. Auch bei neurologischen Dysfunktionen müssen biochemische, emotionale und strukturelle Ursachen mit berücksichtigt werden.

Auch das ICAK bietet Ausbildungen zum Thema funktionelle Neurologie.

2 Hirn und Hirnfunktionen

▷ Ziel der Edu-Kinesiologie ist die Integration der beiden Hirnhemisphären, um optimales Lernen zu ermöglichen.

Unser Hirn besteht aus zwei Teilen, die ganz unterschiedliche Aufgaben haben. Die linke Hirnhälfte ist die rationale, mathematisch denkende Hälfte. Hier sitzt auch das Sprachzentrum. Die rechte Hälfte dagegen ist mehr gefühlsorientiert, kreativ, ganzheitlich, bildhaft.

Die Entwicklung des kindlichen Gehirns ist abgeschlossen, wenn der Cortex einer Hemisphäre über die andere dominiert. Ab diesem Zeitpunkt wird der Sprachmechanismus vom Temporallappen der dominanten Hirnhälfte, die Dominanz von Hand, Fuß, Auge und Ohr von der nicht dominanten Hirnhälfte kontrolliert. Die Bildung dieser Dominanzen erfolgt für die Körperbewegung ungefähr im 3., für auditive, visuelle und taktile Fähigkeiten im 6. Lebensjahr. Gemischte Dominanzen sprechen für eine schlechte neurologische Organisation. Bei dyslektischen Kindern sind sie häufig zu beobachten.

Links – Logik	Rechts - Gefühl
Logisch,	Intuitiv
digital	analog
Rational	Emotional
Analyse	Synthese
objektiv	künstlerisch
braucht Ordnung	subjektiv
Planung	extrovertiert
liebt Zahlen, Formeln	Fließend und spontan
Sprachorientiert	Simultanes Denken
Bevorzugt reden und schreiben	Bilder
	Gefühlsorientiert
Zielbewußt	malen und zeichnen
Kontrolliert Gefühle	kein Zeitgefühl

Trotz unterschiedlicher Dominanzen der beiden Hemisphären ist bei jedem Lernvorgang der Zugang zu beiden Teilen notwendig. Zum Lösen mathematischer Aufgaben werden zwar vorrangig die analytischen Funktionen der linken Hemisphäre benötigt, um den Sinn der Aufgabe zu erfassen, ist die Fähigkeit der rechten wichtig. Beim Lesen wird zum Kodieren einzelner Buchstaben die linke, zum Erfassen des ganzen Wortes und des Sinnes die rechte Hälfte benötigt.

Für jeden Denkvorgang, z. B. Lesen, Schreiben und Rechnen sind aber noch viele andere intra- und interhemisphärische Informationsverarbeitungen erforderlich.

Ablauf der intrahemisphärischen Informationsweiterleitung beim Lesen:

Zunächst wird das primäre Sehzentrum aktiviert. Die hier registrierten visuellen Eindrücke werden an das Lesezentrum (Gyrus angularis) weitergeleitet. Hier findet die Übersetzung der visuellen Form in Laute statt. Die Verarbeitung findet dann im sensorischen Sprachzentrum statt, das die Information an das motorische Rindenfeld zur Aktivierung der Sprechmuskeln weiterleitet.

Beispiel der interhemisphärischen Vorgänge beim Lesen:

Gesichtsfeld 180°		
Links	Mitte	Rechts
Gesichtsfeld linkes Auge		Gesichtsfeld rechtes Auge
	Überlappungsbereich	
Lesen, sehen und schreiben links ↓ Information von ⅔ des linken und ⅓ des rechten Auges. ↓ Aktivierung der rechten Hemisphäre	Lesen, sehen, schreiben in der Mitte ↓ Information von ½ Gesichtsfeld des rechten und ½ vom linken Auge ↓ Aktivierung beider Hemisphären	Lesen, sehen, schreiben rechts ↓ Information von ⅔ des rechten und ⅓ des linken Auges ↓ Aktivierung der linken Hemisphäre

Beim Lesen der linken Hälfte eines Textes wird hauptsächlich die linke Hälfte des Gesichtsfeldes des linken Auges und die rechte Hirnhälfte eingesetzt. Beim mittleren Teil wird das Gesichtsfeld beider Augen und beide Hirnhälften aktiviert. Beim Lesen des Textes auf der rechten Seite wird das rechte Gesichtsfeld des rechten Auges zusammen mit der linken Hirnhälfte aktiviert.
Die linke Hemisphäre verarbeitet die Informationen durch Logik und Sprache, die rechte verarbeitet die Informationen visuell.

Leichte Funktionsstörungen
- Minimale zerebrale Dysfunktion
- Teilleistungsstörungen
- Legasthenie
- Lese-Rechtschreibschwäche
- Dyskalkulie
- Konzentrationsschwäche
- Störungen der Grob- und/oder Feinmotorik
- Sprachstörungen
- Hyperkinetisches Syndrom

Schwerere Formen
- Epilepsie
- Oligophrenie
- Verhaltensstörungen
- Down-Syndrom
- Autismus u. a.

Die Weiterleitung erfolgt sowohl elektromagnetisch (Nerven) als auch chemisch (Neurotransmitter). Störungen in diesem System führen zu neurologischen Dysfunktionen. Die Störungen sind oft diffus, keinem bestimmten Hirnareal zuzuordnen.
Auch die Einteilung und Klassifizierung ist sehr unterschiedlich. Bei einigen Autoren wird beispielsweise Legasthenie oder Konzentrationsschwäche zu den Symptomen der MCD gezählt, bei anderen sind sie eigenständige Erscheinungen.
Die Ursachen von Dysfunktionen in der Informationsverarbeitung sind immer noch nicht vollständig erforscht.

2.1 Ursachen von MCD und anderen Teilleistungsstörungen

Die Ursachen neurologischer Dysfunktionen liegen in der strukturellen, der biochemischen und der emotionalen Seite des Tetragons: Die Differenzierung ist jedoch schwierig.

strukturell	biochemisch	emotional
• Hirnschädigung durch Unfälle, Verletzungen • Sauerstoffmangel bei der Geburt • Anlagestörungen des Gehirns • Chromosomenanomalien • Autosomal dominante Vererbung	• Vorgeburtliche oder geburtsbedingte Infektionen des Gehirns • Fehlfunktionen der Neurotransmitter • Hormonelle Erkrankungen • Mangelernährung, v.a. Vitaminmangel • Denaturierte Nahrungsmittel, Nahrungsmittelchemie • Alkohol, Medikamente oder andere Schadstoffe während der Schwangerschaft • diskutiert werden auch Impfschäden als Ursache	• Schlechtes soziales Umfeld • Emotionale Vernachlässigung • Emotionale Traumata

Der Therapieansatz muß also von allen drei Seiten her erfolgen. Wichtig ist zu wissen, daß die Zell-Erholung des ZNS in gewissem Umfang möglich ist. Die Funktion geschädigter Neuronen können durch Stimulation verbessert werden. Die Stimulation kann durch Bestimmte Bewegungen, aber auch durch Neurotransmitter-Cofaktoren oder homöopathische Mittel, wie z. B. **Arnica** erfolgen.

3 Tests und Korrektur neurologischer Dysfunktionen

3.1 Test der rechts/links-Hirn-Aktivität

1. Suchen eines normotonen Indikatormuskels.
2. Der Patient summt eine beliebige, am besten eine ihm unbekannte Melodie, während der IM erneut getestet wird.
   → eine Reaktionsänderung zeigt eine Rechtshirnfunktionsstörung
3. Der Patient löst eine altersgemäße Rechenaufgabe. Kinder zählen, sagen das Einmaleins oder lösen einfache Aufgaben. Kleinkinder sagen ihren Geburtstag oder zählen ihre Geschwister oder Freunde auf.
   → Eine Reaktionsänderung zeigt eine Linkshirnfunktionsstörung
4. Challenge mit hirnwirksamen Substanzen wie **Ginkgo biloba, Zink, Vit. B 5, B 6, Magnesium** (es wird die Substanz gesucht, welche die Muskelschwäche aufhebt).

Korrektur mit Schläfenklopfen: (siehe Seite 180)
Vorgehen:
Der Therapeut/die Mutter klopft mit den Fingerspitzen der rechten Hand die linke, oder mit der linken Hand die rechte Seite.
- Bei Rechtshirnfunktionsstörung:
  Schläfenklopfen auf der rechten Seite, während der Patient die Funktion der linken Hemisphäre ausübt, also rechnen oder zählen.
- Bei Linkshirnfunktionsstörung:
  Schläfenklopfen auf der linken Seite, während der Patient die Funktion der rechten Hemisphäre ausübt, also summen.
- Verordnung der ausgetesteten Substanz.

3.2 Test und Korrektur der rechts/links-Integration nach Paul Dennison

1. Suchen eines normotonen Muskels
2. Test des Überkreuzmusters in Bezug auf Bewegung
   Der Patient marschiert erst mit kontralateralen, dann mit homolateralen Bewegungen auf der Stelle. Nach jedem Bewegungsmuster wird der IM getestet und sollte stark sein.
3. Test des Überkreuzmusters in Bezug auf den visuellen Informationsfluß.
   Der Patient schaut erst auf ein großes »X«, daraufhin wird der IM getestet. Dann schaut er auf zwei Parallel-Linien, während der IM wieder getestet wird.
4. Test des Überkreuzmusters im geistigen Bereich:
   Der Patient schließt die Augen und stellt sich zuerst das »X« vor, dann die Linien, während jeweils der IM getestet wird.
   → Jede Reaktionsänderung zeigt eine Blockade in der Informationsübertragung zwischen rechter und linker Hemisphäre.
▶ Anmerkung: Nach Dennison sollte der IM bei der kontralateralen Bewegung, bzw. dem »X« stark und bei der homolateralen Bewegung, bzw. den Linien schwach sein. Ich kann mich die-

ser Meinung nicht anschließen, da das tägliche Leben auch viele homolaterale Bewegungen und Funktionen erfordert und ich nicht einsehe, weshalb sie schwächen sollen. Ich verwende deshalb den Lateralitäts-Test und die Bahnung nach Frank Mahony. Viele Tests haben bestätigt, daß homolaterale Muster nicht schwächen. Die Reaktionsänderung zeigt, daß der Zugang zur einen oder anderen Seite blockiert ist.

Korrektur durch die Dennison-Bahnung:
Fast alle Nerven überkreuzen sich im Gehirn. So werden die Bewegungen des rechten Armes und des rechten Beines von der linken Hirnhälfte gesteuert und umgekehrt. Wechselseitige Bewegungen aktivieren die jeweils gegenüberliegende Hirnhälfte.

❶ Überkreuzbewegung (Rechter Unterarm oder Ellbogen zum linken Knie und umgekehrt) mit gleichzeitigem Summen, während der Blick nach links oben gerichtet ist.
❷ Homolateralbewegung (Rechte Hand zum rechten, linke Hand zum linken Knie) mit gleichzeitigem Zählen, während der Blick nach rechts unten gerichtet ist.
❸ Wieder Überkreuzbewegung mit gleichzeitigem Summen, während die Augen kreisen. Dazu führt eine zweite Person mit der Hand vor den Augen des Patienten eine Kreisbewegung aus, während der Patient mit den Augen der Hand folgt.

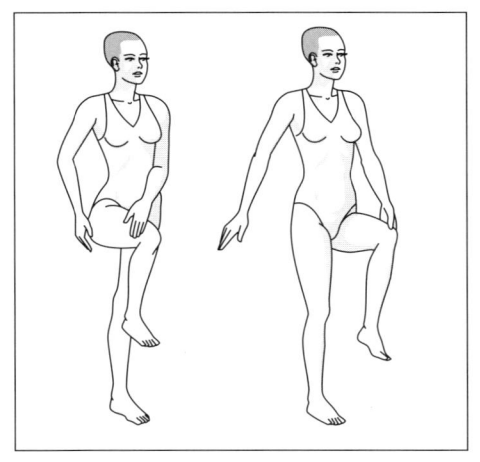

Abb. 320

> **Hinweise zur Lateralitätsbahnung:**
> - Die kontralaterale Bewegung bereitet Kindern mit Lernproblemen oft große Schwierigkeiten. Am Anfang kann man die Bewegung mit Hilfe ausführen, indem eine zweite Person die Arme des Kindes führt, während es nur die Knie hebt. Eine andere Möglichkeit besteht darin, um die Handgelenke und die gegenüberliegenden Knie farbige Schleifen zu binden. Die zueinander passenden Farben müssen nun zusammengebracht werden.
> - Arme **und** Beine müssen bewegt werden. Kinder mit mangelnder Hirnintegration versuchen unbewußt, das Problem zu kompensieren, indem sie das Knie nicht gerade, sondern schräg, dem gegenüberliegenden Arm entgegen, anheben und die Arme nicht bewegen. Wichtig ist, daß das Knie gerade angehoben und der jeweils nicht aktive Arm zurückgeschwungen wird.

Variante nach Frank Mahony:

1. Kontralaterales Marschieren auf der Stelle, mit gleichzeitigem Zählen, anschließend mit Summen.
2. Homolaterales Marschieren auf der Stelle mit gleichzeitigem Zählen, anschließend mit Summen.
3. Abschließen mit kontralateralem Marschieren, Summen und Augen kreisen.

Auch diese Übungsfolge kann mit Blickrichtungen kombiniert werden.

▶ Bei schwereren Störungen hat das Üben der Überkreuzbewegung keinen Sinn, da das Erlernen neuer Bewegungsmuster immer auf der Basis schon integrierter Muster erfolgt. Wenn das Kind nicht in der Lage ist, die Bewegung auch nur annähernd auszuführen, wird, je nach Entwicklungsstufe mit Kriech- oder Krabbelübungen begonnen.

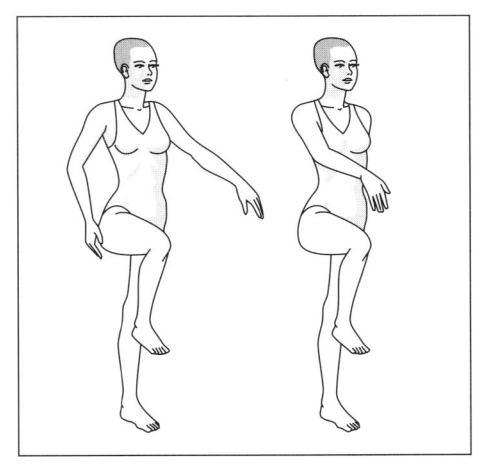

Abb. 321

3.3 Test und Korrektur visueller Verarbeitungsstörungen

Bei vielen Kindern mit Teilleistungsstörungen wurden Dysfunktionen des Seh-Systems festgestellt. Es handelt sich dabei um funktionelle, nicht um organische Störungen. Die visuelle Wahrnehmung kann durch Fusions- oder Akkomodationsstörungen beeinträchtigt sein. Oft sind bestimmte Blickrichtungen nicht oder nur unter großem Streß möglich.

Test visueller Blockaden:
- *Augenfolgebewegungen* nach rechts, links, oben, unten und diagonal, Nähe und Ferne. Ein Bleistift oder eine Lampe werden in die verschiedenen Richtungen bewegt, der Patient folgt den Bewegungen mit den Augen, während gleichzeitig der IM getestet wird.
- *Stimulation der Augenbewegung beim Lesen* (mehrmaliges Hin- und Herbewegen) anschließend Test des IM.
- *Konvergenz-Test:* Die Augen folgen einem sich dem Auge näherndem Gegenstand. Die Augen sollten nach innen konvergieren.
- *Fusions-Test:* Der Patient hält seinen Finger oder einen Stift im Abstand von ca. 10 cm senkrecht vor die Nase und richtet seinen Blick auf einen entfernten Gegenstand. Der Finger oder Stift sollte doppelt erscheinen.

3.3.1 Korrektur bei visuellen Blockaden

3.3.1.1 Korrektur bei Blockaden der Augenfolgebewegungen

- Massage der Akupunkturpunkte **Ni 27**
  Der Patient schaut in die Richtung, die die Indikatoränderung hervorgerufen hat, während er sich selbst oder der Therapeut ihm die **Ni 27**-Punkte massiert.

- Brain-Gym-Übung »liegende Acht«
  Die liegende Acht ist neben der Überkreuzbewegung eine der wichtigsten und wirkungsvollsten Brain-Gym-Übungen. Sie fördert das visuelle Überqueren der Mittellinie, löst den Streß in bestimmte Blickrichtungen auf und fördert den Zugang zu auditiven, visuellen und kinästhetischen Informationen.

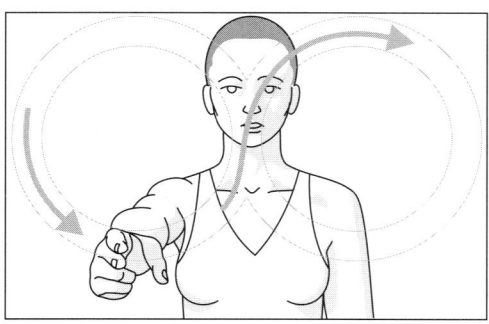

Vorgehen:
Mit dem ausgestreckten Arm wird eine liegende Acht in die Luft gezeichnet. Wichtig ist dabei, daß die Acht in der Mitte nach oben beginnt und die Form so hoch angesetzt ist, daß sich der obere Rand über Augenhöhe befindet. Der Kopf bleibt möglichst ruhig, die Augen folgen der Handbewegung. Zuerst wird mit der rechten, dann mit der linken und am Schluß mit beiden Armen gleichzeitig geübt.

Abb. 322

▶ Die Augenfolgebewegung ist das Wichtigste bei dieser Übung! Viele Kinder haben Probleme, der Hand zu folgen. Man beobachtet, daß bestimmte Richtungen einfach übersprungen werden. Dann ist es ratsam, anfangs die Acht auf einem großen Papier oder einer Tafel vorzuzeichnen und das Kind malt die Form immer wieder nach. Auch hier wird die Acht mit jeder Hand einzeln, dann mit beiden Händen gleichzeitig oder mit beiden Händen in die entgegengesetzte Richtung gemalt.

Variante:
Eine zweite Person, meistens die Mutter, zeichnet mit der Hand vor den Augen des Kindes die Acht, das Kind braucht nun nur mit den Augen zu folgen. Eine Fingerpuppe oder ähnliches kann ein zusätzlicher Reiz für das Auge sein und das Ganze erleichtern.

3.3.1.2 Korrekturen bei Konvergenz- und Akkomodationsschwäche

- Sehschule
- Augentraining nach Dr. Janet Goodrich

3.4 Auditive Informationsstörungen

Ebenso wie visuelle können auditive Blockaden vorliegen. Das rechte Ohr ist mit der linken, das linke Ohr mit der rechten Hirnhälfte verbunden. Das für das Verständnis des Gehörten zuständige Hirnareal, das Wernicke-Zentrum befindet sich in der linken Hemisphäre. Das bedeutet, daß gehörte Informationen vom linken Ohr direkt, vom rechten Ohr erst nach der Verarbeitung in der linken Hemisphäre etwas verzögert ankommen. Vor allem eine rechtsohrige Blockade wirkt sich als Konzentrationsschwäche, Sprachstörung, oder in Form von Grammatik-Problemen aus, da gesprochene Worte verzögert oder falsch wahrgenommen werden.

Test auditiver Störungen

❶ Kinesiologischer Test der Hörwahrnehmung:
Der Patient dreht den Kopf zur Seite, dem Tester zu, während der IM getestet wird.

❷ Spezielle Hörtests mit Kopfhörer z. B. der Wahrnehmungs-Trennschärfe-Test, nach FRED WARNKE (siehe Literaturverzeichnis).

Korrektur auditiver Blockaden

- Brain-Gym-Übung »*Denkmütze*«
  Die Denkmütze ist eine kräftige Ohrenmassage. Das Ohr wird von der Ohrmuschel aus zum Ohrenrand hin massiert, so daß das gesamte Ohr massiert und anschließend gut durchblutet ist. Durch die Massage werden die Ohr-Akupunkturpunkte stimuliert. Die Denkmütze ist also eine energetische Korrektur.
- Musik-Therapie mit speziellen CD's, bei denen der Klang aus wechselnden Richtung ankommt,
- Hochtontraining

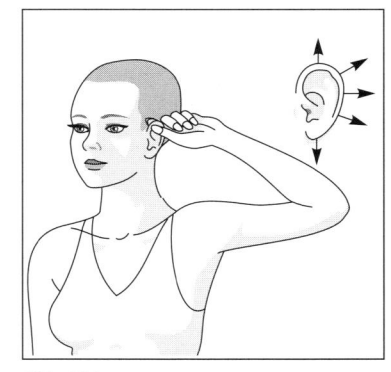

Abb. 323

Weitere Übungen sind dem Buch »Kinesiologie mit Kindern« (siehe Literaturverzeichnis) zu entnehmen. Die »Brain-Gym«-Übungen sind eine effektive Hilfe bei allen Lernproblemen. Wenn aber Stoffwechselprobleme, kraniosakrale Blockaden u. a. den Problemen zugrunde liegen, reichen die Übungen allein nicht aus. Dann sind spezielle Tests und Korrekturen erforderlich.

3.5 Körper-Koordination und Gleichgewicht

Die Voraussetzung für alle Bewegungsabläufe, insbesondere für die Bewegungsabläufe und das Halten des Gleichgewichts beim Gehen ist die Koordination von Muskeln und Muskelgruppen. So kommt es beim Gehen zur Inhibierung von Muskeln auf der einen Seite und zur Förderung auf der anderen Seite. Dieser Wechsel von Hemmung und Förderung geschieht über die Proprioceptoren in Muskeln, Gelenken, Sehnen und Faszien. Das Zusammenspiel kann durch Fehlinterpretationen der afferenten Rezeptoren gestört sein und zu Ungeschicklichkeit, Gleichgewichtsstörungen, Stolpern und unharmonischen Bewegungsabläufen führen. Die Prüfung der Geh- oder Schritt-Reflexe gehört zu den Tests bei allen neurologischen Dysfunktionen.

Gang-Koordinations-Test

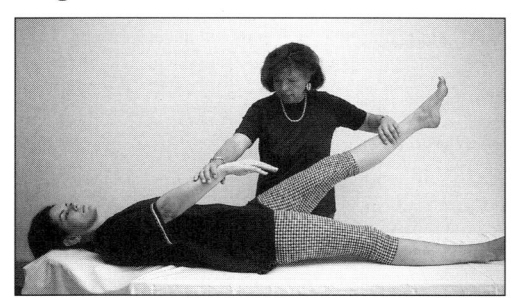

Abb. 324

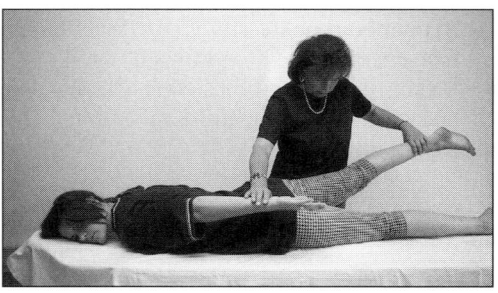

Abb. 325

❶ **Vorderer Schritt:**
(Schulter- und Hüftflexoren).
Rückenlage, ein Arm und das gegenüberliegende Bein sind angehoben. Auf den Arm und das Bein wird gleichzeitig Druck ausgeübt.
Der Test wird mit der gegenüber liegenden Arm-Bein-Kombination wiederholt.

❷ **Hinterer Schritt**
(Schulter- und Hüftextensoren).
Bauchlage, ein Arm nach oben gestreckt, der gegenüberliegende Unterschenkel angehoben. Der Testdruck erfolgt gleichzeitig auf den Arm und den Unterschenkel nach unten Richtung Liege.
Wiederholung mit der kontralateralen Kombination.

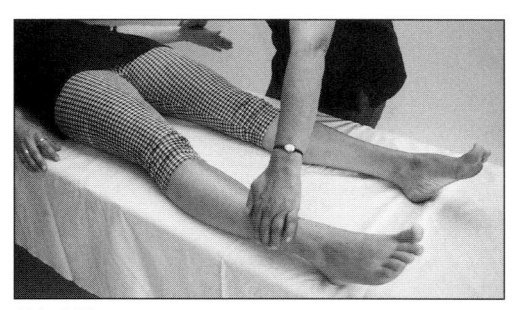

Abb. 326

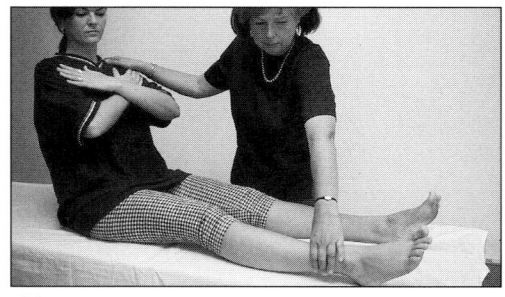

Abb. 327

❸ **Seitlicher Schritt**
(Schulter- und Hüft-Adduktoren).
Rückenlage, ein Arm und das gegenüberliegende Bein sind vom Körper abgespreizt. Der Testdruck erfolgt von außen zum Körper auf Arm und Bein gleichzeitig. Wiederholung mit der kontralateralen Kombination.

❹ **Gegenläufiger Schritt**
(Abdominalmuskeln und Glut. med.).
Rückenlage, eine Schulter ist angehoben, das gegenüberliegende Bein abgespreizt.
Der Testdruck erfolgt gegen die gekreuzten Arme nach hinten und von außen gegen den Unterschenkel Richtung Körpermitte.
Wiederholung mit der kontralateralen Kombination.

Körper-Koordination und Gleichgewicht 199

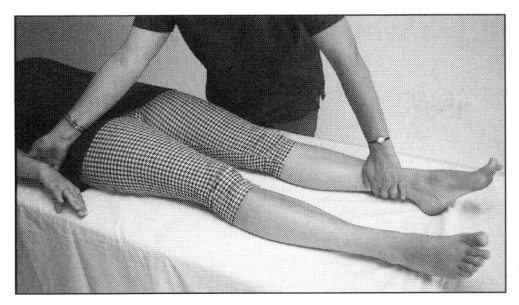

Abb. 328

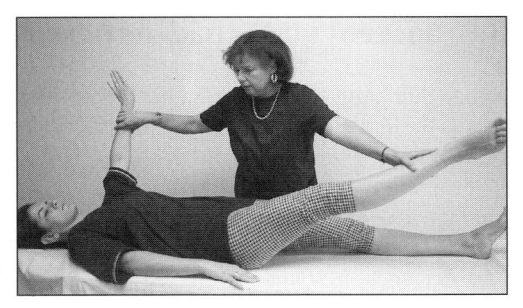

Abb. 329

❺ Schulter- und Hüft-Abduktoren
Rückenlage, der gestreckte Arm ist seitlich am Körper angelegt (Lat. dorsi), das Bein bleibt gerade ausgestreckt. Der Testdruck erfolgt gleichzeitig gegen den Arm und das Bein nach außen vom Körper weg. Wiederholung mit der kontralateralen Kombination.

❻ Psoas und Pectoralis major clavicularis:
Rückenlage, ein Arm gestreckt im rechten Winkel nach oben, das gegenüberliegende Bein ist mit nach außen gedrehtem Fuß leicht schräg nach außen angehoben. Der Testdruck erfolgt gleichzeitig gegen den Arm nach außen und das Bein nach außen unten. Wiederholung mit der kontralateralen Kombination.

Test-Variante:

Bei **nicht testbaren Kindern** werden über eine **Surrogat-Person** die **Fußpunkte** mit TL getestet. Behandelt werden die Punkte, die zur Schwächung des IM führen.

Korrektur der Gang-Koordinations-Reflexe
Die Muskelgruppen, die eine schwache Muskelreaktion hervorgerufen haben, werden durch Akupressur der korrespondierenden Punkte-Kombination korrigiert.
Punkte-Kombination bei
Test 1:   **Le 2 + Di 3**
Test 2:   **MP 3 + 3E 3**
Test 3   **Ma 4 + He 8**
Test 4   **Gb 43 + KS 8**
Test 5   **Bl 65 + Lu 10**
Test 6   **Ni 1 + Dü 3**

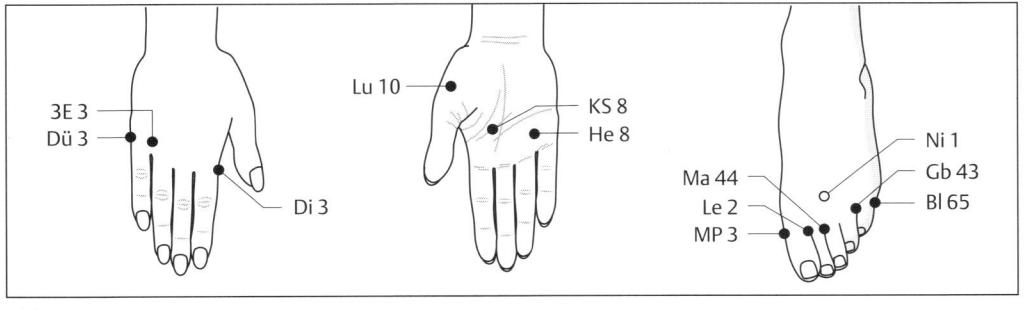

Abb. 330

▶ Hinweis: Eine fehlende Gang-Koordination ist bei Sportlern oft die Ursache für rasche Ermüdung oder verzögerte Reaktionen.

3.6 Becken- und Schädelreflexe (Cloacale Synchronisation)

Neben den Gang-Reflexen stellt die Zusammenarbeit von Beckenstellreflexen, Okularreflexen und den Labyrinth-Reflexen eine neurologische Organisations-Einheit für Gleichgewicht, Koordination, Gehen, Sehen und Hören dar.
Ebenso wie die Gang-Koordinations-Korrektur ist die Becken- und Schädelreflex-Korrektur eine energetische Behandlung.

Test der Becken-Schädel-Reflexe:
1. Der Patient steht auf einem Bein, erst mit offenen, dann mit geschlossenen Augen. Wenn dies nicht oder nur mit Mühe möglich ist, wird die nachfolgende Korrektur durchgeführt.
2. Der Patient dreht sich um die eigene Achse, anschließend Test eines IM.
3. Test der Reflex-Zonen (hier kann der einfache Test verwendet werden)

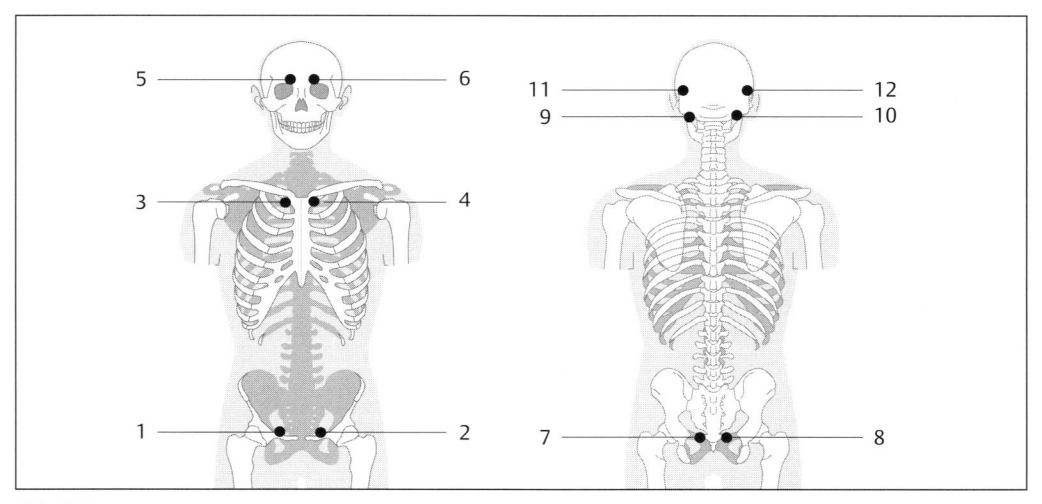

Abb. 331

Körpervorderseite:
Zone 1 wird therapielokalisiert. Wenn der Indikatormuskel schwach testet, hält der Patient den Punkt, während der Tester die Zonen 3, 4, 5 und 6 nacheinander berührt, bis der IM wieder stark testet.
Wenn Zone 1 keine Schwäche hervorruft, wird dasselbe mit Punkt 2 wiederholt.

Körperrückseite:
Zone 7 wird therapielokalisiert. Bei Schwäche des IM werden nacheinander die Punkte 9, 10, 11 und 12 berührt und der Punkt gesucht, der den IM wieder stärkt.
Wenn Zone 7 nicht zur Schwäche führt, wird dasselbe mit Zone 8 wiederholt.

Korrektur:
Die Punkte-Kombinationen, die den IM gestärkt haben, werden zusammen gehalten, bis unter dem Punkt Wärme oder ein leichtes, synchrones Pulsieren zu spüren ist.

Beispiel:
Der Patient macht die TL am Punkt 1. Der IM bleibt stark. Nun berührt er Punkt 2, der IM wird schwach. Nun berührt er zusätzlich nacheinander die anderen Punkte auf der Körpervorderseite. Die Berührung von Punkt 5 hebt die Schwäche wieder auf. Als Therapie werden vom Behandler Punkt 2 und 5 solange gehalten, bis unter den Punkten Wärme oder ein leichtes, synchrones Pulsieren zu spüren ist.

Fallbeispiel:
Ein 6-jähriger Junge, überdurchschnittlich intelligent, aber Probleme mit Grob- und Feinmotorik. Er konnte nicht auf einem Bein stehen, auch beim Neigetest führten alle Richtungen zur IM-Schwäche. Sein größter Kummer war, daß er nicht radfahren konnte.
Wir behandelten die Fußsensoren und die Becken-Schädelreflexe. Noch am selben Abend mußten die Eltern die Stützräder seines Fahrrades entfernen. Er fuhr ohne Gleichgewichtsprobleme.

3.7 Die Fuß-Sensoren

Sensoren in Gelenken, Muskeln, in der Haut und im Gewebe senden an das Gehirn ständig Informationen über die jeweiligen Körperpositionen. Von besonderer Bedeutung für Schwerkraft, aufrechte Körperhaltung, Hirn-Körper-Koordination und Gleichgewicht sind die Druck-Sensoren, die Vater-Pacini-Körperchen in den Fußsohlen. Der Wegfall des Babinski-Reflexes beispielsweise setzt eine Gewichts-Belastung der Füße voraus. Unklare Signale der Fußsensoren haben negative Auswirkungen auf die Verarbeitung sensorischer Informationen. Störungen der Grob- und/oder Feinmotorik können ihre Ursache in einer verminderten Reizübertragung der Fußsensoren haben. FRANK MAHONY hat für die Fußsensoren den folgenden Test und die Korrektur entwickelt.

Vorgehen:
❶ *Vortests:* Als Vortest, ob die Fußsensoren eine Rolle spielen, wird ein Neige-Test durchgeführt. Der Patient steht zunächst aufrecht und verlagert sein Gewicht nach links, rechts, vorne und hinten, wobei jeweils der IM getestet wird. Jede Schwäche zeigt einen Streß-Bereich in der entsprechenden Richtung.

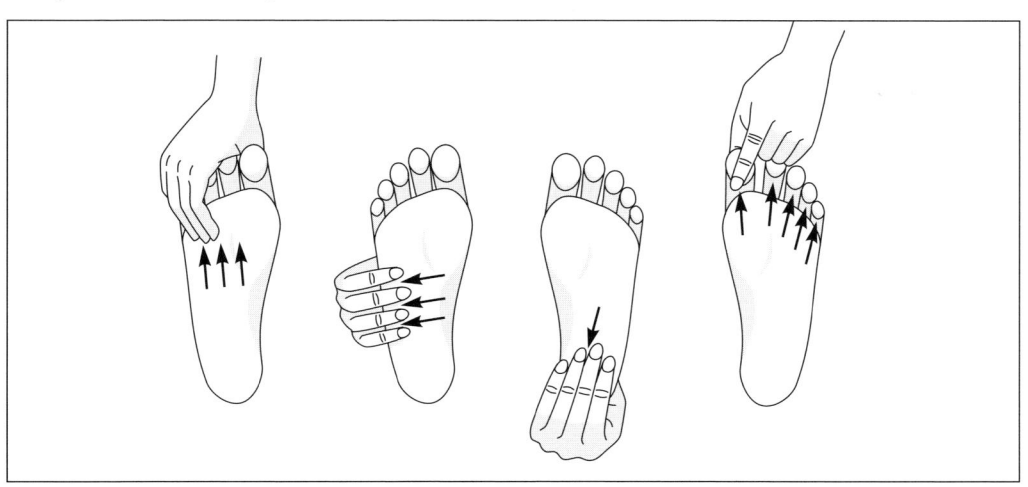

Abb. 332

❷ *Fingerdruck-Test:* Die Haut des Fußgewölbes wird zuerst nach vorn Richtung Ballen, nach hinten Richtung Ferse und nach außen gezogen, während der IM getestet wird. Dann wird die Haut der Zehen in Richtung Zehenspitzen gezogen und getestet.

❸ Korrigiert wird in jede »*schwach*« getestete Richtung, indem die Haut wieder in diese Richtung gezogen wird, während der Patient beim Ausatmen den Fuß in die Gegenrichtung bewegt. Bei der Mobilisierung nach außen, bewegt er die Füße nach innen zur Körpermitte usw.

3.8 Pitch-roll-and-Yaw-Technik

Pitch, Roll und *Yaw* sind Begriffe aus der Luftfahrt und beschreiben die verschiedenen Positionen eines Flugzeuges im Raum. GOODHEART übernahm diese Bezeichnungen für die Stellung des Körpers, bezogen auf die Achsen-Ausrichtung von Kinn, Schulter und Becken. Der Körper ist stets bestrebt, diese drei Linien parallel auszurichten. Eine ungenaue, nicht parallele Ausrichtung beeinflußt die Interaktion von Kreuzbein, Wirbelsäule und Schädelknochen und damit die Schädelatmung und die Gehirnprozesse. Dies kann zu Rückenproblemen, Gleichgewichtsproblemen, aber auch zu Schwindel, Konzentrationsproblemen, mangelndem räumlichen Sehen und anderen, scheinbar beziehungslosen Problemen führen.

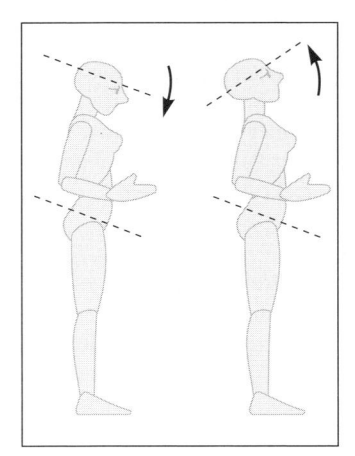

Abb. 333

Pitch bezieht sich auf die horizontale Ausrichtung von der Seitenansicht. Abweichungen sind Vorwärts- oder Rückwärts-Neigungen.

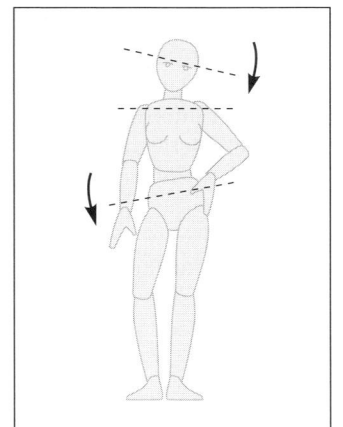

Abb. 334

Roll bedeutet die horizontale Ausrichtung in der Front-Ansicht. Abweichungen sind Seit-Neigungen.

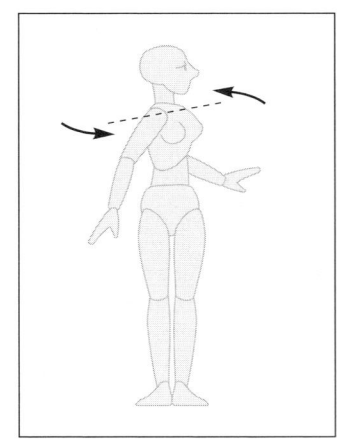

Abb. 335

Yaw bezeichnet die Ausrichtung innerhalb der vertikalen Achse. Abweichungen sind Torsionen von Becken, Schultergürtel oder der Occiput-Kinn-Linie.

Pitch-Roll-and-Yaw-Technik

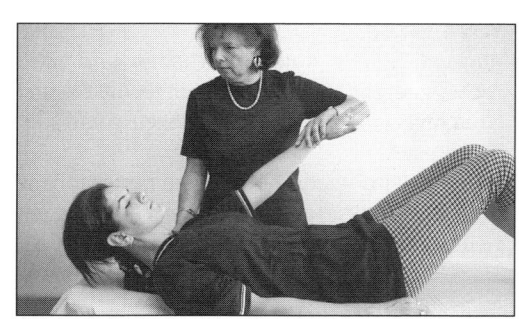

Abb. 336

Pitch-Test
Rückenlage, der Kopf ist angehoben, die Knie angewinkelt und die Füße aufgestellt.
Gleichzeitig wird ein Indikatormuskel, am besten der vordere Deltoideus getestet.
Bei Schwäche oder Hypertonus des IM wird wie folgt korrigiert

Korrektur:
Der Tester legt eine Hand auf die Stirn des Patienten, mit der anderen wird der Hinterkopf gestützt.
Der Patient übt nun während des Ausatmens einen *leichten Druck* gegen den nachgebenden Handwiderstand nach vorn aus. Dies wird **drei bis fünf Mal wiederholt**. Anschließend drückt er den Kopf nach hinten gegen die am Hinterkopf liegende Hand aus.

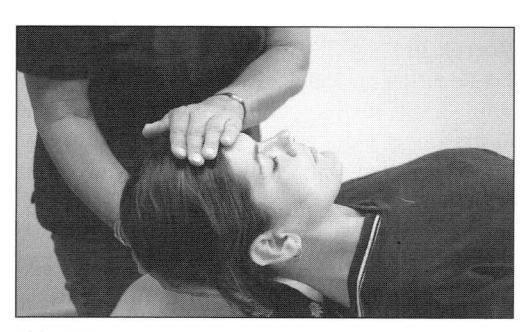

Abb. 337

Roll-Test
Rückenlage, der Kopf ist angehoben, die Knie sind angewinkelt und werden soweit als möglich nach rechts fallengelassen. Gleichzeitig wird der IM getestet.
Der Test wird wiederholt, während die Knie auf der linken Seite liegen.

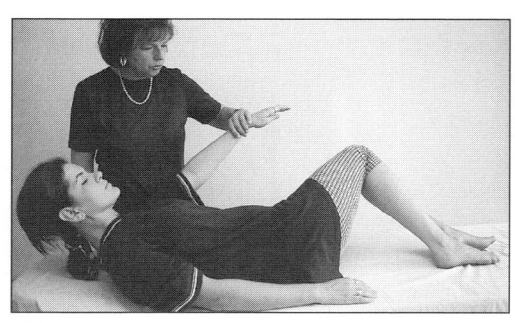

Abb. 338

Korrektur:
IM-Reaktion bei Knielage nach rechts: Der Kopf wird nach rechts gedreht. Die Hände des Testers halten von oben und unten die Schläfen des Patienten. Nun übt der Patient während des Ausatmens einen *leichten Druck* nach oben gegen die Hand des Testers aus. Dies wird **drei bis fünf Mal wiederholt**. Anschließend drückt er den Kopf nach unten gegen die von unten stützende Hand aus.
Wenn der IM bei der Knie-Position nach links angezeigt hat, wird die Korrektur bei nach links gedrehtem Kopf ausgeübt.

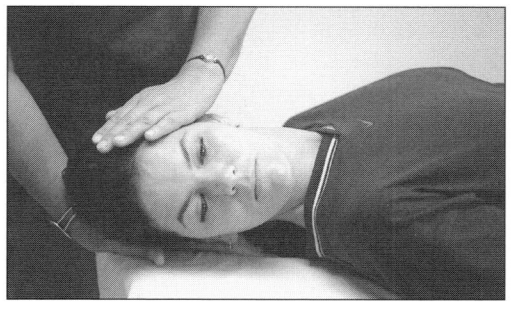

Abb. 339

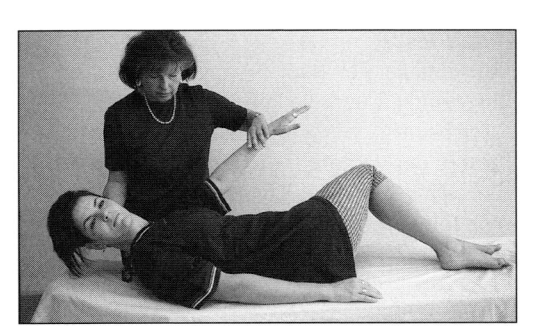

204 Tests und Korrektur neurologischer Dysfunktionen

Abb. 340

Yaw-Test:
Rückenlage, der Kopf ist erhoben und nach rechts gedreht, die Knie sind angewinkelt und nach links fallengelassen. Gleichzeitig wird der IM getestet.
Der Test wird wiederholt, indem der erhobene Kopf nach links, und die Knie nach rechts gerichtet sind.

Korrektur:
IM-Reaktion bei Knielage nach rechts: Der Kopf wird nach rechts gedreht. Die Hände des Testers liegen auf Stirn und Hinterkopf. Nun übt der Patient während des Ausatmens einen *leichten Druck* nach vorn gegen die auf der Stirn liegende Hand aus. Dies wird **drei bis fünf Mal wiederholt**. Der Kopf bleibt dabei auf der Unterlage.
Wenn der IM bei der Knie-Position nach links angezeigt hat, wird die Korrektur bei nach links gedrehtem Kopf wiederholt.

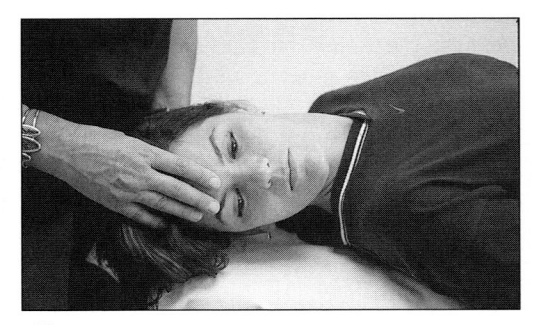

Abb. 341

4 Emotionale Ursachen von Lernstörungen

Zu den emotionalen Ursachen gehören:
- Zu hohe Anforderungen der Eltern oder Lehrer, aber auch eigene überhöhte Anforderungen.
- Streß mit Lehrern, Hausaufgaben
- Mangelndes Selbstbewußtsein
- Prüfungsangst

Über den Muskeltest kann die Ursache sehr leicht herausgefunden werden.
Das Kind denkt an seinen Lehrer, die Mitschüler oder ein bestimmtes Unterrichtsfach. Da es hier um Emotionen geht, genügt der einfache Test, der nur auf Stärke oder Schwäche prüft. Ist ein Thema streßbeladen, gibt der Muskel nach.

Prüfungsangst
Viele Kinder versagen nur aufgrund von Prüfungsangst. Die Übungen zu Hause verlaufen oft fehlerfrei, beim Diktat, bei der Klassenarbeit jedoch kommt es zum Black out. Das Gehirn reagiert in Streß-Situationen mit dem Kampf-Flucht-Mechanismus. Streß-Hormone hemmen Neurotransmitter, der Zugang zu den gelernten Informationen ist blockiert.

Korrektur:
ESR-Technik: Das Kind hält sich die ESR-Punkte und denkt an das aktuelle Problem, bis es das Gefühl hat, »jetzt ist es besser.«

Variante:

ESR mit Visualisieren. Das Vorgehen ist ähnlich wie beim NLP, nur daß über den Muskeltest das Kind den Streß, sowie die Auflösung selbst nachvollziehen kann.

❶ Das Kind denkt an eine Klassenarbeit oder eine Prüfung, während beide Arme getestet werden (einfacher Test). Der Gedanke wird die Muskeln schwächen.
❷ Ein positives Ziel wird formuliert, z. B. »Ich bin gut im Diktat.«
❸ Der Therapeut, oder zu Hause die Mutter, berührt die ESR-Punkte des Kindes, während es nochmals an die Klassenarbeit denkt und bewußt wahrnimmt, wie es sich dabei fühlt. Meistens berichten Kinder über ein »Kribbeln im Bauch«.
❹ Der Therapeut/die Mutter führt das Kind behutsam in die Zuschauer-Rolle. Jungen können sich vorstellen, ein Marsmännchen zu sein, Mädchen sehen sich als Fee und beobachten sich selbst aus der Ferne. Jetzt versuchen sie, dem Kind, das sie beobachten, also sich selbst, zu helfen und nach Lösungen zu suchen, indem sie sich selbst positive Gefühle wie Mut oder Ruhe schicken. Der Therapeut/die Mutter sollte nur durch vorsichtiges Fragen führen, aber die Vorschläge müssen vom Kind kommen. Wenn es sich selbst alles geschickt hat, was es für die Arbeit oder das Diktat braucht, stellt es sich die Klassenarbeit erneut vor. Das Kribbeln, also die Angst sollten nun verschwunden sein. Hier ist es wichtig, die Phantasie spielen zu lassen. Farben und Symbole können mit eingebracht werden.
❺ Der starke Muskel beim anschließenden Test beim Gedanken an die Arbeit zeigt dem Kind, wie »stark« es jetzt ist. Dieser Test ist dem Verankern im NLP zu vergleichen und hat eine sehr positive Wirkung.

Mangelndes Selbstwertgefühl

Gerade Kinder mit Legasthenie und anderen Lernproblemen haben durch die schlechten Erfahrungen ein sehr geringes Selbstwertgefühl. Die ESR-Technik mit Visualisieren, zielgerichtet eingesetzt auf das Thema Selbstvertrauen, Stärke usw. kann die Arbeit mit lerngestörten Kindern erheblich unterstützen. In manchen Fällen, vor allem bei zu hohen Anforderungen durch die Eltern, kann es angezeigt sein, mit der Mutter oder dem Vater emotionalen Streß abzubauen. Da sie ja nur das Beste für Ihr Kind wollen, verlangen sie Leistungen, die das Kind nicht erfüllen kann, die Motivation verliert und sich aufgibt.

Weitere Korrektur-Möglichkeiten bei emotionalem Streß:
- Blütenessenzen
- Homöopathie

5 Vorgehen bei Lernproblemen, Teilleistungsstörungen

❶ Vortests
- Schwungübung oder Schreibübung je nach Alter, zum Vergleich vor und nach der Therapie.
- Lese-Probe
- Visuelle Tests
- Auditive Tests
- Gleichgewichts-Test
- Test emotionaler Streß-Faktoren (Denken an Lehrer usw.)

❷ Rechts/Links-Integrationstest und **Rechts/Links-Aktivitäts-Test**

❸ 14-Muskel-Test

❹ Strukturelle Tests (Wirbelsäule, Becken, kraniosakrale Blockaden, Kiefergelenk, Zungenbein, Gang- Koordinations-Reflex-Test)

❺ Challenge mit Nahrungsergänzungsstoffen, Allergie-Test, Candida-Test

❻ Fixierungs-Test und **Korrektur** (siehe Seite 155)

❼ Brain-Gym-Übungsprogramm. Die Übungen müssen täglich einige Minuten gemacht werden. Im Grundübungs-Programm sollten die Dennison-Bahnung und die liegende Acht immer enthalten sein. Zusätzlich können weitere Brain-Gym-Übungen nach Belieben in die »Hausaufgaben« integriert werden (siehe Literaturverzeichnis).
Je nach Test-Ergebnis zusätzlich Augen-Übungen und Hörtraining.

❽ Weitere Korrekturen je nach Muskeltest-Ergebnissen, z. B. kraniosakrale Korrekturen, Zungenbein-Korrektur, Kiefergelenks-Korrektur usw.

❾ Ggf. **Allergie- oder Candida-Diät**. Gabe von Mineralstoffen, Vitaminen usw.

Ein Fragebogen ist zwar nicht jedermann's Sache. Die Systematik trägt aber dazu bei, daß keine Tests vergessen werden. Außerdem erleichtert er den Vergleich der Testergebnisse.

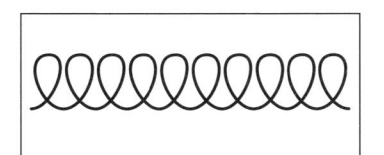

208 Vorgehen bei Lernproblemen, Teilleistungsstörungen

Name .... **Vorname** .... **Geb.Datum** ....

Jetzige Anamnese	Datum	
Art der Teilleistungsstörung Schreiben .... Lesen .... Rechnen .... Rechtschreibung .... Motorik .... sonstiges	Anmerkung	**sonstige Beschwerden?** Kopfschmerzen .... Bauchschmerzen .... Schlafstörungen .... Sonstiges ....
Verhalten Hyperaktiv ☐ hypoaktiv ☐ aggressiv ☐ schüchtern ☐ Auffälligkeiten?	**Ernährung / Verdauung** Blähungen Durchfall Verstopfung Vorliebe für Süßes	**Sonstiges** ....

Entwicklung

| **Schwangerschaft / Geburt**
Besonderheiten?
....
Impfungen ....
....
Infektionskrankheiten ....
.... | **Entwicklung**
Krabbelphase ja ☐ nein ☐
Laufen
Sprechen ....
Sauberkeit
Auffälligkeiten .... | **Gestillt?** ja ☐ nein ☐
wie lange?
....
als Säugling
Milchschorf ja ☐ nein ☐
Blähungen ja ☐ nein ☐
sonstige Anzeichen
für Unverträglichkeiten
.... |

AK-Befunde

| **Dominanz**   re   li
Hirn   ....
Hand   ....
Fuß   ....
Auge   ....
Ohr   ....
Überkreuzbewegung
möglich   ja .... nein .... | **Augen**
Augenfolgebewegung
Lesebewegung
Konvergenz
Akkommodation ....
Gesichtsfeld .... | **Ohren**
einfacher Test
re .... li ....
Wahrnehmungstest:
Ohrdominanz ....
☐ rechts
☐ links |
| **Koordination:**
Einbein-Stand ☐ Ja ☐ nein
Gait-Test
1..... 2..... 3..... 4..... 5..... 6.....
Pitch Roll Yaw | Drehen um die eigene Achse
....
Neige-Test
....
Cloacals-Test
.... | **Biochemie**
Candida ☐ positiv ☐ negativ
Unverträglichkeiten ....
....
Hypoglykämie ....
Nährstoffmangel ....
Sonstiges .... |

Muskeltests re n s h	li n s h	aufhebbar d. (Chall./TL)	**Zusätzliche Tests** Weitere Muskeln
Supraspinatus Teres major Deltoideus ant. Serratus ant. Pect. M. clav. Pect. M. stern. Latissimus Subscapularis Teres minor Quadrizeps fem. Psoas Tensor fasc. Gluteus med. Peroneaus			 Kraniosakral-Syst. .... Kiefergelenk .... Sonstiges ....

- Etwa ab dem 6. Lebensjahr sind Kinder normalerweise gut testbar. Bei hyperaktiven Kindern oder Kindern mit Konzentrationsprolemen und Entwicklungsstörungen hält die aktive Mitarbeit jedoch nicht recht lange an und man muß zum Surrogat-Test übergehen. Dabei ist die Mutter oft aufgrund zu starker emotionaler Bindung nicht geeignet. Besser wäre der Test mit einer neutralen Person.

6 Sonstige häufig vorkommende Probleme bei Kindern

6.1 Hyper- und Hypoaktivität

Der Schwerpunkt bei den Ursachen von Hyperaktivität liegt meist auf der biochemischen Seite des Vierecks. Hier steht an erster Stelle der zu hohe Zucker-Konsum, gefolgt von Phosphat-Unverträglichkeit und Nahrungsmittel-Unverträglichkeiten. Ein Allergie-Test sollte auf jeden Fall durchgeführt werden.
Aber auch durch energetische Maßnahmen (Energie-Balance), können die zappeligen Kinder wieder ins Gleichgewicht gebracht werden.
Zusätzlich empfiehlt sich bei hyperaktiven Kindern der Test auf kraniosakrale Blockaden. Oft ist die körperliche Unruhe ein Ventil, um die Blockierungen unbewußt zu lösen.

Beispiel:
Ein vierjähriger Junge, extrem zappelig, zudem aggressiv. Er brauchte noch immer seinen Schnuller und schrie, wenn man versuchte, ihn wegzunehmen. Als man den Schnuller schließlich dem Nikolaus gab, reagierte er zwei Tage darauf mit Fieberkrämpfen.
Der Allergie-Test ergab eine Unverträglichkeit von Milch und Eiern. Er wurde durch die Diät zwar ruhiger, aber das Problem Schnuller blieb. Wir testeten auf kraniale Blockaden. Nach der kraniosacralen Behandlung vergaß er den Schnuller. Durch das ständige Saugen hatte er unbewußt versucht sich einen Druckausgleich zu verschaffen.

6.2 Bettnässen und Schlafstörungen

Beim Bettnässen spielen außer psychischen Ursachen häufig auch Allergien – vor allem auf Milch – eine große Rolle. Dies trifft besonders bei Kindern zu, die nachts noch nie trocken waren. In vielen Fällen konnten wir nur durch das Weglassen von Milch, ohne sonstige Maßnahmen, eine Heilung erzielen.
Wichtig ist bei Bettnässern außerdem, auf geopathische Einflüsse zu testen.
An psychische Ursachen ist zu denken, wenn das Bettnässen nach zunächst trockener Phase erneut auftritt, nach besonderen Ereignissen, wie die Geburt eines Geschwisterchens, Kindergarten- oder Schulbeginn.
Bei psychischen Ursachen sind Blütenessenzen und homöopathische Mittel in Hochpotenz sehr wirksam. Bei größeren Kindern können die Blockaden mit ESR aufgelöst werden.
▶ Beim Bettnässen zeigen sich auf der energetischen Seite oft der Nieren- und Blasenmeridian sowie das Zentralgefäß. Akupressur oder Farbpunktur der Nieren- und Blasen-Touch for Health-Punkte sowie der Akupunkturpunkte **LG 2, Ni 11, MP 12** (die Punkte befinden sich auf der oberen Schambeinkante) sowie **Bl 28** und **KG 3** (Alarmpunkt Blase) ist eine wertvolle unterstützende Behandlung und kann gut auch als »Hausaufgabe« durchgeführt werden.

Bei kindlichen Schlafstörungen gelten die selben Überlegungen. Hier ist noch die Frage nach Elektrosmog (Elektrogeräte, Computer usw. im Kinderzimmer) zu stellen. Die Elektrogeräte müssen soweit als möglich aus dem Kinderzimmer verbannt und eine Nacht-Freischaltung installiert werden.

6.3 Verhaltensstörungen

Auch bei Verhaltensstörungen gelten die oben aufgeführten Überlegungen. Wir müssen auch bei Aggressivität, Kontaktarmut und ähnlichen Problemen an alle vier Seiten des Tetragons denken.
- ▶ Bei Verhaltensstörungen, Schlafstörungen, Bettnässen, Schulproblemen ist es besonders wichtig, die Familien-Struktur zu kennen. Üben vielleicht Eltern zu großen Druck aus. Gibt es Streit zwischen den Eltern?
- ▶ Oft ist es sinnvoller, die Eltern zu behandeln! Natürlich gehört viel Fingerspitzengefühl dazu, Vater oder Mutter zu überzeugen, daß sie ihrem Kind nur helfen können, wenn sie ihre eigenen Probleme in den Griff bekommen.

7 Arbeit mit hirngeschädigten Kindern

Bei hirngeschädigten Kindern ist das Verfahren etwas komplizierter und kann im Rahmen dieses Buches nur angedeutet werden. Zunächst wird ein Entwicklungs-Profil erstellt, Reflexe geprüft und die vorhandenen motorischen, sensorischen und taktilen Fähigkeiten mit den normalerweise für das jeweilige Alter zu erwarteten Fähigkeiten verglichen. Über Surrogat-Test werden die einzelnen Bewegungsmuster und Fertigkeiten getestet und zu Hause mit gleichzeitiger Gabe von Neurotransmitter-Cofaktoren oder homöopathischen Mitteln geübt.

Beispiel:
Ein sechs Jahre altes Kind befindet sich in Bezug auf das Bewegungsmuster in der Phase des Robbens. Über Surrogat wird das Robben, sowie die Vorstufe, das Rollen getestet. Wenn das Rollen zur Schwäche des IM führt, besteht die Übung im Rollen, das heißt, die Mutter macht mit dem Kind passive Roll-Bewegungen. Erst wenn diese beim Nachtest stark testen, kann mit dem Üben des Robbens begonnen werden.
Eine große Rolle spielt hier das kraniosakrale System. Bei allen Hirnschädigungen, bei allen Folgezuständen von Sauerstoffmangel, sei es per- oder postnatal oder durch Traumata, ist ein abnorm langsamer Rhythmus festzustellen.

VI Therapeutische Praxis anhand von Fallbeispielen

1 Vorgehensweise bei einer kinesiologischen Behandlung

Bisher haben wir viele Bausteine kennengelernt. Nun stellt sich die Frage »Wie füge ich das Ganze bei einer Behandlung zusammen? Wie gehe ich im konkreten Fall vor?
Das folgende Diagramm soll als Richtschnur für eine kinesiologische Behandlung gelten.

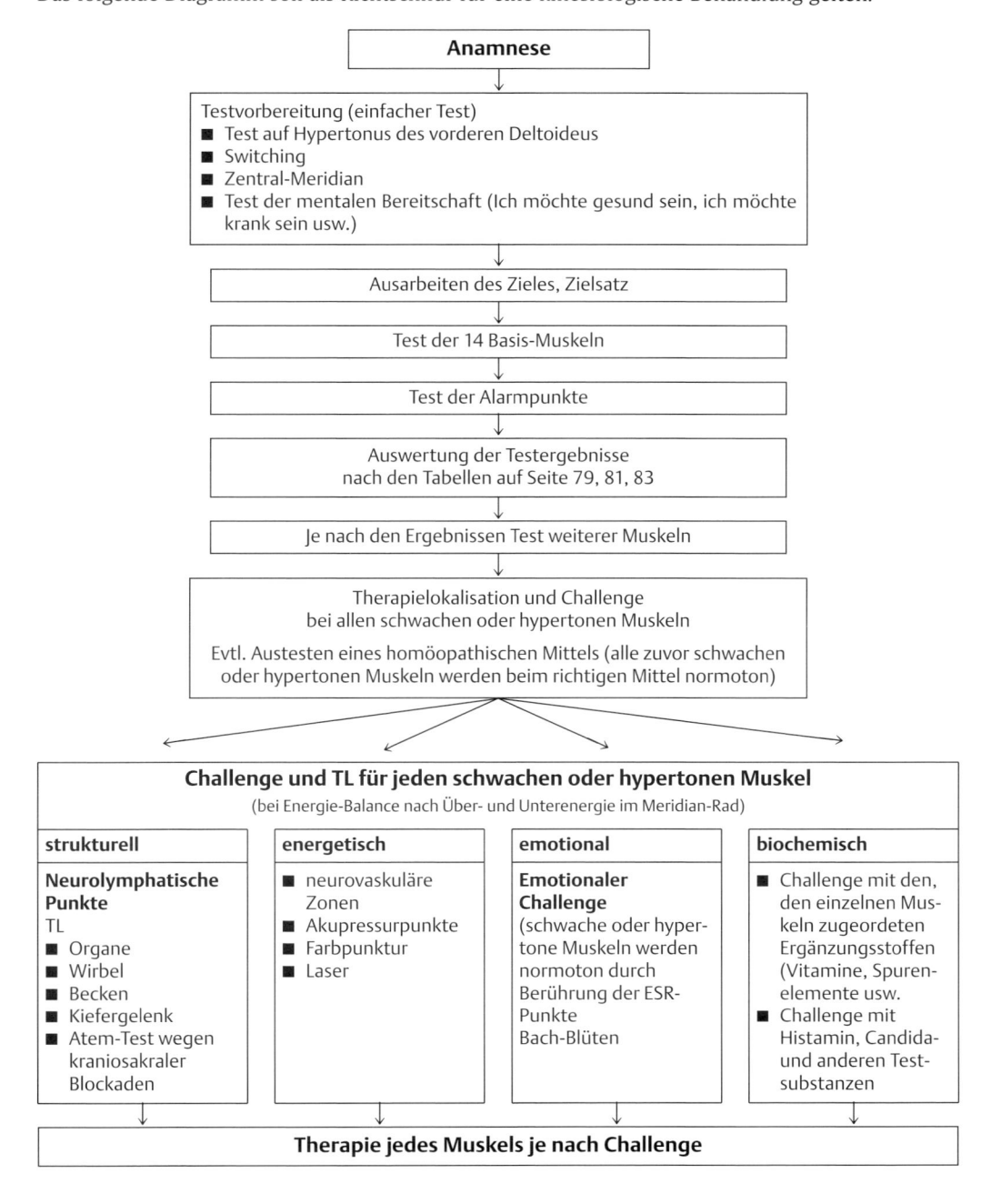

```
                            Anamnese
                                ↓
    Testvorbereitung (einfacher Test)
    ■ Test auf Hypertonus des vorderen Deltoideus
    ■ Switching
    ■ Zentral-Meridian
    ■ Test der mentalen Bereitschaft (Ich möchte gesund sein, ich möchte
      krank sein usw.)
                                ↓
                  Ausarbeiten des Zieles, Zielsatz
                                ↓
                     Test der 14 Basis-Muskeln
                                ↓
                       Test der Alarmpunkte
                                ↓
                   Auswertung der Testergebnisse
                 nach den Tabellen auf Seite 79, 81, 83
                                ↓
                Je nach den Ergebnissen Test weiterer Muskeln
                                ↓
                  Therapielokalisation und Challenge
                 bei allen schwachen oder hypertonen Muskeln

    Evtl. Austesten eines homöopathischen Mittels (alle zuvor schwachen
    oder hypertonen Muskeln werden beim richtigen Mittel normoton)
```

Challenge und TL für jeden schwachen oder hypertonen Muskel
(bei Energie-Balance nach Über- und Unterenergie im Meridian-Rad)

strukturell	energetisch	emotional	biochemisch
Neurolymphatische Punkte TL ■ Organe ■ Wirbel ■ Becken ■ Kiefergelenk ■ Atem-Test wegen kraniosakraler Blockaden	■ neurovaskuläre Zonen ■ Akupressurpunkte ■ Farbpunktur ■ Laser	**Emotionaler Challenge** (schwache oder hypertone Muskeln werden normoton durch Berührung der ESR-Punkte Bach-Blüten	■ Challenge mit den, den einzelnen Muskeln zugeordeten Ergänzungsstoffen (Vitamine, Spurenelemente usw. ■ Challenge mit Histamin, Candida- und anderen Testsubstanzen

Therapie jedes Muskels je nach Challenge

1.1 Ganzheitlich testen und therapieren mit angewandter Kinesiologie

Das Schöne an der kinesiologischen Arbeit ist, daß der Körper genau sagt, wo etwas nicht in Ordnung ist, und was er benötigt, um wieder ins Gleichgewicht zu kommen. Er kann aber nur auf Fragen antworten, die wir ihm stellen. D. h. wir müssen bei jedem Problem an alle vier Seiten des Tetragons denken und dementsprechend testen. Das heißt auch, je mehr ein Therapeut weiß, desto mehr Diagnose- und Therapiemöglichkeiten hat er. Die Gefahr ist groß, daß ein Therapeut die Tests nur nach seinem Behandlungsschwerpunkt ausrichtet, daß z. B. ein Akupunkteur nur nach Energieblockaden sucht. Ein Physiotherapeut wird zunächst TL und Challenge mit dem Bewegungsapparat durchführen, ein Spezialist für orthomolekulare Medizin wird sofort nach Mangelzuständen forschen und ein psychologisch ausgebildeter Therapeut wird nach emotionalen Ursachen suchen. Wie die folgenden Beispiele zeigen, sind bei jedem Problem alle Faktoren beteiligt.

2 Ausgewählte Fallbeispiele

2.1 Psychische und körperliche Beschwerden

51jährige Patientin, Geschäftsführerin (Problem mit Kollegen, Konkurrenzkampf). Multiples Krankheitsbild: Schwindel und Benommenheit, »Müdigkeit hinter den Augen«, »Angst umzufallen, vor allem beim Spazierengehen« (geht deshalb kaum noch aus dem Haus), ab und zu Doppelbilder, Obstipation und Magenprobleme, Einsamkeit (vor kurzem vom Partner verlassen).

AK-Untersuchung:
Vortests
Psychologische Umkehr bei der mentalen Bereitschaft, sie bestätigt den Satz »Ich möchte krank sein → Korrektur durch Klopfen von **Dü 3**.
Der Gedanke an die berufliche Situation schwächte den Indikatormuskel.
Zielsetzung: »Ich bin gesund, unternehmungslustig und setze mich durch«.

Muskeltest	weitere Schritte
Zunächst genereller Hypertonus	aufhebbar durch Massage der neurolymphatischen Zonen
Erneuter Test	
Supraspinatus, Psoas, Pectoralis maj. stern., Quadrizeps, vord. Deltoideus hyperton,	Supraspinatus und Psoas haben Bezug zu den oberen Halswirbeln → Test der Nackenmuskeln, TL der WS, Test auf kraniosakrale Blockaden mit Atemphasen → positiv
	Psoas reagiert auf emotionalen Challenge → ESR und Altersrückführung
	hypertoner Quadrizeps durch homöopathisches Candida alb. normoton
Pect. maj. Clav. und Latissimus dorsi schwach	Pect. maj. stern. normoton durch die Nosoden Formaldehyd und Amöben
	Lat. dorsi evtl. Hinweis auf Hypoglykämie oder homonelle Störung? → Test Sartorius → schwach, die Schwäche ist mit Zucker aufhebbar = Nebennierenschwäche
Teres minor schwach	
	wegen Schwäche des Teres minor TL zur Schilddrüse → negativ

▷ Alle Muskeln wurden normoton durch emotionalen Challenge.
▷ Wenn die Muskeln von Magen, Galle, Leber, Milz-Pankreas und Dünndarm reagieren, deutet dies auf Nahrungsmittelunverträglichkeiten und/oder Candida-Belastung hin.

Der erste Schritt war die TL und Korrektur der Wirbelsäule und Lösung der kraniosakralen Blockaden wegen des Schwindels und der Augenprobleme. Die Beschwerden besserten sich aber nicht erheblich.

Bei der zweiten Sitzung wurde ein kompletter Nahrungsmitteltest durchgeführt. Es zeigten allerdings nur Milchprodukte außer Butter und Weizen an. Es wurde eine Candida-Diät mit Meiden der allergenen Nahrungsmittel verordnet und mit ESR-Technik emotionaler Streßabbau durchgeführt. Zunächst tauchte nur das aktuelle Thema ihres Berufslebens auf.

Schon nach einigen Tagen waren die Magen- und Verdauungsprobleme verschwunden und der Schwindel erheblich besser.

Bei der nächsten Sitzung zeigten nur noch der Pect. maj. stern. und Quadrizeps an. Candida war noch positiv, ebenso der Challenge mit den Nosoden Formaldehyd und Amöben. Zur Ausleitung und Leber-Unterstützung wurden homöopathische Mittel verordnet.

Beim emotionalen Streßabbau tauchte die Kindheit auf, Schwierigkeiten mit dem Vater, Eifersucht gegenüber der Schwester (sie konnte sich gegen die starke Schwester nicht durchsetzen). Sie erkannte Parallelen zum Berufsproblem.

▷ Die Beschwerden besserten sich zusehends.

2.2 Fallbeispiel Mutismus

10-jähriges Mädchen, Mutismus, Rechenschwäche, sonst sehr intelligent. Außerhalb ihrer häuslichen Umgebung spricht sie nicht. Sie ist in der Schule aufmerksam, beantwortet Fragen aber nur mit einem Lächeln. Auch mit ihrer Freundin oder zu Hause beschränkt sie sich meist nur auf ein zaghaftes Ja oder Nein. Alle empfohlenen Impfungen mitgemacht, keine Infektionskrankheiten.

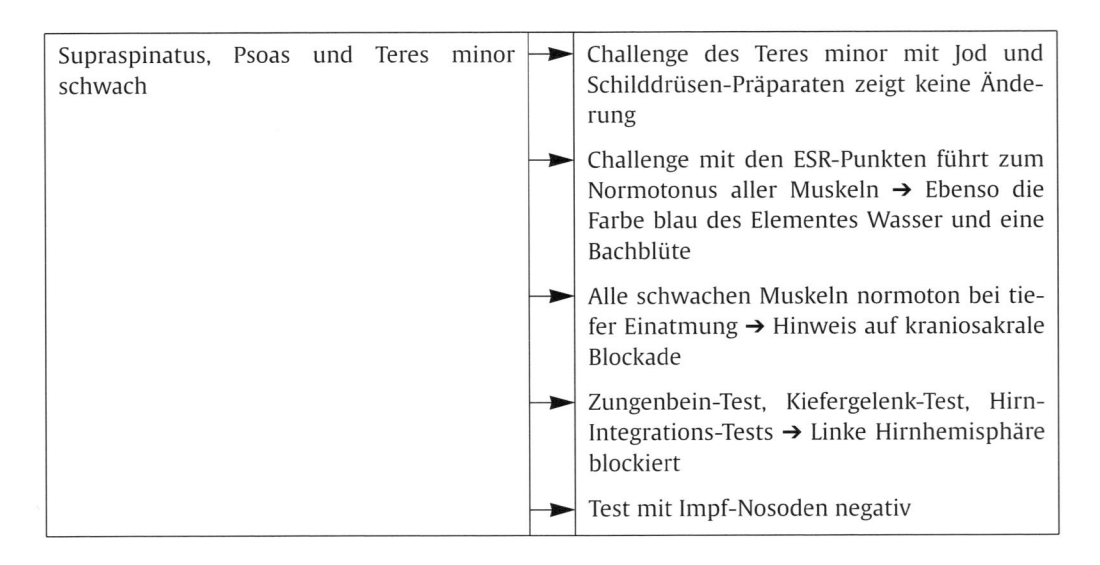

Supraspinatus, Psoas und Teres minor schwach	Challenge des Teres minor mit Jod und Schilddrüsen-Präparaten zeigt keine Änderung
	Challenge mit den ESR-Punkten führt zum Normotonus aller Muskeln → Ebenso die Farbe blau des Elementes Wasser und eine Bachblüte
	Alle schwachen Muskeln normoton bei tiefer Einatmung → Hinweis auf kraniosakrale Blockade
	Zungenbein-Test, Kiefergelenk-Test, Hirn-Integrations-Tests → Linke Hirnhemisphäre blockiert
	Test mit Impf-Nosoden negativ

Wir erarbeiteten zunächst schriftlich das erste Ziel: »Ich antworte meiner Lehrerin mit ja und nein«:

Die kraniosakralen Blockaden sowie die energetischen Blockaden in den drei Meridianen wurden gelöst. Bei der Altersrückführung zeigte sich das zweite Lebensjahr, als ihr Bruder geboren wurde. Die Bachblüte wurde verabreicht und ESR mit Blick auf die Farbe blau durchgeführt. Sie visualisierte ihr Ziel und stärkte sich mit der Farbe blau. Dann wurde die Dennison-Bahnung gezeigt und als Hausaufgabe zu Hause weiter ausgeführt. Außerdem erhielt sie die Aufgabe, mit dem Halten

der ESR-Punkte täglich ihr Ziel zu visualisieren, also sich vorzustellen, wie sie ihrer Lehrerin antwortete.
Bei der Folge-Sitzung erhielten wir bereits geflüsterte Ja- und Nein-Antworten.
Das nächste Ziel wurde noch schriftlich vereinbart. Aber bei der dritten Sitzung formulierte sie ihr Ziel verbal: »Ich telefoniere mit meiner Freundin«. Bei jeder Sitzung wurden kraniosakrale Korrekturen durchgeführt.
Nach fünf Sitzungen rief Ingrid in der Praxis an und berichtete von ihrem Erfolg. Sie hatte ihre Freundin angerufen und sich mit deren Mutter unterhalten. Auch die Leistungen in Mathematik verbesserten sich zusehends.

2.3 Nebennierenschwäche, toxische und Schwermetallbelastung

50-jährige Patientin, Chemisch-technische Assistentin, unzufrieden im Beruf. Sie kam wegen akuter Blasenentzündung. Chronische Obstipation, friert ständig, Kopfschmerzen und Migräne, ab und zu Schwindel, Schulterschmerzen rechts, ständig Nebenhöhleninfekte. Schmerzen im Lendenwirbelbereich. Vor 20 Jahren hatte sie eine Hepatitis durchgemacht, laut ärztlicher Untersuchung ist die Leber aber in Ordnung. 11 Amalgam-Füllungen.

Muskeltest	weitere Schritte
Psoas, Peronaeus, Tensor fasc. lat., Pectoralis maj. stern., vord. Deltoideus hyperton,	TL zur Leber → schwach, aufhebbar durch die Nosode Hepatitis. Pect. maj. stern. normoton durch die Nosoden Formaldehyd, Benzolum, Quecksilber, Cadmium = toxische Belastung
Latissimus dorsi hyperton	Lat. dorsi evtl. Hinweis auf Hypoglykämie → Test von Sartorius, er ist schwach, die Schwäche mit Zucker aufhebbar = Nebennierenschwäche
Quadrizeps hyperton	hypertoner Quadrizeps durch homöopathisches Candida alb. normoton
Teres minor schwach	wegen Schwäche des Teres minor TL zur Schilddrüse → positiv → Challenge mit Schilddrüsen-Präparaten Teres minor reagiert gut auf vasculäre Punkte
zusätzlich Piriformis, Glutaeus max., Quadratus lumborum, Adduktoren wegen der LWS-Schmerzen	schwach → Test Beinlängen-Differenz, Challenge mit Blöcken

Wir begannen die Behandlung mit dem Austesten der für die Ausleitung geeigneten Mittel, danach Korrektur durch neurolymphatische- und Akupressurpunkte. Becken- und Wirbel-Korrektur. Die Entfernung der Amalgam-Füllungen wurde empfohlen, ein Schilddrüsen-Präparat verordnet.

Schwindel, Obstipation und Frieren besserten sich rasch. Die Blasenentzündung war nach einigen Tagen vorbei (sie hatte zusätzlich die Blasen-Akupunkturpunkte zu Hause massiert).
Nach Amalgam-Entfernung und der Schwermetall-Ausleitung verschwanden auch nach einem halben Jahr die Infektneigung und die Migräne völlig.
▷ Die Sitzungen erfolgten monatlich, wobei jedes mal emotional gearbeitet wurde.

2.4 Ängste und Phobien

34-jährige Patientin. Seit 2 Jahren ständig zunehmende Angst, Angst vor allem, Angst vor Krankheit, Angst allein Auto zu fahren, Angst zu ersticken, Herzrasen, Blutdruckschwankungen, Obstipation, Blähungen, Heißhunger auf Süßes, Ohrgeräusche.
In der Vorgeschichte ein Schwangerschaftsabbruch, danach Nervenzusammenbruch.

AK-Untersuchung

Muskeltest	weitere Schritte
Pect. maj. clav., beidseitig schwach	aufhebbar mit Basenpulver = Übersäuerung
Quadrizeps hyperton	aufhebbar mit Candida-Mittel
Latissimus dorsi hyperton	normoton durch Vit-B-Complex und Zink, Schwäche durch Zucker
Peronaeus hyperton	Lat. kann Hinweis auf Zuckerstoffwechsel- oder hormonelle Störung sein → Test Sartorius → schwach, normoton durch Zucker = Nebennierenerschöpfung
Serratus anterior schwach	
Supraspinatus und Psoas beidseitig schwach	normoton durch Vit-B-Komplex, Zink
	normoton durch Vit. C
	Hinweis auf HWS → Test von Hals- und Nackenmuskeln, Levator scapulae

▷ In der ersten Sitzung wurde die HWS korrigiert, die Ohrgeräusche wurden leiser, verschwanden aber nicht. Zudem wurde eine Candida-Diät, Entsäuerungssalz, Vit C und B-Komplex und Zink als homöopathisches Mittel verordnet. Vit -C und das Konstitutionsmittel machte alle Muskeln normoton.

Wir testeten, ob der Schwangerschaftsabbruch eine Rolle spielte. Der Gedanke daran machte auch die normotonen Muskeln schwach.
Wir arbeiteten zunächst mit dem Ziel: »Ich verzeihe mir«.
Sie ging während des ESR zurück in die Zeit vor dem Abbruch, als sie von ihrem Ehemann überredet wurde, abzutreiben. Sie veränderte die Situation so, daß sie den Mut aufbrachte, zu widersprechen. Auch der Aufenthalt in der Klinik selbst wurde mental noch einmal durchlebt und verarbeitet, indem sie das Kind um Verzeihung bat.
In späteren Sitzungen tauchte dieses Thema in Bezug zu ihren Ängsten nicht mehr auf. Vielmehr spielten Konflikte mit ihrer Mutter eine Rolle. Die Ängste kamen nach 3 Sitzungen nur noch hoch, wenn sie eine Begegnung mit ihrer Mutter hatte und verschwanden schließlich ganz, als sie mit dem Ziel »Ich lasse meine Mutter los« gearbeitet hatte.

▷ Die Kindheitskonflikte und der Schwangerschaftsabbruch waren hier sicher die Hauptursachen. Die biochemische Seite in Form von Candidabelastung und Vitaminmangel hat aber zusätzlich zu den psychischen Symptomen geführt.

2.5 Gewichtsprobleme

42-jährige Patientin, 20 kg Übergewicht. Die Gewichtszunahme begann vor 10 Jahren. Müdigkeit bis zur Erschöpfung, Blähungen, Gelenkschmerzen.
Bei der Laboruntersuchung stark erhöhtes Cholesterin, besonders Triglyzeride. Blutzucker und Schilddrüsen-Werte normal. Blutdruck leicht erhöht.

AK-Untersuchung:

Muskeltest	weitere Schritte
Pect. maj. clav., beidseitig schwach	aufhebbar mit Basenpulver = Übersäuerung
Pect. maj. stern. hyperton	TL Leber negativ, → Labor: extrem hohe Triglyzerid-Werte → kohlehydratarme Diät
Quadrizeps hyperton	aufhebbar mit Candida-Mittel
Latissimus dorsi hyperton	zusätzlich Test des Sartorius → schwach → Hypoglykämie
Alarmpunkte: Leber, Milz-Pankreas Überenergie	

In der ersten Sitzung wurde ein Ziel ausgearbeitet: »Ich wiege an meinem nächsten Geburtstag 65 kg«. Die Altersrückführung zeigte, daß sie dann angefangen hatte, ihr Gewicht zu vernachlässigen, als sie begann, sich selbst zu verwirklichen, sich weiterzubilden und sich so von ihrem Mann entfernte. Ihr Mann liebt schlanke Frauen. Also entfernte sie sich auch körperlich von ihm, indem sie zunehmend unattraktiver für ihn wurde.
Der Nahrungsmitteltest zeigte eine Unverträglichkeit fast aller Getreidesorten. Der Test bestätigte also die erhöhten Triglyzerid-Werte (kohlehydrat-induziert). Außerdem zeigte der Test Unverträglichkeit von Kaffee und verschiedenen Gewürzen an.
Schon nach 4 Wochen Candida-Diät, bei der sie ohnehin keine Kohlehydrate zu sich nehmen durfte, hatte sie vier kg abgenommen. Die Triglyzerid-Werte waren schon nach dieser kurzen Zeit im Normalbereich.
Monatlich wurde eine Sitzung mit verschiedenen Ziel-Formulierungen abgehalten. Sie lernte, daß sie ihre Pfunde nicht brauchte, um sich zu verwirklichen. Sie lernte, ihre Bedürfnisse auszudrücken und konnte sich mit ihrem Mann arrangieren.
▷ Durch striktes Meiden der unverträglichen Nahrungsmittel und mentales Training erreichte sie ihr Ziel.

2.6 Rückenschmerzen und Arthrose in der Schulter

48-jähriger Patient, Lehrer. Seit 5 Jahren zunehmend Rückenprobleme, seit 1 Jahr Schmerzen in der rechten Schulter, die vom Hausarzt als Arthrose diagnostiziert wurden. Verdauung in Ordnung, gelegentlich Schwindel, vor allem morgens. Ernährung vollwertig, liebt Brot.
Auf die Frage nach besonderen Ereignissen vor 5 Jahren berichtet er vom Umzug in eine andere Wohnung.

AK-Untersuchung

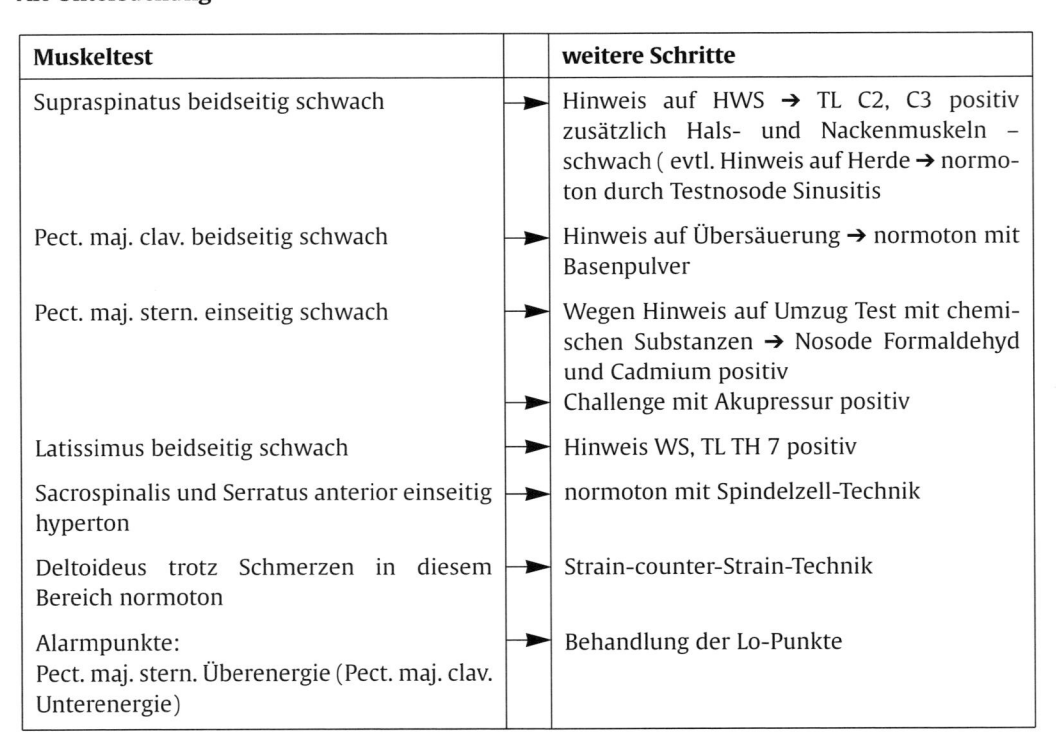

Muskeltest	weitere Schritte
Supraspinatus beidseitig schwach	Hinweis auf HWS → TL C2, C3 positiv zusätzlich Hals- und Nackenmuskeln – schwach (evtl. Hinweis auf Herde → normoton durch Testnosode Sinusitis
Pect. maj. clav. beidseitig schwach	Hinweis auf Übersäuerung → normoton mit Basenpulver
Pect. maj. stern. einseitig schwach	Wegen Hinweis auf Umzug Test mit chemischen Substanzen → Nosode Formaldehyd und Cadmium positiv Challenge mit Akupressur positiv
Latissimus beidseitig schwach	Hinweis WS, TL TH 7 positiv
Sacrospinalis und Serratus anterior einseitig hyperton	normoton mit Spindelzell-Technik
Deltoideus trotz Schmerzen in diesem Bereich normoton	Strain-counter-Strain-Technik
Alarmpunkte: Pect. maj. stern. Überenergie (Pect. maj. clav. Unterenergie)	Behandlung der Lo-Punkte

Zunächst wurden alle Wirbel- und Muskelkorrekturen durchgeführt und zur Entsäuerung Basenpulver verordnet.
Beim Nahrungsmitteltest zeigte sich eine Weizen-Unverträglichkeit. Entsäuerung und Diät zeigten schon nach 4 Wochen deutliche Erfolge. Die Schulterschmerzen besserten sich und ließen nach 8 Wochen vollständig nach.
Die Formaldehyd- und Cadmiumbelastung rührte vom damals neu verlegten Teppichboden her. Der Patient entschloß sich, den Boden zu erneuern, worauf auch die Schwindelanfälle verschwanden. Außerdem wurde mit homöopathischen Mittel ausgeleitet.
▷ In diesem Fall war keine emotionale Ursache vorhanden. Der Patient sprach sehr gut auf die energetischen Korrekturen an.

VII
Anhang

1 Stichwortverzeichnis

Aggressivität 131
Akkomodationsschwäche 196
Akupressur 93; 138; 148; 149; 161; 162
Akupunkturpunkte 76
Alarmreaktion 15
Allergie 40; 81
Allergien 35; 46; 63; 64; 65; 144
Altersrückführung 175
Amalgam 137
Anämie 34; 43; 49
Anamnese 29
Angst 46
Ängste 143; 183; 184
Antioxydanzien 156
Arteriosklerose 143
Arthritis 59; 115
Arthrose 115; 143
Asthma 42; 46; 63; 64; 65
Atembeschwerden 57
Atemstörungen 52
auditive Störungen 197
Augenprobleme 34
Augenschmerzen 41
Auswertung der Testergebnisse 77
Autismus 129
Azidose 81; 153

Bach-Blüten 181
Bakterien 151
Basis-Tests 30
Basis-Muskeln 31
Bauchschmerzen 40
Bauchspeicheldrüse 40
Becken 111
Beckenentspannung 114
Beckenschiefstand 111
Becken-Subluxation 113
Becken-Torsion 111
Becken- und Schädelreflexe 200
Bettnässen 40; 210
Bewegungsbeeinträchtigungen 97; 98; 100
Biberdamm 165
Bilaterale Schwäche 79
Biochemie 81
Blähungen 35
Blasenprobleme 59
Blutdruck 38
Blütenessenzen 181
Bluthochdruck 153

Brain-Gym-Übungen 196
Brustkorbbeschwerden 52
Brustschmerzen 39

Candida 150
Candidose 81
Challenge 19; 30; 70; 71; 72; 74; 138; 148
    Challenge zum Finden der Therapie 70
    Emotionaler Challenge 70
    Energetischer Challenge 70
    Feststellen von Störfaktoren 71
    Nahrungsmittel-Test 70
    Test mit Testsubstanzen 70
    Test von Stressoren 70
    Test von Unverträglichkeiten 70
Chapman 91
chemisch-toxische Belastungen 29; 152
Cloacale Synchronisation 200
Coracobrachialis 55
Coxsackie-Virus 151

Darm-Sanierung 81
Darmstörungen 43
Dennison-Lateralitätsbahnung 189
Depressionen 41; 143; 155; 183; 184
Diabetes 40
Diaphragma 56
Diarrhoe 43
Doppel-TL 75
Dysurie 42; 45

EAV-Punkte 142
Edu-Kinesiologie 189
Elektrosmog 210
Emotionaler Challenge 172
emotionaler Streß 32
emotionaler Streßabbau 94
Emotionsarbeit 175
Energie-Balance 164
Energiefluß im Zentralgefäß 23
Entgiftung 36
Epilepsie 41
Epiphyse 155
Epstein-Barr-Virus 151
Erbrechen 40
Erschöpfung 38; 39
ESR 94; 103; 173

Farb-Therapie 182
Faszien-Behandlung 97

Fettstoffwechselstörungen 143
Fieber 39
Fingermodes 30
Formaldehyd 152
Fünf-Elemente-Lehre 160
Fusions-Test 195
Fußgelenk- und Fersen-Schmerzen 45
Fußgelenkschmerzen 69
Fußknöchel 62
Fuß-Sensoren 201

Gallensteine 34; 68
Gelbsucht 34
Gelenkprobleme 80
Gelenkschmerzen 40
genereller Hypertonus 77
geopathische Einflüsse 210
Geschlechtsorgane 60; 66
Gleichgewicht 198
Golgisehnen-Technik 96
Grippe 37
Grund-Techniken 90

Hals 104
Halsentzündungen 35
Halsprobleme 104
Haltungsabweichung 103
Haltungsanalyse 102
Hämorrhoiden 61
Harnblase 69
Harnleiter 69
Harnverhalten 40
Hautprobleme 42
Herd-Diagnostik 135
Herde 135; 136
Hernie 56
Hernien 40; 57
Herzfunktionsstörungen 44
Herzklopfen 39
Hirnfunktionen 190
hirngeschädigte Kinder 212
hormonelle Störungen 155
Hörprobleme 49
Hörsturz 48
Hörwahrnehmung 197
Hüfthochstand 44
Husten 37; 55
Hyperaktivität 210
Hyperton-X 98
Hypertonie 44
Hypertonus 17; 93
Hypoaktivität 210
Hypoglykämie 40; 64; 65; 143; 153; 154; 184

Hypophyse 155; 184
Hypotonie 44
Hypotonus 17

Ileozökalklappe 67; 107; 148
Impotenz 42; 44
Indikatormuskel 19
Injury Recall Technique 133
innere Bereitschaft 24

Jodmangel 38

Kiefergelenk 116
Kieferschmerzen 116
Knie- und Fußgelenkschmerzen 34
Kniebeschwerden 60; 61
Knieprobleme 36; 41; 64; 65; 68; 115
Knie 68
Knieschmerzen 63
Koliken 68
Konvergenz-Test 195
Konzentrationsprobleme 155; 202
Konzentrationsstörungen 129
Kopfschmerzen 34; 41; 43; 45
Körper-Koordination 198
Kraniosakrale Blockade 77
Kraniosakrale Therapie 119; 126
    Extensions-Sacrum-Fehler 131
    Flexions-Sacrum-Fehler 131
    Innenrotation des os temporale 129
    Kompression des os parietale 129
    Laterale Sacrum-Fehler 131
    Sphenobasiläre Extensions-Läsion 124
    Sphenobasiläre Flexions-Läsion 123
    Sphenobasiläre Kompression 128
    Sphenobasiläre Lateral-Läsion 125
    Sphenobasiläre Seitneigungs-Läsion 127
    Sphenobasiläre vertikale Läsion 126
    Sphenobasiläre Rotations-Läsion 128
    Suturen-Fahler 130
Krämpfe 33

Leberstörungen 36
Lendenwirbelsäulenprobleme 58; 60; 62
Lernprobleme, Vorgehensweise 207
Lernschwierigkeiten 32; 46
Lernstörungen 126
liegende Acht 196
Lordose 59; 60
Lungenfunktionsstörungen 55
Luo-Punkte 163
Lymphabfluß 46; 97; 140
Lymphabflußprobleme 66; 91; 97
Lymphreflexzonen 78

Magenbeschwerden 35; 57
Magengeschwüre 61
Magenprobleme 81
Mandelentzündungen 38
Massage von Ansatz und Ursprung 96
Mastitis 42
Meniskus 115
Menstruationsbeschwerden 36; 44; 45
Meridiane 158
Meridian-Uhr 164
Morbus Menière 48
Müdigkeit 38
Muskeln
    Abdominalmuskeln 57
    Adduktoren 66
    Brachioradialis 54
    Coracobrachialis 55
    Deltoideus 52
    Deltoideus anterior 34
    Diaphragma 56
    Glutaeus maximus 60
    Glutaeus medius 44
    Gracilis 64
    Iliacus 67
    Latissimus dorsi 40
    Levator scapulae 50
    Nackenextensoren 47
    Nackenflexoren 46
    Pectoralis major clavicularis 35
    Pectoralis major sternalis 36
    Peronaeus 45
    Piriformis 62
    Popliteus 68
    Psoas 42
    Quadratus lumborum 58
    Quadrizeps femoris 41
    Rhomboideus 51
    Sacrospinalis 59
    Sartorius 63
    Serratus anterior 37
    Soleus 65
    Subscapularis 39
    Supraspinatus 32
    Tensor fasciae latae 43
    Teres major 33
    Teres minor 38
    Tibialis anterior 69
    Tibialis posterior 69
    Trapezius (mittl. und unt. Anteil) 49
    Trapezius, oberer 48
    Triceps brachii 53
    Unterschenkelflexoren 61
Muskel-Techniken 96; 100
    Faszien-Behandlung 97
    Golgisehnen-Technik 96
    Hyperton-X 98
    Massage von Ansatz und Ursprung 96
    Spindelzell-Technik 96
    Strain-counter-strain 97
Mutismus 129

Nackensteifigkeit 34
Nackenverspannungen 52
Nahrungsmittel-Test 147
– bei Säuglingen 147
Nahrungsmittelunverträglichkeiten 35; 210
Narbenentstörung 140
Nasenbluten 45
Nasennebenhöhlen 46
– infekte 129
Nasenverstopfung 45
Nebennieren 63; 64; 65
Nebenschilddrüse 50
Neigung zu Infekten 49
Neigung zu Infektionen 37
Nervliche Anspannung 54
neurologische Dysfunktionen, Test 193
Neurolymphatische Reflexzonen 90
Neurosen 143
Neurovaskuläre Reflexpunkte 91
Niere 163
Niereninfektionen 42
Normotonus 17
Nosoden 70; 72

Oberbauchbeschwerden 41
Obstipation 43; 61
Occiput-Release 104
Ohr-Zieh-Technik 130
Ohrensausen 38
Ohrenschmerzen 41
Orthomolekulare Therapie 156

Parasiten 151
Phobie-Behandlung, energetische 185
Phobien 183; 184
Pich-roll-and-Yaw-Technik 202
posterior 69
prämenstruelles Syndrom 155
Prostata-Erkrankungen 45
Prüfungsangst 205
Psycho-Kinesiologie 181
psychologische Umkehr 24

Reaktive Muskeln 100; 101
rheumatische Beschwerden 36; 43
Rhinitis 45

Römheld-Syndrom 56
Rückenprobleme 106; 202
Ruhelosigkeit 37

Sacrumblockierung 61
Schadstoffbelastungen 184
Schienbeinschmerzen 69
Schilddrüse 81; 156
Schilddrüsenerkrankungen 38
Schilddrüsenprobleme 81
Schläfenklopfen 193
Schlaflosigkeit 37
Schlafstörungen 42; 210
Schleudertraumen 32
Schulter 33
Schulter- und Armbeschwerden 52
Schulter-Arm-Probleme 37
Schulterhochstand 44
Schulterprobleme 104
Schulterschmerzen 39; 41
Schwindel 39; 45
Scott-Methode 149
Sedierung eines Muskels 18
Sehstörungen 36; 45
Selbstwertgefühl 206
sexuelle Störungen 42
Skoliose 58; 59
Sodbrennen 35; 81
Spindelzell-Technik 96
Sprachstörungen 118
Stoffwechsel 81
Stoffwechselstörungen 153
Störfelder 135
Strain counter strain 97
Streß-Konzept 14
Strukturelle Zusammenhänge 80
Surrogat-Test 75; 147
Switching 21; 82
Switching-Test 21

Tapping-Punkte 166
Taubheit 38
Teilleistungsstörungen 192
Temporal Tap 181
Testsubstanzen 70
Tetragon der Gesundheit 14
Therapielokalisation 74

Doppel-TL 75
Körper-Testzonen 74
Thymus 32
Tinnitus 34; 38; 41; 48
Tonsillitis 43
Trauma-Release 133
Triceps brachii 53

Überängstlichkeit 37
Überenergie 76
Übererregbarkeit 36
Überkreuzbewegung 194
Unruhe 40; 41
Unterleibsbeschwerden 62
Unverträglichkeiten-Test 70

Verdauungsprobleme 35
Verdauungsstörungen 36; 41; 56; 143
Verhaltensstörungen 211
Verstopfung 40
Verweilmodus 100; 101
Viren 151
visuelle Verarbeitungsstörungen 195
Vorgehensweise 215

Wadenschmerzen 65
Wechseljahrsbeschwerden 66
Wirbel- und Rippenprobleme 33
Wirbel und assoziierte Organe 110
Wirbelsäule 106
Wirbelsäulen-Fixationen 108
Wirbelsäulenprobleme 40; 45
Wirbelsubluxationen 106
wurzelbehandelter Zahn 137

Zahn, neurologischer 137
zahnärztliche Materialien (Test) 138
Zähne 137
Zähne, Fernwirkungen 139
Zahnschmerzen 35; 38; 43
Zielsetzung 24
Zuckerstoffwechsel 81
– störungen 33
Zungenbein 118
Zusammenhänge 83
Zytomegalie-Virus 151

2 Literaturverzeichnis

Andrews, E.: Muskel Coaching. VAK-Verlag, Freiburg 1993
Bäcker, B.: Kinesiologie mit Kindern, Urania-Ravensburger, 2. Aufl. Berlin 1998
Bäcker, B.: Touch for Health I-III Kurs-Script, Institut für angewandte Kinesiologie und Naturheilkunde Meersburg
Bäcker, B.: Kinesiologie für Therapeuten, Kurs-Script, Institut für angewandte Kinesiologie und Naturheilkunde Meersburg, o. J.
Baron V. C.: Matamedizin. NLP für die medizinische Praxis. VAK-Verlag, Freiburg 1991
Binder, G.; Michelis R.: Mein Kind ist doch nicht dumm! Entwicklungs- und Lernstörungen, Ravensburger, Ravensburg 1997
Calatin, A.: Ernährung und Psyche. Verlag C. F. Müller, Bad Dürkheim 1992
Calatin, A.: Zeitkrankheit Nahrungsmittelallergien. Heyne-Verlag, München 1992
Callahan, R.: Leben ohne Phobie, Verlag für angewandte Kinesiologie, Freiburg 1985
Decker, F./Bäcker, B.: Kinesiologie mit Kindern. Ravensburger-Verlag, Ravensburg 1996
Dennison, Paul.: Befreite Bahnen, VAK, 6. Auflage, Freiburg 1991
Dietl/Ohlenschläger: Handbuch der orthomolekularen Medizin. Haug-Verlag, Heidelberg 1998
Garten, H.: Applied Kinesiology, Lehrfilm auf Video
Gates, T.: Applied Kinesiology in the Tradement of spezial need children, Kurs-Script 1996
Gates, T.: Introduction to the craniosacral mechanism, Module one-four. Kurs-Script o. J.
Gerz W.: Lehrbuch der Applied Kinesiology (AK). AKSE-Verlag, München 1996
Goleman, E.: Emotionale Intelligenz. Hanser-Verlag, Wien 1996
Goodrich, J.: Natürlich besser sehen. VAK-Verlag Freiburg, 2. Auflage 1989
Gossau, H. D.: Herderkrankungen: Verdacht-Diagnose-Therapie. Verlag Akademie für biokybernetische Ganzheitsmedizin, Rietberg 1988
Hamer, G.: Kurzfassung der neuen Medizin, Amici di Dirk Verlagsgesellschaft, Köln 1994
Hay, Louise: Heile Deinen Körper. Lüchow-Verlag, Freiburg 1983
Klinghardt, D.: Lehrbuch der Psychokinesiologie. Bauer-Verlag, Freiburg 1996
Klinghardt D., Williams L.: Neuralkinesiologie. Die strukturelle Komponente, Kurs-Skript, VAK-Verlag Freiburg 1997
Leonhardt, H.: Grundlagen der Elektroakupunktur nach Voll. 2. Auflage, Medizinisch literarische Verlagsgesellschaft mbH, Uelzen 1986
Levitt, E.: Die Psychologie der Angst. Kohlhammer-Verlag, Stuttgart 1987
Mahony, F.: Hyperton-X, die Mahony-Methode. VAK-Verlag, Freiburg 1993
Mahony, F.: The bottom line … Jour feet, HAT-X 10, Kurs-Skript
Muths, C.: Die 5 Elemente. Simon Leutner-Verlag, Berlin 1994
O'Connor J./Seymour J.: Neurolinguistisches Programmieren: Gelungene Kommunikation und persönliche Entfaltung. VAK-Verlag, Freiburg 1992
Randolph, T. G.: Allergien: Folgen von Umwelt und Ernährung. C. F. Müller-Verlag, Bad Dürkheim 1984/1990
Rapp, D.: Ist das Ihr Kind? Versteckte Allergien bei Kindern, Promedico Verlag, Hamburg 1998
Rossi, E.L.: Die Psychobiologie der Seele-Körper-Heilung. Synthesis-Verlag, Essen 1991
Schott, B.: Cool bleiben (NLP. Das Psycho-Power-Programm). rororo, Hamburg 1994
Söldner, M.: Depression aus der Kindheit. Vandenhoeck-Verlag, Zürich/Göttingen 1994
Schuitemaker, G. E.: Orthomolekulare Ernährungsstoffe. Verlag für orthomolekulare Medizin, Freiburg 1986
Stokes, G./Whiteseide D.: Tools of the Trade. Kursskript des Institut für angewandte Kinesiologie Freiburg. VAK-Verlag, Freiburg 1992
Thie, J.: Gesund durch berühren. VAK-Verlag Freiburg, 6. Auflage 1989
Upledger, J. E./Vredevoogd, J. d.: Lehrbuch der Kraniosakral-Therapie, Karl F. Haug-Verlag, Heidelberg 1991
Vester, F.: Denken, Lernen, Vergessen, 19. Auflage, DTV-Sachbuch, München 1992
Warnke, A.: Legasthenie und Hirnfunktion, 2. Aufl., Verlag Hans Huber, Bern 1992
Warnke, F.: Was Hänschen nicht hört, Eltern-Ratgeber Lese-Rechtschreibschwäche, VAK, Freiburg 1992
Wühr, E.: Quintessenz der chinesischen Akupunktur und Moxibustion. Verlagsges. für traditionelle chinesische Medizin, Kötzting 1988

3 Nützliche Adressen

- ICAK – D International College of Applied Kinesiology Deutschland e.V.
  Leopoldstr. 33, 80802 München
  Ausbildung: Dr. Med. Hans Garten
  Nederlinger Str. 35, 80638 München

  Dr. Jeff Farkas
  Adolf Sturm Str. 9a, 82211 Herrsching

  Wolfgang Gerz, Arzt
  Sonnenlängstr. 2, 81369 München

- Institut für angewandte Kinesiologie Kirchzarten bei Freiburg
  Eschbachstr. 5, 79199 Kirchzarten

- Institut für angewandte Kinesiologie und Naturheilkunde Meersburg
  Allmendweg 3, 88709 Meersburg, Tel: 07532/9528, Fax: 47148
  Internet: Kinesiologie-meersburg.de
  Leitung: Brigitte Bäcker
    - Schwerpunkt:
      - Arbeit mit Patienten
      - Integration der Kinesiologie in naturheilkundliche Verfahren
      - Seminare (kinesiologische und naturheilkundliche Behandlung bei Mensch und Tier

Österreich:

- IÄAK Internationale Ärztegesellschaft für Applied Kinesiology
  St. Veiter Str. 34, A-9020 Klagenfurt

- Linzer Institut für angewandte Kinesiologie
  Zehetlandstr. 43, A-4060 Leonding

Schweiz:

- Institut für Kinesiologie
  Josefstr. 53, CH-8005 Zürich

Testsätze/Test-Nosoden:

- Centropa-Pharma eG. Testsätze für Applied Kinesiology
  Waltherstr. 32, 80337 München

- Staufen-Pharma GmbH & Co
  Postfach 1143, 73011 Göppingen

- WALA Heilmittel GmbH
  Eckwälden, 73087 Bad Boll

4 Über die Autorin

Geboren im August 1949 in Augsburg. Ausbildung als Zahnarzthelferin. Später Tätigkeit als Zahntechnikerin und als Verwaltungsangestellte. Ab 1990 Heilpraktiker-Ausbildung, Ausbildung in klassischer Homöopathie, Akupunktur, Wirbelsäulen-Therapie nach Dorn und kraniosakrale Therapie.
Die Ausbildung in angewandter Kinesiologie erfolgte an den Instituten Freiburg, Zürich und München.
Der Schwerpunkt ihrer Tätigkeit liegt in der kinesiologischen Einzel-Arbeit in der Praxis. Die Themen reichen von Lern- und Entwicklungsstörungen bei Kindern bis zu psychischen und psychosomatischen Problemen Erwachsener.
Sie bietet praxisorientierte Seminare für Laien und Therapeuten mit den Themen Kinesiologie, Naturheilkunde, Naturheilkunde für Tiere an.